西学中，创中国新医学

——西医院士的中西医结合观

汤钊猷 著

上海科学技术出版社

图书在版编目(CIP)数据

西学中，创中国新医学：西医院士的中西医结合观 /
汤钊猷著. — 上海：上海科学技术出版社，2019.1（2025.4重印）
ISBN 978-7-5478-4188-4

Ⅰ.①西…　Ⅱ.①汤…　Ⅲ.①癌－中西医结合疗法

Ⅳ.①R730.59

中国版本图书馆CIP数据核字 (2018) 第211383号

西学中，创中国新医学
——西医院士的中西医结合观

汤钊猷　著

上海世纪出版(集团)有限公司
上海 科 学 技 术 出 版 社　出版、发行
(上海市闵行区号景路 159 弄 A 座 9F - 10F)
邮政编码 201101　　www. sstp. cn
上海中华商务联合印刷有限公司印刷
开本 787×1092　1/16　印张 16　插页 4
字数 190千字
2019年1月第1版　2025年4月第6次印刷
ISBN 978-7-5478-4188-4 / R·1720
定价：68.00元

本书如有缺页、错装或坏损等严重质量问题，请向工厂联系调换

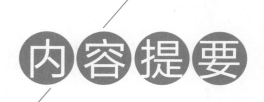

内容提要

　　本书是汤钊猷院士继"控癌三部曲"(《消灭与改造并举——院士抗癌新视点》《中国式抗癌——孙子兵法中的智慧》《控癌战,而非抗癌战——〈论持久战〉与癌症防控方略》)后,全新推出的又一部针对我国目前癌症防治现状的反思、求解之作。

　　书中汤院士以自己和李其松教授的中西医结合实践经验,结合自己对西医的客观认识,提出"创中国新医学"的见解,并认为其核心是"中西医结合",关键是"西学中",即西医学习中医和中华文明精髓。见解振聋发聩,极富启发意义,可供广大医务人员特别是中西医肿瘤防治医务人员,以及对医学感兴趣的普通人、患者阅读参考。

　　细细读来,字里行间我们都能感受到一位西医大家的家国情怀,无私地将对亲人的浓浓柔情和深情怀念融入"创中国新医学"的医学事业发展中!更让人敬佩的是,作为西医大家,对传统中医学的热爱和推崇,对后学的殷切期望,在当下的今天,更是难能可贵!

序

　　汤钊猷教授是我国一流的肿瘤防治专家，在外科治疗方面驰名海外、硕果累累；在医学教育方面曾任上海医科大学教授多年，在高等医学教育特别是研究生的培养方面，高徒满堂、后继有人。在他离开任务繁重的领导岗位后，他又深入一个问题成堆、莫衷一是的疑难领域——中晚期恶性肿瘤的治疗。

　　经过十几年的广泛阅读及勤思苦想，再结合多年来对大量病人的治疗观念，他写作并出版了三部相互联系的专论：洋为中用——消灭与改造并举；古为今用——从《孙子兵法》中找智慧；近为今用——学毛泽东《论持久战》辗转迂回、以弱胜强。

　　2016年以来，汤钊猷教授从医学思想与医疗方法角度新写了这本专著，书名为《西学中，创中国新医学——西医院士的中西医结合观》。这是一部生动活泼、引人入胜的作品。既讲家中的真人真事，又有深入浅出的分析与评论。全书共八个部分，内容都接近中西医理论与实践，有的相辅相成，有的对立统一，有的涉及治疗指导思想，有的属于治疗方法，有的是异语同意，有几段是中外的小故事，等等。

　　我看了这份书稿很感兴趣，前言部分好像汤钊猷穿着洋服为学生做报告，郑重其事，"道貌岸然"，有理有据；正文部分则好像听曲艺，东南西北、妙趣横生。这些话题加以深思，都有益于认识或解决某些医学中的问题。

我肯定这种写作法，愿意推荐给大家。

国医大师

中国工程院院士 吴咸中

2018 年 5 月 21 日

前言

　　随着年龄的增长，越来越感到医学的发展，除必需的"硬件"（诊疗利器）外，"软件"（医学思维）也不能或缺。2007年笔者出版了《医学"软件"——医教研与学科建设随想》，但那不是一本系统严谨的著作。笔者从事临床与研究六十余年，深感发展中国新医学，已成为实现"中国梦"的重要内涵。它关系到我国十几亿人口的健康，也涉及中华民族能否在医学上对世界做出贡献。在主要从事的癌症领域，笔者在耄耋之年相继出版了《消灭与改造并举——院士抗癌新视点》（2011年第一版，2015年第二版），《中国式抗癌——孙子兵法中的智慧》（2014年）和《控癌战，而非抗癌战——"论持久战"与癌症防控方略》（2018年）的高级科普读物。这些都是对付癌症的"软件"（思维），正如下象棋，双方都有车马炮，兵力（"硬件"）相当，而胜败则取决于棋手的智慧（"软件"）。毛泽东思想（"软件"）在"中国站起来"中起了关键作用；邓小平理论（"软件"）在"中国富起来"中同样起关键作用。我方处于相对弱势的情况下，"软件"常常是取胜之道。《孙子兵法》（"软件"）之所以蜚声中外，就是因其当年能助只有3万兵力的吴国战胜有20万兵力的楚国。那么医学的发展，是否也同样需要"软件"的支撑呢？

　　从历史来看，东西方的医学都是从实践中发展起来的。西方医学由于显微镜的发明，已逐步从宏观走向微观，尤其是分子生物学的出现，促进了现代医学的突飞猛进。然而，人的精力总是有限的，关注了微观，自然就难以兼顾宏观。西方医学也逐步聚焦到"病"的局部，而难以兼顾"病人"的整体，在治病过程中，常常将病人看作一部机器来修理，而难免忽视了人是有情感有思维的、社会的人，人体还有巨大的"潜力"，包括精神的作用（主观能动性）。东方医学（笔者只能谈论中国传统医学），同样在实践中发展起来，并且几千年来继续在实践中深入。它在宏观方面的观察，远胜于西方医学。最近二十四节气列入"非遗"名单就是我国宏观观察胜于西方的一例。中医学通过实践的积累，逐步上升为理论，《黄帝内经》就是我国中医学理论的概括。这些理论始终没有离开宏观、没有离开整体，没有离开实践。然而，东方医学在微观方面则远不如西方医学。东西方医学就好比，一个从后面看人，说人有头发和耳朵；另一个从前面看人，说人有眼睛、鼻子和嘴巴。它们都没有错，只是都不全面，如果合起来就能更全面地反映客观，这就是笔者之所以要写这本册子的初衷。

笔者只是一名普通的肿瘤外科医生，照理没有资格写这样题目的书。然而，因为有下面一些背景，所以斗胆落笔，以求抛砖引玉。① 20 世纪 60 年代，笔者曾写过 30 万字的《发展中的现代医学》（惜因"文革"，放在出版社 15 年，需要更新而未能出版），对医学的古今中外有粗略了解；有幸担任过上海医科大学（今复旦大学上海医学院）校长（1988—1994），对医学发展也有过思考；主编过三版《现代肿瘤学》（1993、2000、2011）；在国际抗癌联盟（UICC）担任过 8 年理事，对医学的一个重点——癌症也有所了解。② 笔者老伴李其松教授是上海第一医学院（今复旦大学上海医学院）大学同窗，1954 年本科毕业后于 1956 年曾在原卫生部中医研究院（今中国中医科学院）针灸研究所学习工作，1959 年曾参加"西医离职学习中医研究班"，跟师上海当年的名中医（黄文东、裘沛然、张耀卿、张伯臾等），是中西医结合内科医生，后又参与针灸麻醉机制研究；半个多世纪目睹了她所治好的一些疑难杂症。③ 笔者在 20 世纪 50—60 年代，曾接触中医和针灸，看过一些中医的古籍，如《黄帝内经》等；在进入癌症临床后，总结过中西医结合的"攻与补"对癌症病人生存率的影响；21 世纪初又对老伴的一个含 5 味中药的小复方"松友饮"做了较多实验性研究。④ 2007 年老伴与笔者曾计划写一本《中西医结合——创有我国特色医药事业的重要途径》，惜因老伴先后患乳腺癌、心房颤动、脑梗、腰椎骨折、肺炎等，而未能实施。这本册子就是为完成这项计划而写，老伴已无法参与，但书中事例均为老伴和笔者亲历亲为的。

鉴于笔者没有系统学习过中医，曾考虑将书名改为《汇东西方精华，创中国特色医学》，也许有助于扩展东西方思维，例如西方处事常常是"以硬碰硬"，而东方则常"以柔克刚"。为什么现在采用"西学中，创中国新医学——西医院士的中西医结合观"呢？顾名思义，"西学中"可理解为西医学习中医。但这个"中"字是一语双关的，"创中国新医学"，既要学习"中华文明精髓"（有古代和近代的）；也要学习"中医药"，因为中医药正是中华文明精髓在我国医学上的体现。后面所加的副题，是强调这只是"一家之言，供参而已"。

我国有几千年中华文明，再加上学习西方，"洋为中用"，必能创建中国新医学并贡献于世界，这是实现中华民族伟大复兴的一项历史使命。完成这项历史使命，需要几代人的奋斗，需要上百年甚至几百年的努力。作为一名中国医生（西医），既要学习西方先进的医学，也不能无视祖先留下的"宝库"。要达此目的，除现在中医药大学已经有西医课程外，需要有造诣的中医进一步凝炼中医理论的精髓。笔者以为，中医的理论精髓，正是中华文明精髓在医学上的反映，是我国古代高深哲学在医学上的体现。但要创建中国新医学，更需要有造诣的西医师学习和研究中医，西医学习中医是关键所在。只有更全面地了解西医和中医，才会给我们在发展新医学方面提供更为广阔的新思路。

关于"中国新医学"（有中国特色的医学），毛泽东在1954年就已提出："西医要跟中医学习，具备两套本领，以便中西医结合，有统一的中国新医学、新药学。"［《毛泽东年谱（1949—1976）》第2卷，中央文献出版社，2013年，258页］著名学者钱学森也曾说："将来的医学一定是集中医、西医、各民族医学于一炉的新医学。"［1990年12月11日致徐振林，《钱学森书信选（上卷）》，国防工业出版社，2008年6月，0553页］笔者只是不自量力地参与呼吁而已。

"中西医结合"并不同于"中西医并用"，前者是根据中西医各自的长短，结合病人情况，从整体考虑选用合适的中医疗法和西医疗法，以达到最佳的互补。"中西医并用"则是各自从中医和西医的角度给病人选用疗法，例如对付癌症，西医已用化疗攻癌，再请中医会诊，中医也重用清热解毒、软坚散结的攻法，结果不是互补，而是重复，好比用了加倍的化疗剂量，病人无法耐受。为此，中西医并用，搞不好会互相重复，互相抵消，而不是互补，结果可能更坏。

这本册子所谈论的"中国新医学"，主要是谈论医学理念方面的问题，不打算也不可能覆盖医学的全部。笔者是西医，热爱自己的职业，但这本册子涉及不少西医所存在的问题，这并不是否定西医，而是一分为二地看问题，只有看到自己所从事领域的问题，才可能找到补救的办法，才可能进一步提高，其目的是补台，不是拆台。

如果一口气看完这本册子，会感到有不少重复。实际上这是笔者刻意所为，目的是强调笔者对某一观点的管见。

笔者深知，发展中国新医学，是一个既引起重视，又肯定存在不少争议的领域。站在不同的立场，可能出现不同的看法。笔者站在西医的立场，但限于在中医理论和哲学方面水平的限制，偏颇在所难免，只是希望抛砖引玉，引起思考，尚祈指正。

汤钊猷

2018 年 6 月

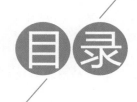

目录

第一章

从医六十余年的反思

一、本 书 的 由 来

笔者 1954 年从上海第一医学院（现复旦大学上海医学院）医本科毕业。那时毕业前便分为外科重点、内科重点等，笔者分在外科重点，实习时在外科相关科室轮转时间较长。毕业后即留在附属中山医院外科工作，1957—1967 年参加血管外科临床与研究工作，曾和杨东岳教授共同完成"游离足趾移植再造拇指"的创举。20 世纪 50 年代末响应号召，研究中西医结合，曾参与并在《中华医学杂志（英文版）》（*Chin Med J*，1960）发表"针灸治疗急性阑尾炎 116 例"的论文；曾作为上海市针灸经络研究组（由著名针灸专家陆瘦燕教授领衔）秘书，写过"学习内经后对'经络现象'的初步认识"的论文。说也奇怪，笔者这个主张用手术治疗急性阑尾炎的外科医生，竟亲历了针灸治好儿子、妻子和母亲的急性阑尾炎病例。特别是 91 岁母亲，急性阑

学习《黄帝内经》写的心得文章

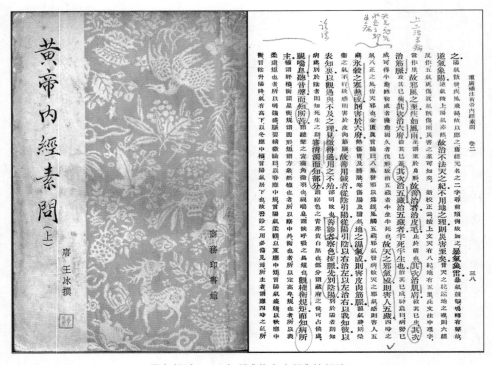

早年阅读1954年版《黄帝内经》的标注

尾炎穿孔导致弥漫性腹膜炎，仅用针灸合并 1/4 量的抗菌药物治疗 9 天而愈，直到她 96 岁去世未再复发，给笔者留下针灸确能治病的印象。

1968 年至今，笔者从事癌症（特别是肝癌）临床与研究，发现"中西医结合"和"中西医并用"截然不同。早年观察到，如果西医用化疗攻癌的同时，按中医的观点也用攻下之剂（清热解毒、消积软坚），病人出血率高（肝癌结节破裂出血和食管曲张静脉破裂出血）而死亡快；反之，如合并用中药调补，则出血率低而生存率高。笔者曾发表过"中西医结合治疗原发性肝癌的临床体会——探讨攻法与补法对出血和生存率的影响"（《肿瘤防治研究》，1977）一文予以证实。复旦大学附属肿瘤医院西医学习中医的于尔辛教授，也认为肝癌治疗用"健脾理气"中药较好。这些都给笔者留下深刻印象，也许中西医结合真的可能提高疗效。

在多年的肝癌临床工作中，笔者不时和老伴李其松教授讨论，对手术后的肝癌病人用过一些调补类的中药作为巩固治疗，后来制成只含三味中药（黄芪、丹参、枸杞子）的"三易饮"，虽然没有循证医学的证据，但仍留下深刻印象，因为这些病人后来大多比较稳定，较少复发和转移。一些外宾病人，至今仍点名要笔者看病，要笔者继续给他开中药。记得有一位印尼的病人，1997年首次来看病，是乙型肝炎病毒携带者，伴有甲胎蛋白低浓度持续阳性（简称"甲胎蛋白低持阳"，甲胎蛋白 50～60 微克/升，正常值应低于 20 微克/升），但不伴有肝病活动证据。通常这样的"不伴有肝病活动证据的甲胎蛋白低持阳"病人，大多在一两年后出现肝癌。然而，该病人服用逍遥散加减的中药后，至今 21 年未发现肝癌，而 2018 年末次来诊时，仍然为没有肝病活动证据的"甲胎蛋白低持阳"（62 微克/升）。这些"偶然"病例，让笔者思考，中医中药是否还有一定的预防肝癌和预防肝癌复发转移的作用呢？

上述这些点点滴滴，加上西医至今还有不少未能解决的问题，终于让笔者下决心研究一下中西医结合是否可能提高疗效。2006 年，笔者 76 岁时组织了一个小组，进行"消灭肿瘤疗法的负面问题及其干预的实验研究"，其中使用了老伴所拟含五味中药的方子"松友饮"。结果发现这个调补为主的中药小复方，有助实验性肝癌切除后、化疗后生存期延长和肺转移减少。原来这个小复方具有改善癌所处的缺氧、炎症微环境，下调肝癌干细胞标志（使癌的分化较好，恶性程度降低）以及提高免疫力等的作用。

笔者有幸当过几年（1988—1994）上海医科大学（简称上医，今复旦大学上海医学院）校长，自然也对医学的发展有所思考。例如想到上医创始人颜福庆教授，1924 年在中华医学会（1915 年成立）第五届大会上演讲的一句话："西医必须大众化，必须中国化。大众化和中国化不应依靠外国医生，而应该由中国的医生自己来实现。"近年又进一步思考，做过"中国特色肿瘤临床研究的思考"的报告，在《科技导报》发表过"汇东西方思维精髓，发展中国特色科技"的卷首语（第 6 页图）；也发表过"中西医结合治疗肝癌的思考"的述评，2012 年还应邀在《中国中西医结合杂志（英文版）》（*Chin J Integr Med*）发表过"中西医结合抗癌"的编者按（第 7 页图）。

如前言中所说，"西学中"的"中"字是一语双关的，即西医既要学习中医药，也要学习中华文明精髓。这样也许有助扩展东西方思维，例如早年电影中西洋拳不敌太极拳的情节，亦即"以硬碰硬"和"以柔克刚"之别。于是，在老伴仍在监护室之际（本书于 2016 年 11 月动笔写，2017 年 9 月份第一稿完成，2018 年 4 月定稿。老伴于 2017 年 2 月离世），毅然动笔，以企完成老伴遗愿。

中国工程院工程科技论坛
肿瘤防控战略高层论坛
在津隆重举行

中国特色肿瘤临床研究的思考

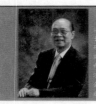

天津市人民政府特聘专家、复旦大学肝癌研究所所长汤钊猷院士

癌症在我国已经成为死亡原因居第二位的疾病，同时死亡率在迅速上升。我国经过多年的发展，肿瘤研究与西方差距在缩小，探索中国特色的肿瘤临床研究应提到议事日程上来。对于肿瘤研究，不能一味地跟着西方的思路走，必须要走中国特色的道路，形成不完全等同于西方的预防与治疗策略，在国际抗癌领域占据一席之地。特色即是独一无二，要出特色，就必须在创新上下功夫。中国特色肿瘤临床研究要重点思考以下6个问题：1.密切联系国情，多快好省的治好病；2.取东西方之长，融合东方宏观思维和西方微观思维为一体；3.弘扬我

传统优势，注重简单有效和经过实践检验的方法；4.反思抗癌战略，从对肿瘤斩尽杀绝到带瘤生存的战略；5.发扬早诊早治，实践证明这确有成效；6.强调综合治疗，从单纯的消灭肿瘤到同时注重调变肿瘤和机体。要形成特色，必须具备几个背景，包括定科研方向、有战略眼光、重视硬件和软件建设等。循证医学是医学进步的必由之路，是创中国特色的重要内容，我们要沿着这条路开创中国特色的肿瘤临床研究。

中国抗癌协会通讯 | 6

在中国工程院工程科技论坛上的报告

卷首语
Foreword
科技导报 2011,29 (16)

汤钊猷，广东省新会县人 肿瘤外科专家、中国工程院院士、曾任上海医科大学校长、国际抗癌联盟理事、中国抗癌协会肝癌专业委员会主委。现任复旦大学肝癌研究所所长。揭示肝癌侵袭转移的关键，提出"亚临床肝癌"概念，大幅度提高肝癌疗效。建成"高转移人肝癌模型系统"，全球推广。环绕了"癌转移的防治"，两次获得国家科技进步一等奖。2次担任国际癌症大会肝癌会议主席，90次在国际会议作特邀演讲。组办7次上海国际肝癌肝炎会议任主席。首选美国和国际外科学会名誉会员（均为大陆唯一）。主编专著8本，发表SCI/SCI-E肝癌研究论文229篇，在肝癌领域全球排名第3[大陆排名第1]，他人引用4493次。

汇东西方思维精髓　发展中国特色科技

"中国模式"的启迪　近年因中国崛起引发的"中国模式"的讨论是很有意义的。旧中国被称为经济落后，民不聊生。新中国成立发生巨变，但经济仍落后。"中国模式"是基于"穷则思变"，由邓小平提出，通过"改革开放"路线和经过"摸着石子过河"实践，终于引起世界瞩目。实践是检验真理的标准，"中国模式"经30余年实践所取得的成果已获得全球承认。我体会，其创新之处在于结合国情，融汇东西方思维的精髓，不是全盘西化。我国的国情是人口多，底子薄。以医学研究而言，我以为必须考虑"研究能多快好省治好病的办法"。当前癌症诊断，不管是否真的需要，动辄用CT(电子计算机断层扫描)，癌症治疗非分子靶向治疗莫属，再加上过度诊断和过度治疗，医药费用高昂，一些美国有识之士认为："美国的医疗体系已经碰到了很多问题，如果中国想要变成美国，问题会更大"(《文汇报》2010年11月8日)。为此，深入理解"中国模式的内涵"，对发展中国特色科技有重要意义。

东西方思维如同硬币的两面，常可互补　东西方思维各有特点，其差别应追溯到几千年的历史发展和环境。2009年《参考消息》有一篇"东西方思维大比拼"的文章，其中说到"东亚人在大背景下观察物体，西方人则更关注眼前；东亚人在判断时对周围环境的依赖性

发表在《科技导报》上的卷首语

临床肝胆病杂志 2011年 第27卷 第5期

449

述评

中西医结合治疗肝癌的思考

汤钊猷

（复旦大学肝癌研究所 中山医院、上海 200032）

摘要：中医和西医在肿瘤治疗方面各有优势，西医注重消灭肿瘤，而中医则注重调变肿瘤和机体。肝癌治疗方面，中医适合于不能耐受手术/介入疗法患者，作为姑息性治疗，以改善生活质量，延长带瘤生存；作为其他疗法的辅助治疗，达到促进治疗后的恢复，减少复发转移、延长生存期。实验研究发现，5味中药的"松友饮"可通过抑制血管生成、降低肿瘤侵袭，可减少化疗和姑息性切除后的转移，并延长荷瘤鼠生存期，提示这方面中西医结合的可能性。临床实践中需要重视中医理论，而不仅仅是中药的应用；研究中创建中西医结合研究平台则刻不容缓。
关键词：肝肿瘤；中西医结合疗法
中图分类号：R735.7 文献标识码：A 文章编号：1001-5256（2011）05-0449-02

Combination of traditional Chinese medicine and western medicine in the treatment of liver cancer
TANG Zhao-You. (Liver Cancer Institute and Zhongshan Hospital, Fudan University, Shanghai 200032, China)
Abstract: Traditional Chinese medicine (TCM) and western medicine have their own priorities in the cancer treatment and they focus on tumor eradication and tumor-host modulation, respectively. As a palliative treatment, TCM is a choice for the liver cancer patients who could not tolerate surgery or interventional therapies and aims to improve their life quality and prolong their life time. In the adjuvant context, TCM could help patients to recover after other therapies, to minimize disease recurrence, and to prolong patient's survival time. Our experimental studies revealed that a 5-herbal compound "Songyou Yin" could decrease tumor metastasis after chemotherapy or palliative resection and could prolong the life time of tumor-bearing mice by antiangiogenic and anti-invasive mechanisms. In clinical practice, we should pay attention not only to the usage of traditional Chinese drug but also to the theory of TCM. The establishment of the platform of combination of TCM and western medicine is also in need.
Key words: liver neoplasms; TCM WM therapy

在《临床肝胆病杂志》上发表的述评

Chin J Integr Med 2012 May;18(5):323-324

·323·

EDITORIAL

Fighting Against Cancer by Integrative Medicine

TANG Zhao-you (汤钊猷)

Cancer, one of the leading causes of human death, has attracted more attention due to the complexity of etiology, diagnosis, treatment and prognosis. In the past two centuries, once the pathologist said "it is cancer", then every effort will be followed to eradicate cancer. Indeed, surgery, radiotherapy, chemotherapy and regional cancer therapies have resulted in marked improvement of cancer prognosis. With the rapid progress of molecular biology, novel treatment strategies such as molecular targeted therapy emerged, which are mainly aimed to eradicate cancer. Unfortunately, up to date, only very few cancer types had their 5-year

WM emphasizes elimination of causation factor, CM emphasizes recovery from imbalance; for approach of therapy, WM stresses "to block and kill", CM stresses "to dredge"; for cancer treatment, WM aimes to eradicate cancer, whereas CM might be benefited from modulation of cancer as well as strengthen the host; WM usually treats one disease with one drug, and CM treats with multiple herbs and modifies the formula based on symptom differentiation; for assessment of therapeutic response, WM uses complete response (CR) and partial response (PR) based on tumor size and duration; whereas CM emphasizes symptom relief, quality of life and survival;

发表的"中西医结合抗癌"编者按

二、现代医学——业绩毋庸置疑

1 从诺贝尔奖看现代医学的贡献

首先从全球的角度看现代医学的贡献。笔者有幸主编《十万个为什么（医学分册）》第六版，其"导言"由笔者执笔，其中有"医学给人类带来什么"这么一段，也许可以粗略反映这个问题。现转录如下（下文中括号内文字是后加的）：

据说近 6 000 年前，地球上只有 2 000 万人；过了 5 000 年，变成 4 亿人；而最近的 500 年（1543 年维萨里发表《人体结构》后，是现代医学的发展期），人口增长突然变快，现已突破 74 亿。中华人民共和国成立时中国人均预期寿命只有 50 岁，2017 年我国居民人均预期寿命达 76.7 岁。人口增多、寿命延长的原因很多，而医学是立了大功的。14 世纪恐怖之病笼罩欧洲，倾城的人"被杀"，人们称之为"黑死病"（鼠疫）。19 世纪恐怖之病再度来临，病人上吐下泻而死，人们称之为"霍乱"。流行千年的结核病也曾经是"不治之症"。幸好后来巴斯德和科赫等发现这些病是由细菌引起的，加上发明了细菌的克星——磺胺和抗生素，才使传染病得到了控制。细菌性疾病得到控制，而病毒性疾病又来了，中国近一亿人口带有乙型肝炎病毒（又称乙肝病毒携带者），好在医学的进步使我们现在已经可以用疫苗来预防它，用药物来控制它。

看百年诺贝尔生理学或医学奖，就可以大致了解现代医学的成就，因为它每年奖励的都是给人类带来好处的巨大发现和发明创造：1901 年伦琴发现 X 线，现在（应用 CT）身体内花生米大小的肿瘤都能被发现，要归功于他；今天白喉和破伤风已不再使人惊恐，因为贝林发明了血清疗法，他与伦琴同时获得 1901 年的诺贝尔生理学或医学奖；1923 年的诺贝尔生理学或医学奖颁给了胰岛素（用于治疗糖尿病并应用至今）的发现者；1924 年则颁给沿用至今的心电图的发明者；之后，控制传染病有功的青霉素（1945 年获奖）和链霉素（1952 年获奖）的发现者都曾先后获诺贝尔生理学或医学奖；发现小儿麻痹症的致病病毒（1954 年获奖），从而生产出对应的疫苗，这项医学成就的创造者也获得了诺贝尔生理学或医学奖；检查冠心病用的心导管的发明者也在诺贝尔生理学或医学奖获奖者之列（1956 年获奖）。

　　进入 21 世纪，生物学家和医学家们开始关注新的研究领域。为什么一个受精卵经过十个月就会长成一个有心有肺、有头有脚的完整婴儿？对这种最原始的干细胞进行的研究，提示人体有巨大的应变恢复能力。医学给人类带来这么多好处，难怪以前说"人生七十古来稀"，而现在八九十岁"不稀奇"！

　　对于后来的诺贝尔生理学或医学奖，还可以补充很多与临床密切相关的。例如：发现前列腺癌激素疗法（1966），计算机辅助断层扫描（1979），发明应用于人类疾病治疗的器官和细胞移植术（1990），发现朊病毒（疯牛病）传染的生物学原理（1997），发现心血管系统起信号分子作用的一氧化氮（1998），磁共振成像的发现（2003），发现幽门螺杆菌及其在胃炎、胃溃疡中的作用（2005），发现人乳头瘤病毒（HPV）导致宫颈癌（2008）和艾滋病病毒（HIV，2008），体外受精技术（试管婴儿，2010）。特别值得一提的是，我国屠呦呦研究员因发现青蒿素，创制新型抗疟药青蒿素和双氢青蒿素而获 2015 年诺贝尔生理学或医学奖，她找到了如何将青蒿素从青蒿中更高效率地提取出来的方法，创制的新型抗疟药可以有效降低疟疾患者的死亡率，应该说这是传统中药与现代科学技术相结合的成果。

　　由此可见，现代医学业绩毋庸置疑。

2 癌症研究近两百年的成就

　　笔者从事癌症临床与研究半个世纪，也曾主编过三版《现代肿瘤学》（1993、2000、2011），但回顾癌症研究近两个世纪的业绩，还是打算主要取材于德维塔（DeVita）和罗森伯格（Rosenberg）在 2012 年《新英格兰医学杂志》上所写的"癌症研究两百年"（下页图）的内容。文章一开头就说：癌症研究已经由"黑箱"变为"蓝图"。追索历史，1863 年魏尔啸（Virchow）通过显微镜提出了"癌的细胞起源"；1889 年佩吉特（Paget）又对癌转移提出"种子与土壤"学说；1911 年劳斯（Rous）发现癌的病毒病因；1914 年博维

癌症研究200年 进展明显 但未获全胜

Two Hundred Years of Cancer Research

Vincent T. DeVita, Jr., M.D., and Steven A. Rosenberg, M.D., Ph.D.

IN THE 200 YEARS SINCE THE *NEW ENGLAND JOURNAL OF MEDICINE W...* cancer has gone from a black box to a blueprint. During the first *Journal's* publication, medical practitioners could observe tumors and measure them but had few tools to examine the workings with... cell. A few astute observers were ahead of their time, including Rudolf... with the benefit of a microscope deduced the cellular origin of cancer... Stephen Paget, who in 1889 wisely mused about the seed-and-soil... metastatic disease,[2] a theory that is coming into its own today (Table... advances were the discovery of a viral cause of avian cancer by Peyton... and the proposal by Theodor Boveri in 1914 that cancer can be trigg... mosomal mutations.[4]

But the lid of the black box was not seriously pried open until 1944, when a retired scientist at Rockefeller University, Oswald Avery, reported the results of his beautifully clear experiments with the pneumococcal bacillus, which showed that cellular information was transmitted not by proteins but by DNA.[5] His work led directly to the important discovery of the structure of DNA by Watson and Crick in 1953.[6] Eight years later, the genetic code was broken by Nirenberg and colleagues,[7] and the central dogma of biology was established; that information was transmitted from DNA to RNA and resulted in the synthesis of proteins. Then, the first of a series

相对5年生存率
1953 - 35%
1975 - 50%
2005 - 68%

...ale Comprehensive Cancer Center and Smilow Cancer Hospital at Yale–New Haven, 333 Cedar St., PO Box 208028, New Haven, CT 06520-8028, or at vincent .devita@yale.edu.

This article (10.1056/NEJMra1204479) was published on May 30, 2012, at NEJM.org.

N Engl J Med 2012;366:2207-14.

N Engl J Med 2012;366:2207

美国癌症病人的5年相对生存率由1953年的35%、1975年的50%，提高到2005年的68%

里（Boveri）提出癌变与染色体突变关系。但直到1944年埃弗里（Avery）发现细胞转化主要通过脱氧核糖核酸（DNA），并启发沃森（Watson）和克里克（Crick）1953年发现DNA双螺旋结构，等等，"黑箱"才真正被揭开。

这段文字的目的是从癌症研究的角度，说明现代医学的业绩毋庸置疑。为此只列举重大事件和进展，而无须详述其细节。1971年美国总统尼克松签署了"国家癌症法"，展开了官方名义的抗癌战，在现代癌症研究进展中起了重要作用。上图所示美国癌症病人的5年相对生存率由1953年的35%、1975年的50%，提高到2005年的68%；癌症总死亡率自1990年开始下降，并已下降了26%。

当然付出巨大，40年用了900亿美元，大部分经费投在基础研究方面，尤其是分子生物学（见下页图）。其后基础研究的重大发现如：1975年杂交瘤和单克隆抗体，1979年的表皮生长因子及其受体（EGFR），1981年的*p53*抑癌基因，1984年的G蛋白和细胞信号，1986年的*Rb*基因，1991年的*APC*基因突变与结直肠癌的关系，1994年的*BRCA1*和乳腺癌的关系，2000年的人类基因组测序，2002年发现微小RNA，2006年发现癌与基质的互动，等

征战癌症40年 Science 2011

SPECIAL SECTION

Cancer Crusade at 40

INTRODUCTION

1539 Celebrating an Anniversary

NEWS

1540 Cancer Research and the
$90 Billion Metaphor
U.S. Cancer Trends

1542 Combining Targeted Drugs
to Stop Resistant Tumors

1545 Can Treatment Costs Be Tamed?

1548 A Push to Fight Cancer
in the Developing World
Making Her Life an Open Book to Promote
Expanded Care

1551 Brothers in Arms Against Cancer

900亿美元
综合应用靶向药物
治疗费用能降低吗
发展中地区抗癌战略
P53抗癌三兄弟
癌细胞的基因组研究
癌的转移
免疫抑癌与促癌

美国征战癌症40年用900亿美元促进了癌症研究进展

等，都对后来癌症研究进展，特别是分子诊疗，如分子靶向治疗剂的应用起关键作用。

关于癌症的治疗，在魏尔啸（Virchow）提出"癌的细胞起源"后，一切努力都指向对癌的"消灭（根除）"。最早是外科手术，1809年麦克道尔（McDowell）切除卵巢肿瘤，随着麻醉和无菌术的发展，1894年霍尔斯特德（Halsted）开创乳腺癌的乳房根治术，随后各种实体瘤的根治术相继出现；直到1968年费希尔（Fisher）对根治术提出质疑，因癌的播散不仅通过淋巴系统，还通过血路，认为切除肿瘤再合用放化疗可获相仿效果而风险较低；2002年出现保乳手术。1928年放射治疗治愈头颈癌，开创放疗先河；1950年钴、1954年质子、1961年直线加速器、1968年伽马刀、1988年调强放疗等，丰富了放疗疗法。1943年氮芥用于淋巴瘤治疗，是化疗的先导；1974年乳腺癌的辅助化疗取得进展；1976年有报道睾丸癌获得治愈。1945年发现前列腺癌与内分泌有关，导致其后出现癌的内分泌疗法；1961年发现雌激素受体，丰富了乳腺癌的内分泌疗法。1985年白介素-2成为第一个治疗癌症有效的免疫治疗剂，其后获证实对肾癌和黑色素瘤转移有效；近年出现的伊匹单抗等，使免疫治疗重新获得重视。1996 年治疗慢性髓细胞性白血病的分子靶向治疗剂伊马替尼（格列卫）问世；1997 年美国批准上市了第一个单抗药物；2005 年出现多种激酶抑制剂；从此，癌症有了新一代的药物疗法。

在癌症的病因与预防方面也有长足进步，先报一下流水账。1907 年发现人乳头瘤病毒。1912 年已有人提出吸烟与肺癌有关；1950 年实验研究证实吸烟与肺癌的关系；1965 年烟盒上开始标明吸烟有害，吸烟被认为与 40% 的癌症致死有关。1967 年发现三苯氧胺，同年发现乙型肝炎。1970 年（美国）无线电与电视禁香烟广告。1974 年乙肝疫苗问世，同年发现乙肝与肝癌有关。1976 年发现人乳头瘤病毒与宫颈癌有关。1981 年发现疫苗有助预防肝炎与肝癌。1985 年制成人乳头瘤病毒疫苗。1990—1991 年肺癌发病率与死亡率开始下降。1991 年发现卡介苗（BCG）可预防膀胱癌。1995 年发现抗雌激素药物有助预防乳腺导管内原位癌。1998 年证实三苯氧胺可减少乳腺癌的发病。2000 年美国 FDA 批准人乳头瘤病毒疫苗用于预防宫颈癌。2003 年证实非那雄胺（保列治）可降低前列腺癌发病风险，同年发现阿司匹林有助预防结肠癌。

从上面的流水账可以看到，现代医学在对付癌症方面，无论是治疗和预防，都有了长足进步，这些进步大多得益于基础研究的进展。但正如 DeVita 的文章在"展望"中所说：前景喜人但任务艰巨！

3 笔者亲历的事例

六十余年的医学生涯中，笔者亲历的一些事例，足以提示现代医学业绩毋庸置疑。

1960 年雅各布森（Jacobson）采用 5～25 倍手术显微镜进行血管吻合，明显提高了小血管吻合的通畅率（*Surg Forum*，1960）。我们也于 1962 年开始进行显微血管外科的实验研究，在此基础上，1965 年取得离断拇指再植成功，尤其是与华山医院杨东岳教授合作成功进行了"游离足趾移植再造拇指"的创举，这个手术要对比火柴还细的动脉、静脉、神经、肌腱进行精细的缝合。如果没有显微外科技术，就不可能取得成功。

1985 年我们获得国家科技进步一等奖（下页上图），就是由于"小肝癌的诊断与治疗"的突破，我们能够发现没有症状的小肝癌，使肝癌手术切除后

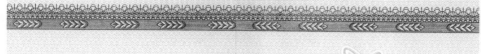

为表彰在促进科学技术进步工作中做出重大贡献，特颁发此证书，以资鼓励。

奖励日期：一九八五年

证书号：85-YL-1-002-1

获奖项目：小肝癌的诊断与治疗

获奖者：汤钊猷

奖励等级：一等

国家科学技术进步奖
评审委员会

"小肝癌诊断与治疗"获得突破，获国家科技进步一等奖

患者 5 年生存率备增，使肝癌从不治之症变为部分可治之症。追根求源，就是 1956 年国外发现了甲胎蛋白，其后并证明与肝癌有关。

1991 年我们获得一个国家科技进步三等奖，是由于"不能切除肝癌的缩小后切除"取得成功，实现不能切除肝癌 5 年生存率"零"的突破。追根求源，是由于国外发现了有先天性免疫缺陷的"裸鼠"，使人肝癌能成功移植上去而不被排斥，使实验性综合治疗能够在动物模型上进行，从而发现综合治疗可出现"1+1>2"的结果，使大肝癌可能缩小成为可切除的小肝癌。

2006 年我们获得另一个国家科技进步一等奖（右图），是由于建成至今世界尚无的

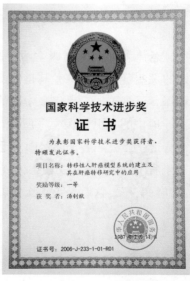

国家科学技术进步奖
证书

为表彰国家科学技术进步奖获得者，
特颁发此证书。

项目名称：转移性人肝癌模型系统的建立及
其在肝癌转移研究中的应用

奖励等级：一等

获奖者：汤钊猷

证书号：2006-J-233-1-01-R01

"转移性人肝癌模型系统"建成并成功应用，获另一个国家科技进步一等奖

"转移性人肝癌模型系统"，从而可以用这个模型进行肝癌转移机制的研究，并筛选抗转移药物。发现干扰素有一定预防肝癌术后转移复发的作用，并用于临床，使病人受益。追根求源，是前人已解决细胞培养技术，对癌转移已提出"种子与土壤"学说，我们通过修正和补充这一学说，创用不同的细胞培养路线，才获得成功。

据 2010 年笔者所在研究所（复旦大学肝癌研究所）的统计，住院肝癌病人的 5 年生存率已从 1958—1967 年的 2.8%，提高到 1998—2010 年的 44.0%；有 2 613 位肝癌病人生存 5 年以上，其中 54.0% 来自小肝癌切除。而 1971 年美国库鲁切特（Curuchet）的报道，1905—1970 年全球只收集到 45 位生存 5 年的肝癌病人。由笔者研究所马曾辰教授（肝外科原主任）主编的《突破：88 例肝癌患者手术后 20～48 年长期生存》一书可见，据不完全统计，仅笔者研究所已有 88 位肝癌病人生存 20 年以上，其中 59.1% 来自小肝癌切除；2018 年随访，其中 1 位曾进行大肝癌切除和后来肺转移癌切除的病人，竟成为 103 岁的老寿星。疗效是硬道理，这些数据有力提示现代医学业绩毋庸置疑。

三、值得思考的临床小故事

老伴参加西医离职学习中医研究班后的半个世纪，笔者耳闻目睹她所治好的一些疑难杂症，尤其是中西医结合治疗好亲友的病痛，给笔者留下的印象更深。可惜正如千百年来中医治病的历程，大多是个案，难以被当前话语权占主导地位的"循证医学"所承认。然而，这些都是一个又一个活生生的例子。常言道：必然常寓于偶然中。毛泽东在《矛盾论》中就说"矛盾的普遍性即寓于矛盾的特殊性中"，如果无视这些"偶然"病例，也许就会使一些重要发现"擦肩而过"，这就是为什么笔者还是要用一定的篇幅来叙述这些"个案"。

1 针灸治好儿子、妻子和母亲的急性阑尾炎

那是 20 世纪 60 年代，作为外科医生的笔者忙得不可开交。因为笔者有了显微血管外科的基础，加上华山医院手外科杨东岳教授的经验，形成了"游离足趾

移植再造拇指"的思路，受到当时中共上海医科大学党委的重视，组织了一个班子进行攻关。正在这个重要关头，7岁的儿子突然患急性阑尾炎。外科治疗规范无疑是手术，然而一旦手术便要住院，笔者还要陪伴，至少一周不能工作。由于前些时间有了针灸治疗急性阑尾炎的经验，于是和老伴商量，决定用针灸治疗。老伴曾在原卫生部中医研究院（今中国中医科学院）针灸研究所工作学习半年，就在中医"胃经"的"足三里穴"旁边的"阑尾穴"下针，"得气"（中医针灸的术语，犹如钓鱼时鱼咬钩的感觉）后运针，留针20分钟，每天2次。没想到3天后疼痛和压痛均消失。儿子现已年近六十，阑尾炎从未复发过。

20世纪70年代初的一个春节，笔者一家三口回到父母家过年，享受一下天伦之乐。不料笔者老伴突然患急性阑尾炎，家里气氛一落千丈。同样，如果手术便要住院，春节就无法过。考虑再三，还是决定针灸治疗。但熟练针灸的老伴自己生病，只好由笔者来操作。还是如上炮制，在"阑尾穴"下针，得气后运针，留针20分钟，3天后痊愈。老伴于2017年（88岁高龄）走了，离世前虽病痛缠身，阑尾炎却从未再发。

母亲是一位贤妻良母型的人，我们子女对她感情也深。1987年（91岁）突然患急性阑尾炎穿孔，导致弥漫性腹膜炎。不巧笔者在国外开会，医院的高年资教授到家里看过后建议立即手术。但如此高龄风险难料，没有家属签字自然就无法手术。母亲拒绝住院，因为她看到笔者父亲前几年只因前列腺增生致尿潴留住院，三周后便因并发肺炎治疗无效而去世。等到笔者从国外回来，已经是第5天。检查腹部有移动性浊音（医学术语，腹腔内有可移动的液体，如摇动热水袋的感觉），腹部压痛明显，发热，白细胞也高。鉴于母亲拒绝住院，只好采用针灸，方法同上。再从医院借来输液器，照理至少每天要吊4瓶（每瓶500毫升）液体，但母亲只同意吊一瓶，抗菌药物也只能用1/4的量。真的没有想到，如是在家治疗9天后竟基本痊愈，尤其是腹腔内没有留下残余脓肿。母亲后来活到96岁因心脏问题去世，阑尾炎也从未再发。

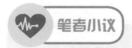

上面三位亲人急性阑尾炎的诊断应无问题，毕竟笔者那时已是多年的外科医生，尤其是母亲的阑尾炎已经穿孔导致弥漫性腹膜炎。问题是针

灸到底是否真的有效。因为上面只是三例个案，笔者不得不找出 1960 年发表的"针灸治疗急性阑尾炎 116 例"那篇文章。那篇文章在结论中说，针灸治疗急性阑尾炎有如下优点。① 学习容易，简便易行，无须特殊设施。后来证明针刺"胃经"的"足三里穴"也同样有效。② 见效快，通常腹痛消失最快，肌肉痉挛其次，压痛最后消失。③ 疗效也好，治愈率为 92.5%。特别值得提出的是，这组病人还包括少数儿童、孕妇和阑尾脓肿者等。12 例阑尾脓肿病人治愈率为 83%。④ 与手术相比，针灸治疗价廉，住院时间短。当然针灸治疗也不会遇到手术治疗后偶见的肠粘连等并发症。

对针灸机制笔者有过不少研究，针灸的作用不同于药物，它属于双向调节性质，恢复平衡。如腹泻，它可减慢肠蠕动；如便秘，它可促进肠蠕动。笔者列举的三例，倒也覆盖了儿童急性阑尾炎、单纯急性阑尾炎和阑尾炎穿孔腹膜炎。《孙子兵法》中有句话："百战百胜，非善之善者也；不战而屈人之兵，善之善者也。"针灸治疗阑尾炎，应属于阑尾炎治疗上的"不战而屈人之兵"。实际上现代医学也逐步向这个方向发展，阑尾从开腹切除到腹腔镜切除，最近又有通过插入细管冲洗阑尾内梗阻而不切除阑尾者。但笔者已是耄耋之年，不可能详细查阅文献，引经据典。但笔者记得 2010 年《自然-神经科学》（*Nat Neurosci*）有一篇文章说，针灸后腺苷增加 24 倍，提示针灸确有其物质基础。

"一旦急性阑尾炎诊断确立，需立即手术"，这是 1902 年巴黎外科学大会明确的治疗规范。诚然，世间一切疗法都不可能达到百分之百有效，手术如此，针灸治疗急性阑尾炎也不例外。但针灸治疗，在人口众多、人均经济水平仍不高的国情下，至少又提供了一个多快好省的疗法让人们选用，尤其是在没有手术条件的情况下，例如在边远地区或旅途中；即使在有手术条件的情况下，也让病人有免除手术的选择。如果从更深层次来思考，这倒可能是医学的一个发展方向。如前《孙子兵法》所说的"不战而屈人之兵"。就是说，不通过"侵入""破坏"的办法去解决问题。现代医学已越来越多用侵入性方法（手术、微创、介入等）来解决病痛问题，它确实治好了不少疾病，然而也带来一系列问题。当前"过度治疗"已引起重视，其中就包括侵入性治疗。侵入性治疗常常需要病人卧床，从而降低了病人自身恢复的能力。例如危重病人的救治：气管插管、深静脉插管、导尿管、胃管等，似乎都是必需的，加上呼吸、心率、血压、血氧等的监测，使病人长期卧床、动弹不得，时间长了，肌肉萎缩，病人抵抗力每况愈下，最后进入恶性循环。此外，侵入性治疗破坏了人体的完整性，并由此可能导致的并发症，例如阑尾炎手术伤口感染、肠粘连等。尽管急性阑尾炎只是一个小病，但如果从整个医学的发展来看，从"创中国新医学"来看，是否也值得深思呢？

2 高干专家组最年轻的女医生

1965 年初的一天，医院接待了一位由上海市卫生局领导陪同、来自中央保健局的同志，点名要见笔者老伴李其松医生。那时老伴只不过是名不见经传的一名年轻医生，36 岁，却因中西医结合治疗顽固性肝硬化腹水取得明显疗效而略有名气，并因此最终被选为以我国著名内科专家张孝骞教授为首的三人专家组成员中最年轻的"专家"，为某高级干部进行为期数月的诊疗工作。

前已述及，老伴乃笔者大学同窗，1954 年毕业时作为"内科重点"分配到包头某军工单位。1958 年与笔者结婚后调至笔者工作的中山医院内科。1958—1961 年响应西医学习中医的号召，脱产在上海中医学院西医学习中医第 2 届研究班学习毕业，毕业论文获卫生部一等奖，成为具有西医和中医两套本领的中西医结合医务工作者。在内科担任主治医生时，治疗一些疑难病症取得较好的疗效。其中有单独中医或西医看不好的病，如再生障碍性贫血、尿毒症、二尖瓣并主动脉瓣双病变伴严重肺水肿、肝硬化顽固性腹水等。

笔者记得，当年她治疗了一批肝硬化引起顽固性腹水的病人。她将西医和中医治疗顽固性腹水的办法整合应用，争取做到互补长短，尽量避免单纯西医或单纯中医治疗所出现的缺点，为此不是单纯的西医常规治疗加中医常规治疗。具体的办法，西医方面是将排钾的利尿剂双氢克尿噻（以下简称"双克"）和不排钾的利尿剂安体舒通交替应用，再嵌入激素泼尼松（强的松）。例如周一、周二、周三用双克，周三、周四、周五用安体舒通，周五、周六、周日加用强的松。这样应用，病人的精神和食欲都较好，避免了长期应用激素的弊端；利尿作用温和，又不引发长期应用导致的缺钾。中医方面则是辨证论治（笔者没有系统学过中医，不敢妄议所用的治则），但避免峻泻攻下导致的"伤正"。由于这些病人的疗效都不错，相关文章也在杂志上发表（李其松等. 中西医结合治疗顽固性肝硬化腹水. 上海中医药杂志，1965，8：5），一时便在上海传开。中央保健局的同志工作很细，花了几天时间亲自上门去随访那些治疗过的病人，发现疗效确实不错，这才最终决定把老伴纳入三人专家组。

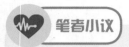 笔者小议

　　笔者以为，老伴之所以入选专家组，是由于通过实践证明治疗有效。顽固性腹水无论西医或中医治疗都是一个难题。而老伴之所以取得较好疗效，不是单纯的西医常规治疗加上单纯的中医常规治疗，而是中西医结合取长补短的结果。如果中医采用峻泻攻下之剂，西医又用大量利尿剂，病人肯定受不了。笔者曾治好一位著名摄画家（患肝癌），治后19年相安无事。但病人在有肝硬化的情况下，仍不顾劳累开夜车专心"研究摄画"，终于导致肝硬化加重，引起顽固性腹水。病人相信西医，不相信中医，所以笔者老伴也无法插手。病人住到西医的医院，托了很多关系，尽管积极治疗，用了大量利尿剂，抽腹水，几乎每天都输白蛋白，但仍每况愈下，腹部如同绷紧的皮球，无法再进食，终于因肝硬化腹水而不是因肝癌辞世。

　　笔者以为，当前提倡"中西医并重"是对的，因为在当前的中国，临床医疗上西医处于优势，中医处于相对的劣势，需要大力扶持。但中西医并重，不等于在一个病人身上单纯的"中西医并用"。因为并用，有时不是优势互补，而是互相抵消，甚至是重复应用而使病情加重。然而要做到中西医互补，前提是医者既要懂中医，又要懂西医。当前这样的医生太少，为此难以做到真正的"互补"。这就是为什么笔者以为要达到"中西医结合"需要上百年甚至几百年的时间。当前中医药大学已有不少西医的课程，然而西医药大学则很少有系统的中医课程。尤其是有西医造诣的医者深入了解中医的更少，为此中西医结合需要时日。

3 "肺与大肠相表里"

笔者之所以能学医，受益于家兄的资助。家兄比笔者年长 3 岁，毕业于复旦大学第一届半导体本科专业。他曾在多个研究所工作，理应前途无量，但因身体多病，提早退休，终身独身。退休后酷爱读书，家里就像一个图书馆。2009 年的秋，因为爬高到书架取书，跌倒引起腰椎骨折，卧床不起。几天后出现脑梗，全身瘫痪，合并肺炎，急诊住院。在医院的神经内科监护室，因肺炎严重，而瘫痪又无力咳痰，医生要家属签字做气管切开。笔者与老伴商议，老伴说，最好不要做气管切开，可否试一下中药。因为按中医理论"肺与大肠相表里"，如果大便次数增多，肺部的痰可以因大便排出而减少。这在西医是难以理解的，因为肺在膈上，大肠在膈下，互不相通。于是老伴开了中药方子，立即去配，记得只用了十几元钱，煎好通过胃管灌入。第二天大便三四次，痰立见减少，终于免除了气管切开。大哥后来转至较小的医院，由于胃管灌食，不免有时太快导致反流到肺，所以 1～2 个月便会出现一次吸入性肺炎。但经抗生素治疗都得到控制，如是三年，直到去世未再做气管切开。

笔者老伴之所以敢于承担不做气管切开的风险，是因为她已有过经验。那是 20 世纪 70 年代后期，老伴母亲，即笔者岳母，住在四川，突发严重肺炎急诊住院，来电告知老伴。老伴心急如焚，立即买了飞机票飞回四川，到医院看到她母亲，医生也说要做气管切开。老伴考虑再三，决定让母亲出院回家治疗。医院的医生说，这样重的肺炎怎能回家，笔者老伴仍然坚持自动出院。老伴有八位兄弟姐妹，如果出院，耄耋之年老人的风险就落在老伴一个人的身上。据说回家后她就采取中西医结合治疗，还是根据"肺与大肠相表里"，开了中药。没有想到，老人三天便下床，七天便治愈，能够打麻将，终于没有做气管切开。

笔者小议

如同千百年中医治疗大多以个案形式记录，这一段所描述同样是个案，是笔者家兄严重肺炎没有做气管切开生存 3 年、笔者岳母严重肺炎没有做气管切开生存 9 年的个案。然而对笔者而言，这样的个案给笔者印象太深了。

使笔者心痛的是，88 岁的老伴自己肺炎，被做了气管切开，6 个月后便成为一个离不开呼吸机和升压药、躺在床上的"类植物人"而离世。因为没有既懂中医又懂西医的中西医结合医生，能够参照"肺与大肠相表里"开合适的中药。笔者也曾建议请中医会诊，然而西医按西医治疗，用了大量抗生素（应属苦寒之品）；而中医又按中医治疗肺炎的办法，也用了大量清热解毒（也是苦寒之品）之剂。结果一天腹泻十余次，病情反而加重。

诚然，"肺与大肠相表里"的现代科学机制仍不清楚，但它治好了一些病人。如果承认"实践是检验真理的标准"，那么临床有效就必有其科学基础，只是一时还没有完全弄清楚而已。尽管"肺与大肠相表里"的理论，不可能使每一位严重肺炎病人都能免除气管切开，但如能使部分病人免除气管切开，也将是肺炎治疗的一个进展。

气管切开虽然解除了一时的痰堵塞问题，但留下长期的气管异物，加上吸痰的不断刺激，还可能增加新的感染源。更不用说这种侵入性的办法，给病人精神上带来的问题。当前西方医学，侵入性的诊疗办法越来越多，破坏了机体的完整性，是需要认真衡量的问题。

4 一位肺炎病人的故事

那是 20 世纪最后的年代，笔者早年在上海育才中学的高中同学的一位亲属，因患肺炎住到笔者医院的高干病房。第二天病人家属就来找笔者，要笔者给肺科医生打个招呼，笔者照办了。过了几天家属来感谢笔者，说现在已经用上几百元一针的贵重药。不料三周后家属又哭哭啼啼地来找笔者说：原先病人还能下床，现在下不了床；原先发热不高，现在却高热起来；原先没有胸水，现在有了胸水。笔者想，也许是抗菌药物用多了，卧床多了，但没有直接了解，难下定论。于是对家属说，如果治疗后好一些，不妨再住几天；如果越来越差，自己看着办吧。不料第二天家属来电说，已经自动出院。笔者顿时感到紧张，万一病人在家里出事就不好办。第二天便赶紧和老伴上门去看望，老伴仔细检查了病人，又按中医的办法"望闻问切"，然后根据辨证论治开了方子。跟家属说，这也不一定有用，如果愿意可以试试看。回家后每天都去电话问病情，没有想到，三天后病人便不再发热，而且能下床，七天后病人已能上街。

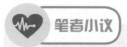

　　由于没有详细了解治疗过程，只能是猜想。笔者不久前又重新看了《黄帝内经》，在《素问·五常政大论篇》中有这样一段文字："大毒治病，十去其六；常毒治病，十去其七；小毒治病，十去其八；无毒治病，十去其九。谷肉果菜，食养尽之，无使过之，伤其正也。"实际上这是"过犹不及"的意思。

　　人类历史上，由于发明磺胺、青霉素与链霉素，开启了制服传染病的历程，相关专家因此获诺贝尔奖。然而世间一切事物都是一分为二的，化疗对癌症有用，但也是毒药，抗生素也不例外。近年笔者老伴屡患肺炎而用抗生素，有些抗生素用后，细菌固然得到控制，但毒性也不轻：短短几天，便导致黄疸出现，凝血酶原时间明显延长，后来出现脑干出血灶，很难说与此无关。如果这还不算"大毒"，至少应该算"常毒"。按《黄帝内经》的说法，"常毒治病，十去其七"，为什么不是"十去其十"，是因为"无使过之，伤其正也"。

　　古人十分强调各种治疗尽量不要伤害人体的正气，而现代医学则常常强调治疗要达标，甚至为了防止复发，还强调追加治疗。记得2015年春老伴患肺炎（那已是第三次），治疗后亦基本稳定，本来打算出院，医生说，为了预防再发，还要加用一个疗程的抗生素。结果出院后两个多月又出现丹毒感染而急诊住院。丹毒治疗稳定后，也同样说为了避免复发，也要再加一个疗程抗生素。结果丹毒出院后3个月再次出现严重肺炎而急诊住院。尽管用了超量抗生素，老伴还是一年中三次急诊住院。笔者以为这正是由于"过度治疗"，"伤了正气"，以致死灰更快复燃。这一年的最后一次住院，同样用了超量的抗生素，体温也已正常，然而医生说为了预防再发，还要追加一个疗程抗生素。笔者注意到此时病人尽管体温正常，然而身体已十分虚弱，大冷天还是满头冷汗，如同刚洗过头一样，而且已无力下床，也无力讲话。笔者想，如果继续住院，身体只会更加虚弱而无法接回家，最后决定强求出院。出院后自然不可能继续静脉应用抗生素，也不再口服抗菌药物。买了口服补液盐，每天口服一包。由于笔者和老伴相处几十年，多少也学了一点中医，便开了一个最简单的方子"生脉饮"，这个方子有改善心脏功能的作用。其中人参补气，麦冬补阴，五味子还有止汗作用。一周只服两帖。另外请保姆陪她下床在家里每天走几步。没有想到，两周后虚汗已止，胃口也好起来，逐步在家里每天可以走几百步。过了一个月便到楼下院子里走，她喜欢小孩，每次到院子去都有不少小孩围着她，心情也慢慢好起来，不久便能每天走上几千步。这样平安过了大半年，没有再用抗菌药，也没有再发肺炎。这样看来，"过度诊疗"真是值得我们深思的问题。

5 阳虚病人针刺镇痛效果较好

笔者是外科医生，为病人做过无数手术，但自己也接受过手术，亲身体会到"被手术"的感受。

那是20世纪70年代初，笔者患甲状腺多发性结节，其中一个结节出现囊内出血而肿大如小鸡蛋，并影响发声，只好手术。那时正值"文革"期间，甲状腺手术一般都用针刺麻醉。而为笔者施行针刺麻醉的是吴珏教授，虽然他是当年著名的麻醉学家，然而对针刺麻醉也是刚刚学会。这样笔者心里就很不安，因为人都是怕痛的，笔者也不例外。由于笔者对吗啡类镇痛剂哌替啶（杜冷丁）很敏感，会引起呕吐，所以事先声明不用。手术开始，吴教授便在笔者的合谷穴（在手背，第1、2掌骨间，当第二掌骨桡侧的中点处）和内关穴（腕横纹上三横指处）下针，然后通电（电针）。半小时后说，手术可以开始了。但笔者感到自己颈部感觉上似乎毫无变化，担心针刺麻醉到底有没有用。医生一刀下去，笔者精神顿时紧张不已。然而只是感到如同用手指甲在皮肤上划痕一样，完全可以忍受。只是在医生牵引甲状腺的时候略感不适。其实最难受的倒不是手术，而是肩部垫了枕的仰卧位，感到唾液无法下咽而烦躁。不料术中还要做冰冻切片（病理检查），结果显示明显"间变"

（细胞由高分化变为较低分化，异型性显著）。因为笔者是清醒的，术者又要征求笔者的意见，这样手术便延续了4个小时。因为是针刺麻醉，所以手术结束笔者便能自己走回病房，术后恢复也很顺利。

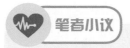 **笔者小议**

　　任何疗法都不可能百分之百成功，针刺麻醉也不例外。笔者也知道有些接受甲状腺手术的病人，因为针刺麻醉不成功而术中改用局部麻醉的。但对笔者而言，坦率说，针刺麻醉是成功的。所谓成功，对其他麻醉方法而言是没有感觉（包括痛的感觉），而针刺麻醉则是有感觉而不痛。后来看了笔者老伴等人当年的研究工作成果，才知道针刺麻醉也大有文章。

　　首先是她们发现中医辨证中，属于"偏阳虚"者针刺麻醉的效果优于"偏阴虚"者。所谓"阳虚"通常是指怕冷、小便清长、脉细缓、舌淡胖有齿印等。所谓"阴虚"通常指喜冷怕热、易烦躁、舌质偏红、脉较快而细弦。如果Ⅰ级表示针刺麻醉效果最好，则偏阳虚者Ⅰ级率达87%，而偏阴虚者则仅为57%。笔者是属于偏阳虚者，而老伴则属于偏阴虚者，笔者怕冷的程度和老伴相比要差一个季度，为此笔者针刺麻醉效果好是符合一般规律的。

　　更为重要的是，她们发现阳虚者所以优于阴虚者，是因为阳虚者自主神经中枢活动以抑制占优势，表现为肾上腺皮质、髓质功能低下，而体表交感神经相对亢进，对痛刺激反应较小，且易于为针刺所调整；而阴虚者则反之。她们还发现其重要物质基础之一，可能为内阿片样肽；而且发现针刺对内阿片样肽呈双向调节作用，而不是单纯地增高。

　　有人认为针刺的作用就是通常所谓的"应激"，而她们发现针刺后血浆皮质醇的变化和应激不同。老伴为第一作者的"阳虚、阴虚对针刺镇痛的影响及其本质探讨"这项研究获卫生部科技进步三等奖。

　　为此，笔者亲历的针刺麻醉下的甲状腺手术，提示针刺一定穴位对部分病人确有效果，并有一定的科学基础。这和前面的针灸治疗急性阑尾炎小故事互相呼应，提示针灸确有一定的科学道理，值得用于某些疾病的治疗。

这个小故事还引出另一个值得注意的话题，那就是阳虚和阴虚的问题，这是西医没有注意到中医整体观下辨证分型的问题。如果通过治疗（包括中医治疗）改善阴虚状态，就可能进一步提高针刺麻醉的效果。这对治疗其他疾病而言，无疑又提供了一条新的思路。

6 咳嗽的痛楚

也许可以接着上面的小故事来说。笔者年轻时也喜欢唱歌，曾参加歌咏班。20 世纪 70 年代初，突感声音有点嘶哑，这才发现甲状腺出了问题。因甲状腺多发性结节伴囊内出血，做了甲状腺大部切除，术后便发现声带闭合不全，可能是喉上神经有点损伤，讲话后容易嘶哑。每到秋冬，常因受冷而咳嗽。由于声带闭合不全，咳嗽又很难好。加上不时要开会做报告，导致声带充血，稍有炎症便咳嗽不止。20 世纪 80 年代末，残余的甲状腺又出现结节，于是又做了甲状腺全切除，此后咳嗽问题更为加重。每年秋冬必然有几次严重咳嗽，每次都持续 1～2 个月。虽属小病，但痛苦不已，下面是 5 个小例子。

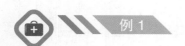

1999 年中山医科大学（今中山大学医学院）要聘笔者为名誉教授，需要做学术报告，不巧咳嗽剧烈。他们说刚研制成一个喷雾器，结果用后咳嗽更加重，喉咙全哑了，不得不取消演讲，看来喷雾器也不是对所有咳嗽嘶哑都有用。直到回沪后，老伴给笔者开了几帖中药，才慢慢好起来。

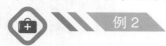

笔者甲状腺全切除后，因服用甲状腺药物过量，引起骨质疏松，身体多处有"微骨折"。2002 年因剧烈咳嗽导致腰椎骨折而住院，咳嗽又加重骨折处的痛楚。呼吸科多次会诊，用尽各种西医治咳药，包括抗菌药物，仍未见效；最后用可待因糖浆，虽镇咳一时但十分难受，而且也未解决咳嗽问题。如是三周过去，老伴看不下去，主动提出开中药给笔者，结果不到十天咳嗽便痊愈。

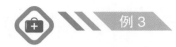

还记得发生禽流感的年代，笔者要到北京参加新晋院士评审，不巧发热咳嗽，赶忙用左旋氧氟沙星，热退后赶到北京。然而咳嗽不止，都是白沫痰，连续三天晚上无法躺平入睡，痛苦不已。于是打电话回上海，叫笔者老伴开好中药回去服用。笔者还说，以前父亲有过哮喘，用一点肉桂便好。老伴也认为根据笔者的体质，中药方子里可以加一点肉桂。回沪服了中药，没有想到，白沫痰明显减少，当晚便能躺平入睡。

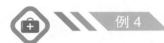

2008 年到京津开会，一周内做了 4 次学术报告，加上北方室内有空调与冬天室外温差较大，咳嗽嘶哑严重，导致喉头水肿。急诊住院，差一点做了气管切开，后来用了激素和大量抗菌药物才获得缓解。出院后，还是用中药才得以巩固。

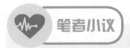

2017 年冬，因老伴离世的悲伤、牙痛三月、疝手术，游泳停了数月，导致免疫功能下降，连续得了两次流感。第二次流感症状明显，痉挛性咳嗽严重，西药（阿斯美等）因副作用大而停用，改服中药方 7 贴，却意外完全恢复，没有留下过去常出现的慢性咳嗽。

总之，通常每次都以西医治疗开始，而以中医治疗收功。因为西医治疗简便，但可能是由于有声带闭合不全的原因，总治不好，最后不得不用中药而愈。

笔者小议

咳嗽对笔者而言不是小病，因为有声带闭合不全的背景，变成痛苦的"大病"。由于工作忙，每次都是先用药治疗，例如棕色合剂、盐酸氢溴索

（沐舒坦）、竹沥类口服液等化痰，严重的加阿奇霉素，偶尔用可待因糖浆镇咳，然而几乎没有一次能完全解决问题。记得早年咳嗽，包括中药，开始都用清热解毒、止咳化痰之品，结果大多能解决一时的问题，而不久又再咳嗽。后来在咳嗽缓解期，按老伴的意见，服麦味地黄丸之类调补之品，几个月后咳嗽便减少。耄耋之年则经常吃些生姜，有时泡茶加一点肉桂，秋冬咳嗽也明显减少。当然这些热性药不是人人皆宜，笔者属于阳虚体质，所以可用些热性药和补肾药。然而这些带有"治本"的治疗，西医很少顾及。直到最近，呼吸科的一些老医生对笔者说，冬天可用一点"日达仙"（胸腺肽），可能会减少咳嗽感冒，笔者以为，这提示西医也开始注意到"治本"（提高免疫功能）。

　　总之，笔者不成熟的看法以为，在咳嗽治疗方面，西医强于治标，中医关注治本；西医强于堵杀（包括抗菌消炎），中医关注疏导；西医常是一病一治，中医是同病异治（辨证论治），西医似少关注咳嗽还有"寒"与"热"之分。为此，中西医如能够互补，相信效果会更好。

7 "治疗急性坏死性胰腺炎要改变观念"

　　笔者在当上海医科大学校长期间（1988—1994），通常国外开会回来，都不让其他领导来接。而1992年6月12日笔者经香港返沪，那已经是晚上8时左右，突然看到机场上几位校领导来接机，笔者感到诧异。他们没有把笔者送回家，而是送到医院的监护室，原来老伴因急性坏死性胰腺炎正在抢救，那已经是发病的第5天。起因可能是老伴连夜为研究生修改论文，吃了一整袋核桃仁，上腹剧痛伴恶心呕吐而急诊住院。入院检查血淀粉酶为685单位/升。笔者见老伴疼痛不堪，更为惊讶的是，在腹部扪及几个梨子大小的肿块。笔者搞癌症研究，难以理解怎么几天便出现这么大的肿块。后来做磁共振显像，证实为炎性肿块，加上血淀粉酶明显增高，急性坏死性胰腺炎无疑。当年没有可抑制胰腺分泌的药物，对这样的重症胰腺炎，治疗主要是手术引流，但没有笔者签字，无法进行，只能做对症治疗。

　　老伴是研究"癌痛"的，她不断将自己研究的止痛含片给自己用；另外就是中医治疗，用牛黄醒消丸和辨证论治中药。一个多月后居然基本缓解而出院，出院前外科医生嘱咐，约 3 个月后再来手术解决胰腺炎后假囊肿问题。出院不久，她便和笔者参加冬泳。没有想到，3 个月后腹部肿块居然消失而扪不到。在此期间，笔者曾请瑞金医院胰腺病专家徐家裕教授到家里看过老伴，他看后也感到惊奇，说"看来治疗急性坏死性胰腺炎要改变观念"。

笔者记得当时名演员梁波罗曾在《新民晚报》发短文说，与他同期住院治疗急性坏死性胰腺炎的，手术引流后已有几位去世。笔者无法找到当年的那篇报道，只是上网查"360 百科"在"梁波罗"条中有这样文字："那是1992 年，正当梁波罗在荧屏上频频亮相时，却患了死亡率极高的急性坏死性胰腺炎。第一次手术后，连续 10 多天高热不退，只能靠输液维持生命，医院多次发出病危通知。但梁波罗以顽强的意志，积极配合医生再次手术治疗，最终转危为安。"说明确有此事。

老伴在急性坏死性胰腺炎治愈后，直到 21 世纪初，才因胆囊结石而出现胰腺炎轻度复发。此时已有抑制胰腺分泌的药物善宁（奥曲肽），住院用善宁治疗后缓解而出院。但用药后感到十分难受，因为出现明显腹痛和腹胀，大便也几天不通。2003 年 10 月做了腹腔镜胆囊切除术，胰腺炎就再也没有复发过。2015 年的体检，超声检查看到胰腺外形已光滑，饮食也从不忌油。

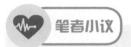

老伴患急性坏死性胰腺炎的诊断应无疑问，除有临床剧烈腹痛、血淀粉酶水平明显增高外，还有腹腔内多处梨子大的炎性肿块。孙子名言"不战而屈人之兵，善之善者也"，这里又增添一例，即不通过侵入性治疗（开腹引流）而获得治愈。笔者不想多说，吴咸中院士在 1972 年已主编出版《中西医结合治疗急腹症》，他在重症胰腺炎治疗上取得进展，使病人死亡率明显下降，用的就是中西医结合的非侵入性治疗。

笔者注意到，要形成有中国特色的医学，其中重要一环是有良好西医基础的西医系统学习中医。吴咸中院士就曾在 1959 年参加过天津西医离职学习中医班，并曾因学习成绩卓越，获得了以卫生部李德全部长名义颁发的唯一的金质奖章和证书。

需要说明的是，笔者并不否定侵入性诊疗措施的作用，而是强调尽可能用非侵入性的诊疗措施。因为任何诊疗措施都是一分为二的，既有其优点，也有其缺点。侵入性诊疗措施常可"救命"（如气管切开），但也带来一系列问题，它破坏机体的完整性，延长病人卧床的时间，增加新感染风险，加重病人心理负担等。然而必要的侵入性诊疗还是要做，例如有手术条件的小肝癌患者，笔者还是主张手术切除小肝癌为首选，因为其远期疗效比目前其他非侵入性治疗更好。但是对很小的小肝癌，目前用经皮进行的射频消融术治疗，其疗效已接近手术治疗，提示从"巨创"（开腹手术）发展为"微创"是历史的必然。

8 四位乳腺癌病人

笔者已反复强调，这里列举的都是"个案"，都没有循证医学的证据，只是希望从偶然中找些必然。

例1

20世纪90年代初，笔者迁居到"上海跳水池"（复兴中路1038号，现为上海交响乐团演奏大厅）旁，每天清早都和老伴到那里游泳，认识一些运动员教练。一天，一位网球教练来找笔者，她知道老伴是西医学习中医，会开中药，说她患乳腺癌已手术，化疗有反应，想请老伴开点中药。老伴无法拒绝，经辨证论治开了方子，如是过了一些时日，该教练感到身体逐步好起来。又过了一些时日，该教练来告知，因为外面开的中药不能报销，所以不能再服老伴的中药，仍然在医院按期进行化疗。三年后忽闻该教练病逝，笔者和老伴均感惊讶。后来知道是死于化疗并发症——肺纤维化，而原先所患乳腺癌虽有淋巴结转移，但绝非晚期，而且已做了乳腺癌根治术。

例2

几年后，一位游泳教练来找笔者，说他夫人患乳腺癌，要笔者给找一位专家手术。笔者给他写了条子，但没有几天他又来对笔者说，医生认为病期较晚，肿瘤已有拳头大，一时无法切除，只能先做化疗，如能缩小，再考虑手术。约3个月后，他又很高兴地来对笔者说，夫人化疗后肿瘤已缩小，手术成功，已切除肿瘤（做了乳腺癌根治术）。笔者深知这样的病人，预后很差，但只能对他婉转地说了一下，让他有个思想准备。自然术后需要做放疗和化疗，病人也只好照办。不久他又来找笔者说，放化疗反应很大，能否叫笔者老伴开点中药，笔者也照办了。过了几个月碰到他，说服了中药，精神、胃口都明显好转。不过他说，放化疗反应太大。笔者说病人的病属晚期，看来放化疗不做不行，不过可以灵活些，实在受不了就推后些。接下来的几年，听说就是这样，放化疗做做停停，但仍长期服些老伴调补为主的中药。原以为活不过3年，但没有想到竟生存了9年。据了解，后来是因为其父患癌症，需要她去照料，可能过于劳累，导致乳腺癌复发而离世。尽管病人离世，家属仍每年春节都来看我们，以表达感激之情。

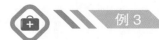

例3

　　病人是笔者老伴。21世纪初，我们刚搬至全装修的新居不久，笔者便感到喉咙不适，甚至想去检查是否有喉癌。老伴入住前不久说过，她认识的学校教授至少有5人，在迁入新家后2～3年便患癌症，个别已经去世。于是请来专家帮忙测定装修污染，发现甲醛超标十几倍，只好重新搬回旧居。大半年后才再住到新家，然而仍然是隔天新家和旧居交替住，如是又过了一些时日。由于新家小区有游泳池，而且老伴亦已退休，为了游泳，老伴便较长时间住到新家。2006年年度体检，报告看来没有大问题。但两周后老伴说扪到左腋下有肿块，笔者是肿瘤外科医生，自然十分警惕。检查肿块直径不到2厘米，但质硬，疑为肿瘤。就诊于老师辈的外科教授，乳腺始终扪不到肿瘤，原发灶难定。正在打算做活检之际，了解到校友（乳腺癌专家）刚回沪，便请他诊断。经过钼靶等检查，诊断为乳腺癌腋下淋巴结转移。迅速手术，证实诊断。

　　然而病理检查发现是HER-2这个分子阳性的乳腺癌（属于恶性程度较高、复发转移可能性较大的类型）。那时针对HER-2阳性乳腺癌的分子靶向治疗剂赫赛汀（曲妥珠单抗）刚进入国内应用，术后专家建议赫赛汀和希罗达（卡培他滨，一种较新的化疗药）治疗。老伴认为将近耄耋之年，不考虑用化疗。然而赫赛汀用后，反应极大，口腔溃疡、严重头痛，最后因心脏损害，只用了半个疗程便被迫停用（不久出现心房颤动导致两次脑梗）。术后除用了些"瑞宁得"（阿那曲唑，治疗乳腺癌的内分泌药物）外，便没有特殊治疗。

说也奇怪，老伴倒有一些"奇思异想"。她认为癌细胞不喜欢氧气，于是术后几年便间断吸氧，开始每周要送氧气筒，后来索性买个氧气机；她认为癌细胞不喜欢碱性，于是术后便常服小苏打（碳酸氢钠）；她也半信民间传言，吃鸭蛋而不吃鸡蛋，还经常吃内弟送的海参和牛筋；不时也自己开点中药调理；也许更为重要的是始终保持每天游泳（包括冬泳）。记得最初几年，每遇到老伴说哪里痛，笔者便怀疑是否有癌转移。然而直至11年后老伴因肺炎去世，但乳腺癌始终未见复发转移。

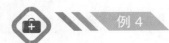

例 4

病人是笔者舍妹，已70多岁，侨居美国多年。2013年因右侧乳腺癌行手术切除和腋下淋巴结摘除。但一年多后说复发再手术。又过了一年多，说又复发而做放疗。放疗后来信说全身出现很多黑斑（免疫功能下降的表现？），精神食欲也差，问笔者有什么建议。

笔者思考再三，告诉她既然已年过八十，就不要再做化疗，但同意医生的建议服用瑞宁得。然而，2017年忽然发来病历资料，笔者看似卵巢癌伴腹水，建议立即请肿瘤专科医生看。没有想到，医疗条件理应比我国好的美国，见个专科医生竟要等两个月。专科医生也诊断是卵巢癌，但又说要做PET-CT（PET即正电子发射断层扫描），又要等上2个月。原先说可以手术，等检查做完又说已经太晚，只能化疗。

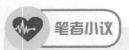

笔者小议

笔者以为，值得分析的是为何例2和例3能够获得比预期较长的生存期？应该说，4位病人都按诊疗规范接受了适当的手术治疗，所不同的是术后的治疗和生活方式。例1早中期乳腺癌，进行了规范的术后化疗，虽一度用中药，但未能坚持，术后3年死于化疗并发症——肺纤维化。例2为中晚期乳腺癌，也接受术后放化疗，但却很不规范，用用停停，可能由于合并用了调理性中药，却生存9年。例3乳腺癌伴腋下淋巴结转移，因HER-2这个分子阳性，属于恶性程度高的，术后除半个疗程分子靶向治疗（曲妥珠单抗）外没有用放化疗，而是合并用了一些中药调理和"不规范"的治疗（吸氧、碳酸氢钠、海参等）；也许值得重视的是生活方式方面有些特色，即适度的运动（游泳，下图），却无瘤生存11年。例4从癌复发再发来看也非善类，治疗应属规范，然而两次手术和放疗，导致免疫功能下降，可能是4年后出现晚期卵巢癌的背景。

《孙子兵法》中有句话"以正合，以奇胜"。例3似符合这句话。因为手术切除和分子靶向治疗是治疗规范内的，属于"以正合"，而术后游泳，则是通常病人很少注意的，属于"以奇胜"。当前，较多强调"以正合"（诊疗规范），而较少关注"以奇胜"（出奇制胜）。

今天癌症疗效仍远差人意，在强调"以正合"的同时，似应更多关注"以奇胜"。从"创中国特色医学"的角度，在基本消灭肿瘤的基础上，通过调动病人的主观能动性，是符合"多快好省"原则的。游泳似乎只是生

每周三小时以上适度运动
包括骑车，打网球，慢跑，游泳
可延长前列腺癌诊断后的生存期
Physical activity and survival after prostate cancer diagnosis in the health professionals follow-up study
Kenfield et al. J Clin Oncol. 2011

用化学诱发乳癌模型发现
游泳减少肿瘤的发生并提高抗癌的免疫力
The influence of physical activity on the profile of immune response cells and cytokine synthesis in mice with experimental breast tumors induced by 7,12-dimethylbenzanthracene
Abdalla et al. Eur J Cancer Prev. 2013

适度运动有一定抑癌作用的文献

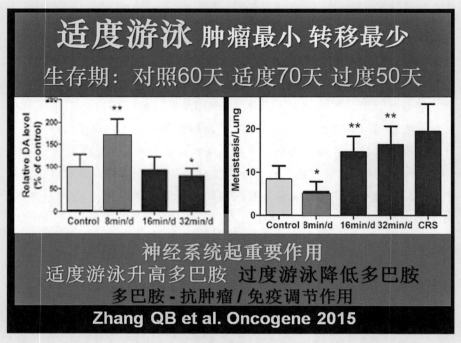

适度游泳 肿瘤最小 转移最少

生存期：对照60天 适度70天 过度50天

神经系统起重要作用
适度游泳升高多巴胺 过度游泳降低多巴胺
多巴胺 - 抗肿瘤 / 免疫调节作用
Zhang QB et al. Oncogene 2015

适度游泳延长患肝癌裸鼠生存期（70天）

活方式的范畴，然而已有越来越多的证据提示确有其科学依据。笔者领导的研究小组已证实（上图），接种了人肝癌的裸鼠，生存时间如果粗略表述：不游泳的活60天（对照组），适度游泳的活70天，过度游泳的活50天。为什么会有这样的差别呢，原来适度游泳血中多巴胺（DA，一种神经递质）升高，而过度游泳的则下降。多巴胺既有直接抑癌作用，也有提高免疫功能的作用，从而减少术后癌的复发与转移（metastasis）。近年已有报道，适度运动有一定抑癌作用。

还有一点值得提出，高龄乳腺癌患者，术后用化疗好还是不用化疗好？例3没有用化疗，效果也不错，这和多年前文献的结论是相同的："随着年龄增长，乳腺癌单纯手术比合并化疗好。"［费希尔等.《美国国立癌症研究所杂志》（*J Natl Cancer Inst*），2004］

说到吸氧，倒符合最新的进展。2016年如《科学》（*Science*）和《自然》（*Nature*）都有文章（下页图）提示缺氧促癌转移，因缺氧可导致DNA过度甲基化（与癌变有关）。至于民间的传说，例如吃海参、山药

微环境缺氧促癌转移
Hypoxic control of metastasis.
Rankin EB[1], Giaccia AJ[2] . **Science. 2016**

Hypoxia is a potent microenvironmental factor promoting metastatic progression. Clinically, hypoxia and the expression of the hypoxia-inducible transcription factors HIF-1 and HIF-2 are associated with increased distant metastasis and poor survival in a variety of tumor types.

doi:10.1038/nature19081

缺氧－导致DNA过度甲基化

Tumour hypoxia causes DNA hyper-methylation by reducing TET activity

Bernard Thienpont[1,2*], Jessica Steinbacher[3*], Hui Zhao[1,2*], Flora D'Anna[1,2*], Anna Kuchnio[1,4], Athanasios Ploumakis[5], Bart Ghesquière[1], Laurien Van Dyck[1,2], Bram Boeckx[1,2], Luc Schoonjans[1,4], Els Hermans[6], Frederic Amant[6], Vessela N. Kristensen[7,8], Kian Peng Koh[9], Massimiliano Mazzone[1,10], Mathew L. Coleman[5], Thomas Carell[3], Peter Carmeliet[1,4] & Diether Lambrechts[1,2]

Hypermethylation of the promoters of tumour suppressor genes represses transcription of these genes, conferring growth advantages to cancer cells. How these changes arise is poorly understood. Here we show that the activity of oxygen-dependent ten-eleven translocation (TET) enzymes is reduced by tumour hypoxia in human and mouse cells. TET enzymes catalyse DNA demethylation through 5-methylcytosine oxidation. This reduction in activity occurs independently of hypoxia-associated alterations in TET expression, proliferation, metabolism, hypoxia-inducible factor activity or reactive oxygen species, and depends directly on oxygen shortage. Hypoxia-induced loss of TET activity increases hypermethylation at gene promoters in vitro. In patients, tumour suppressor gene promoters are markedly more methylated in hypoxic tumour tissue, independent of proliferation, stromal cell infiltration. Our data suggest that up to half of hypermethylation events are due to hypoxia, with t...advantage. Accordingly, increased hypoxia in mouse breast tumours increases hyper...tumour oxygenation abrogates this effect. Tumour hypoxia therefore acts as a novel r...

Nature 2016

缺氧促癌转移和癌变

全身性干预 － 代谢（民间发物）

精氨酸 可调控 T 细胞代谢　增强其抗肿瘤活力

L-Arginine Modulates T Cell Metabolism
and Enhances Survival and Anti-tumor Activity

Geiger et al　**Cell　2016**

精氨酸： 鳝　鳗　海参　虾　山药

减少饮食中 丝氨酸 和 甘氨酸
抑制肿瘤生长　改变治疗效果

Modulating the therapeutic response of tumours to dietary serine and glycine starvation

Maddocks et al　**Nature** 2017

丝氨酸： 蛋 鱼 大豆　　甘氨酸： 花生 大豆 向日葵籽

氨基酸对癌症有不同作用（既可抑癌，也可促癌）

等，过去认为毫无科学依据，但最近使笔者感到意外的是，国际顶尖杂志如《细胞》（Cell）和《自然》（Nature）的文章提示，精氨酸可调控 T 细胞代谢，增强其抗肿瘤能力；而饮食中丝氨酸和甘氨酸则宜减少。笔者查了一下，含精氨酸多的食品确实包括海参、山药等。笔者所以不主张癌症患者用氨基酸，因为氨基酸中既有抑癌成分，也有促癌成分。

至于例 2 为中晚期乳腺癌，为何生存期却比为早中期肺癌的例 1 更长，笔者以为可能原因之一是辨证论治用中药是否坚持；可能原因之二与放化疗的适度与过度（导致肺纤维化）有关。而当前的大趋势常常是过度治疗。

9 大肠癌手术后

仍是个案性质，没有详尽的病例资料，举几个例子。

20 世纪 80 年代，笔者搬至上海万体馆附近的新高层住宅不久，一位画家邻居的妻子来找，说怀疑大肠生癌，于是笔者写了条子让她找专家。不久来说，诊断证实为大肠癌，手术顺利，病理报告已有淋巴结转移。医生要她术后用些化疗，病人有顾虑，希望老伴给开点中药，老伴照办了。如是断断续续吃了一两年中药，后来就不再来。多年后忽然来电话说，丈夫去世，我们要她节哀顺变，此时才知道她很好，肠癌没有复发。最近几年，几乎每年春节都接到她问候的电话，知道她不错，肠癌也一直没有复发，此时已是术后约 30 年。

20 世纪 90 年代初，笔者搬至上海跳水池旁。一位比笔者小不到十岁的邻居来找，说她刚因结肠癌做过手术，病理报告说淋巴结也看到转移，医生要她做化疗，她怕反应大，只想吃点中药，希望老伴给开点中药，老伴也照办了。如是断断续续吃了两年多的中药，她热心在里弄帮忙办杂事，经常骑车出去，每天打打太极拳。25 年后，笔者因老伴病痛，老住宅没有电梯，便搬至有电梯的高层。那时她也到耄耋之年，身体不错，仍不时来电问候，肠癌也始终没有复发。据笔者所知，老伴开的中药一般不超过十味，主要都是调理性中药，加少量清热解毒之剂。然而日久见功效，这样的病人长期稳定未见癌复发转移的已有好几位。

笔者虽已是耄耋之年，但仍保持定期大查房。由于经济好转，我国的癌症疾病谱也有所改变。大查房印象颇深的是原发性肝癌虽不少，但因大肠癌转移至肝的转移性肝癌病人明显增多。笔者几乎对每位这样的病人都问："您大肠癌术后用过什么治疗吗？"几乎每位病人都回答说："我手术后按医生的嘱咐，6个疗程化疗都用足了。"笔者注意到这些病人都是在用足化疗后半年到一年左右出现肝转移的。笔者对跟随查房的医生说，至少这些病人术后化疗是无效的。有些医生回答说："他们都是根据诊疗规范治疗的啊！"

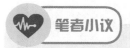
笔者小议

2017年1月10日《人民日报》曾刊出笔者短文，现摘其中几句：

习近平同志指出："我们要引进和学习世界先进科技成果，更要走前人没有走过的路。科技界要共同努力，树立强烈的创新自信，敢于质疑现有理论，勇于开拓新的方向，不断在攻坚克难中追求卓越。"理性质疑精神是科学精神的重要内容，是推动创新的重要动力，也是我国科技赶超世界先进水平的关键。理性质疑精神不是否定一切，而是一分为二地看问题。因此，树立理性质疑精神不是为了拆台而是为了补台，是为了进一步推动创新。

笔者大查房中遇到的大肠癌术后肝转移的病人，几乎术后都用过规范的化疗，但不久便出现肝转移，很少有人质疑术后化疗的利弊。化疗对手术后的少量残癌，是否有促进其转移的作用呢？近年我们的实验研究提示，用化疗（奥沙利铂）治疗患人肝癌的裸鼠，没有被杀灭的残癌，其形态从原先方方正正安分守己的样子，变成两头尖不安分守己的样子（下页图中红框所示），医学上称为"上皮-间质转变"，从而促进残癌的转移。近年国际著名杂志都有关于杀癌促残癌转移的报道：例如有认为"癌症治疗可破坏癌及其环境，产生强大的筛选压力，使耐药癌细胞扩展，这种进化特性是治疗失败的主要原因。"[格里夫斯，梅利.《自然》(*Nature*)，2012]又如阿帕里希奥（Aparicio）和卡尔达斯（Caldas）认为"药物治疗和转移

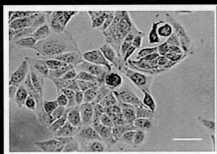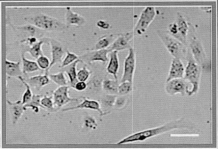

化疗药奥沙利铂促进残癌转移

进展过程，侵袭性癌增多"〔《新英格兰医学杂志》（*N Engl J Med*），2013〕。

笔者不禁想起多年前曾经看过《美国国家癌症研究所杂志》（*J Natl Cancer Inst*）的文章，结肠癌术后辅助治疗，随机对照研究10年的随访结果提示（下页图中的生物治疗包括靶向治疗、免疫治疗、基因治疗等）：化疗5年后的无瘤生存率和总生存率均较好，但10年后这些好处均消失；而免疫治疗（卡介苗、BCG），5年的总生存率也不错，但无瘤生存率不如化疗，而10年总生存率较好。这说明，在手术基本将肿瘤消灭后，再用化疗（消灭肿瘤疗法）攻击，近期（5年内）效果不错，但远期（10年）效果不如免疫治疗。卡介苗属于非特异主动免疫治疗，是通过提高机体自身免疫能力（改造机体）来控制残癌，不同于化疗的直接杀灭残癌。同理，中医中药也大多非直接杀灭残癌。笔者近年的研究提示，含5味中药的"松友饮"（上述病人中医处方中的主要成分），有下调肿瘤干细胞标识的作用，使残癌恶性程度降低；也有改善肿瘤缺氧炎症微环境的作用，改善了促进残癌转移的微环境；还有提高机体免疫功

对少量残癌 生物治疗未必比化疗差

术后合并化疗与生物治疗区别

结肠癌术后辅助治疗随机对照研究的10年随访

Smith et al. J Natl Cancer Inst 2004; 96:1128

化疗（ MeCCNU + VCR + 5Fu ）

  5 年 无瘤生存率 和 总生存率均较好
  10年 这些好处均消失

卡介苗（BCG）

  5 年 总生存率较好 但无瘤生存率不如化疗
  10年 总生存率也较好

《美国国立癌症研究所杂志》的文章

能的作用。这也许可以提示，术后以调理为主的中药治疗，可能使少量残癌长期处于相对静止状态。这好比整治社会治安，不是单纯追捕犯罪分子，而是也从提高人民治安意识，改善社会治安环境和强化国家治安能力入手。

如果从更高的角度来看，这正是东西方思维的不同。西方处事，偏向"以硬碰硬"，采取"堵杀"的方针，如治水筑堤建坝，治沙建墙。而东方则偏向"以柔克刚"，采取"疏导"的方针，治水如都江堰的分流，治沙如覆盖稻草网。正如老子《道德经》所说"柔弱胜刚强"。对待残癌，西方偏于继续追杀（放化疗），而东方似偏于给出路、偏于改造（改造残癌/改造微环境/改造机体）。其实两者应该是可以互补的，在残癌较多的情况下，继续追杀是一个办法，而在残癌较少的情况下，改造和给出路也许更可取，因为孙子说"穷寇勿迫"，追杀过度，"狗急可以跳墙，兔子也会咬人"。如果东西方思维结合起来，根据具体情况灵活应用，疗效当更好。

10 法国病人的奇迹

20世纪90年代初，笔者搬至上海跳水池旁，于是每天清早和老伴去游泳。那时认识一位搞建筑的工程师，他妻子是法国人。一天那位工程师来找笔者老伴，说他妻子患神经系统疾病而生活无法自理，在法国经专家诊治，只能靠激素和抗癌化疗药物度日，但病情每况愈下，希望能得到老伴（西医学习中医）的治疗。老伴当即婉拒，说"我对神经系统疾病不熟悉，毫无经验"。但该工程师仍苦苦请求，希望试一下。老伴无奈，只好答应试试，但说清楚一点把握都没有。于是他便把法国妻子接到上海，每一两周便请笔者老伴开方子。老伴对病人历来十分认真，记得那时她不断翻阅中医古籍，再仔细根据辨证论治原则开方。病人来华后经老伴用中医方法治疗，一年左右奇迹出现，病人居然完全康复，生活能够自理。这时病人又提出希望怀孕生子，老伴为难地说，如果怀孕生子，恐疾病会复发。病人说，她能理解，不会怪医生。老伴无奈，只好首先调理月经。过了几个月，居然月经也恢复正常，不久果然怀孕，生下女儿。

笔者有不少国际朋友，其中一位法国科学院院士蒂奥莱（Tiollais）教授，他是最早发现乙型肝炎病毒分子结构的学者，国际知名，笔者曾多次邀请他担任上海国际肝癌肝炎会议共同主席。一天蒂奥莱教授来沪，笔者照例请他到餐馆吃饭，顺便也请那位法国病人夫妇和女儿一起来。教授十分惊讶，说在巴黎没有治好，却在上海用中医的方法治好。在吃饭期间，病人居然还提出要再生一个小孩。

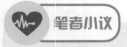 笔者小议

笔者确实不清楚老伴开了什么药，但有一点可以肯定，老伴并没有治疗这种神经系统疾病的"特效药"，只是"辨证论治"，中医处方也是不断根据病情变化而变动的。到底这个病是怎样好起来的，谁也说不清楚。然而，病是基本治好了，这是无可否认的事实。"实践是检验真理的标准"，对疾病而言，疗效就是硬道理。有疗效就必有其科学基础，只是目前还说

不清而已。有一点也许可以肯定，老伴的中医治疗，主要是从调整全身出发的，而不是从局部出发的，因为中医并不清楚这种疾病的机制。中医只是从对病人的"望闻问切"，判断出病人机体哪方面"失衡"。而中医的"阴阳、气血、虚实、寒热、痰塞、瘀阻等"是西医极少关注的方面，对这些方面本质的研究，至少也有助补充西医的不足。

11 老人住院与不住院，寿命竟差十年

杜治政教授赐笔者 2014 年出版的《医学在走向何处》一书，看后颇有同感。其中第一章的题目便是"辉煌的医学，问题成堆的医学"。对于整个医学的研究，笔者远没有杜教授的深入，因为一直与癌症打交道，忙得不亦乐乎，只能从"个案"中谈点感受。

家父在第一次世界大战期间曾留学美国，主攻经济。但生不逢时，所学无用武之地。离开美国后，一直只能任中学的校长、教导主任和教师。虽然为维持七口之家而劳碌奔命，但身体还算健康。退休后每天到上海虹口公园散步，耄耋之年，仍迈步如飞。20 世纪 80 年代初，家父患了老人常见的前列腺增生，那时没有像保列治一类可以使前列腺缩小的药物，最后不得不放置导尿管。老人感到在家不方便，提出住院治疗，为人子的笔者只好顺从。那时刚值冬季，入院后医院经常要换衣服和被单，因此受冷导致肺炎，用尽各种抗菌药物无效，没有想到三周便因肺炎去世，享年 86 岁。尽管如此，在家族几代人中，也算长寿。

家母早年曾是妇儿科医生，组织家庭后生育五子女，便全身心从事家务，辛苦自不待言。但她仍注意健康，每周总要走路 1~2 小时去看戏，家务劳动也有益健康。但到耄耋之年，仍不时有病痛，如心脏问题（脉搏跳跳停停，心房颤动？冠心病？）、急性阑尾炎穿孔、肺炎、甲状腺肿物，等等。如前所述，即使阑尾炎穿孔导致弥漫性腹膜炎，她也拒绝住院。难以置信，在家治疗居然治愈。心肺问题也都是在家吃点药或中药（笔者三弟也是医生，笔者老伴是中西医结合医生）。每年关节痛，就自己煮点姜醋猪爪。尽管两个儿子和儿媳都是医生，却终身从未住过医院。直到 96 岁时准备搬家过劳，因心脏问题而平静辞世。

笔者小议

　　笔者一直认为，人的寿命基本上是"老天爷"决定的。用科学的语言就是"遗传决定的"。狮子再凶猛，寿命也活不过人类；这好比不锈钢制品总比塑料制品耐用。然而这并不否定精神、生活方式、环境、医疗、社会等因素对寿命的影响。下面只打算就父母治病的经历，说一下医疗对寿命的影响。父母两人一个住院，一个拒住院，后者寿命却比前者长了十岁。显然这也只是一个偶然事件，没有任何统计学意义。然而，我们不妨看看住院与不住院治疗在这个偶然事件中的区别。

　　母亲 91 岁患急性阑尾炎穿孔致弥漫性腹膜炎，在家治疗的两张照片（下两图），也许有某些提示。您看，尽管如此重症，在家吊盐水的条件是如此之差，但病人仍能穿上自己的衣服，而且能坐起来，还可下床去"方便"，旁边还有儿子陪伴，心情自然很放松；再看，还有孙子给她喂饭，老人的幸福感油然而生。俗话说，金窝银窝不如自己的草窝。笔者出国、出差无数，基本都住在五星级宾馆，然而真不如在家里睡得香。现代医学，常常把病人看作机器，就是缺少了"人性化"。《素问·汤液醪醴论篇》有言："精神不进，志意不治，故病不可愈。"提示精神对治病的重要性，此其一。

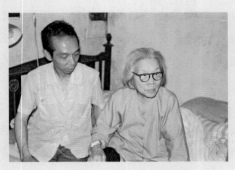
儿子陪着在家吊盐水

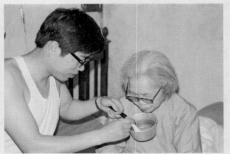
孙子给奶奶喂饭

　　再者，住院往往诊疗过度。像母亲这样高龄的重症，而且还有心脏问题，现在住院常免不了要给"重症监护"，监测血压、脉搏、呼吸、血氧、心电等，病人自然动弹不得；大小便也只能在床上，放置导尿管就不可避免；弥漫性腹膜炎通常要放置胃肠解压管，老人的烦躁自不待言；治疗上，不进食每天至少要补 2 000 毫升液体，加上抗菌药物，按目前水平就要放置深静脉插管，更使病人整天卧床；再加上吸氧管。读者试想，这样一位 91 岁老人，如果身上有 5～6 根管子，自然就无法下床。老人一卧床，恐怕就会引出肺炎、尿路感染等一系列问题；久之，肌肉萎缩再也下不了床。正如《黄帝内经》所说"久卧伤气"，病人自身抵抗力也日益低下。此外"足够"的补液，对这样的老人难免会导致心脏负担加重问题。再加上深静脉插管又常成为新的感染源。

第三，如此严重的腹膜炎，抗菌药物自然不会少。由此导致的副作用也难免，这就难以做到《黄帝内经》所说的"大毒治病，十去其六；常毒治病，十去其七……无使过之，伤其正也"。这样，过度治疗又进一步降低病人自身抵抗力。而母亲因为没有住院，又不同意多补液，只用针灸和小量抗菌药，生活大体如常，却 9 天而愈。相比之下，父亲小病住院，严格按照现代医学规范处治，勤换衣被受冷至肺炎，又静脉用大量抗菌药物，导致整天卧床，终因小病转为大病而辞世。

说到这里，笔者不得不再举一例，那是笔者 89 岁的"亲家公"。住院前三周还曾来看望笔者患病的老伴，突然听说因病（肺癌）住院。家属诉说，病人是自己走着住进医院的，住院后便被告知需卧床，整天吊水，又被强迫服用"营养液"，结果住院两周便辞世。类似老人因肺炎住院，每天吊强化抗菌药物，2～3 周便辞世的亲友有好几位。

也许这就是杜治政教授所说"问题成堆的医学"中的事例吧。杜教授提到"现代医学发展中的 14 个困惑"，其中就有"医学技术化是祸还是福""过度的医疗干预将会把医学引向何方"，这两点也许就是"老人住院与不住院，寿命竟差十年"的核心所在。

第二章

笔者与老伴中西医
结合相关工作基础

既然要写这本书，当然就要交代一下笔者和老伴有没有这样的背景。为此只能是"王婆卖瓜，自卖自夸"，列举一点笔者和老伴这方面的经历和工作。

一、老伴的专业背景和中西医结合标志性成果

笔者老伴李其松教授是大学同窗，1954 年上海第一医学院（今复旦大学上海医学院）医本科毕业，属西医科班出身；1958—1961 年又在上海中医药大学西医学习中医第 2 届研究班毕业，有一定的中医学功底；还有多年中西医结合临床和中医现代科学研究的实践。为此，她的成果无疑对笔者也有一

1990年第2期   （总79） · 23 ·

阳虚、阴虚对针刺镇痛的影响及其本质探讨

上海医科大学针刺原理研究所

李其松　莫桂芳　刘忠英　潘小平
马鸿建　汤耀发　吕燕燕　徐伟民

近年来对疼痛及针刺镇痛原理的研究已积累了很多资料，但结合中医辨证阳虚、阴虚进行研究则甚少。1970年作者在严格设计下，观察到甲状腺手术针刺镇痛优良率阳虚患者达87.1%，而阴虚患者仅37.5%[1,3]。这一现象如得到阐明，不仅有助对中医若床有重要意义的阳虚、阴虚本质的研究，丰富针刺镇痛原理的内容，且可指导临床，通过严格指征，纠正阴虚以提高疗效。为此，作者1976～1987年间针对阳虚、阴虚对针刺镇痛的影响及其本质进行了研究[4-15]。此项研究在设计上考虑到：中医"证"乃疾病的整体反映，为多系统的综合表现，并随时间推移而变化。故采用同时辨证同时检测记录的方法，并从静态、给痛刺激和针刺效应三个层次比较阳虚、阴虚的异同。选择反映交感中枢兴奋活动比较敏感的皮电

三、实验设计：分下述不同情况进行观察。
1. 基本情况下，阳虚、阴虚病人不同指标的比较。
2. 阳虚、阴虚患者在给痛刺激后及针刺诱导后再给痛的变化的比较。
3. 阳虚、阴虚患者在针刺后各项指标的改变。
4. 针刺镇痛效果与阳虚、阴虚的关系。
5. 针刺镇痛效果与阿片肽含量变化的关系。
四、具体方法：
1. 分别用前瞻性，针刺效果与指标双盲、对照设计。
2. 实验对象均于上午8:00～10:00进行，保持室温恒定与环境安静，实验开始前静息10分钟。
3. 受试前患者停用安眠、镇静药3－7天。

老伴的代表性成果刊发于1990年《中国针灸》杂志

定影响。这一节只打算引用她的代表性成果，即 1990 年获卫生部科技进步三等奖（第一完成人）的"阳虚、阴虚对针刺镇痛的影响及其本质探讨"一文（上页图），目的是从中观察西医与中医的异同。

中医所谓"阳虚"，通常是指怕冷、小便清长、脉细缓、舌淡胖有齿印等。所谓"阴虚"通常指喜冷怕热、易烦躁、舌质偏红、脉较快而细弦。无独有偶，笔者属于中医的"阳虚"，老伴则属于"阴虚"；一个怕冷，一个怕热，晚上盖被竟差一个季度。

对这个成果，笔者只打算将该文的"小结"列出，并在括弧中加一些说明。该研究发现：① 心血管血液流变学 5 项指标，阳虚组显著低缓于阴虚组。② 血中皮质醇和脑啡肽，阳虚组显著低于阴虚组。③ 对痛反应，阳虚弱，阴虚强烈。④ 针刺镇痛效应，阳虚优于阴虚（如果 I 级表示针刺麻醉效果最好，则偏阳虚者 I 级率达 87%，而偏阴虚者则仅为 57%。笔者属阳虚，针麻下甲状腺手术基本成功）。⑤ 针刺后，阳虚组内阿片样肽显著增加，阴虚组则降低。⑥ 针刺后，血中皮质醇降低；内阿片样肽低者趋升高，高者则趋降低，均更接近正常值，提示阳虚者自主神经中枢状态以抑制占优势；体表交感神经则亢进，肾上腺皮质、髓质功能偏低。为此，针刺治疗，主要起调节作用，而无明显应激表现。阳虚者针后血中内阿片样肽显著升高，可能为阳虚针刺镇痛效果优于阴虚者的机制之一。

笔者小议

笔者老伴这个代表性成果，其核心问题是中医的"阳虚"和"阴虚"。至少反映中医辨证中所关注的"阴阳"和"虚实"两个方面。"阴阳"是中医养生、治病最核心的问题。《黄帝内经》说"阴平阳秘，精神乃治"，只要阴阳回归平衡，问题就得以解决；又说"阴阳者，天地之道也，万物之纲纪，变化之父母，生杀之本始，神明之府也，治病必求其本"，提示辨别阴阳是治病的根本。《黄帝内经》更说"诊不知阴阳逆从之理，此治之一失也"，还是强调治病首先要弄清阴阳。那么中医是怎样辨别"阳虚"和"阴虚"的呢？《黄帝内经》又说："阳虚则外寒，阴虚则内热。"古代没有现代的检验，更没有分子生物学，只是根据简单的临床表象加以区分，但这也是最简单易行的。阴阳对治病的重要性在《黄帝内经》中已表述得很清楚，而且在临床上也有很多事例，至少就针刺麻醉而言，"阴虚"与"阳虚"者疗效迥异。然而这确是现代医学所忽视的。为此，如能用现代科学方法弄清"阴虚"和"阳虚"的本质，将可能为现代医学补充这一被忽视的疾病防治线索。

"阴虚"和"阳虚"的实质是什么？这项成果发现，阳虚者所以优于阴虚者，是因为阳虚者自主神经中枢活动以抑制占优势，表现为肾上腺皮质、髓质功能低下，而体表交感神经相对亢进，对痛刺激反应较小，且易于为针刺所调整；而阴虚者则反之。她们还发现其重要物质基础之一，可能为内阿片样肽。有一点十分重要，即发现针刺对内阿片样肽是呈双向调节作用，而不是单纯地增高。有人认为针刺的作用就是通常所谓的"应激"，而她们发现针刺后血浆皮质醇的变化和应激不同。这一点和现代医学的理念有很大不同，即中医强调"阴平阳秘"，过犹不及，而不是越多越好。

为此，老伴的这项成果引出一个现代医学值得关注的问题，就是通过调整自主神经系统来治病的问题，这是西医只关注局部而忽视整体所导致的问题。这对针刺麻醉以外其他疾病的治疗，无疑又提供了一条新的治疗思路。

二、笔者的中西医结合工作

笔者撰写这本册子的背景：一是笔者自己多年从医的反思，有限的中医相关经历，以及半个世纪多对西学中老伴的所见所闻；二是笔者亲历的和中医有关的临床小故事；三是笔者和老伴有关中医的研究，主要是实验性研究所获得的证据。这部分重点是介绍笔者所亲历和进行的临床和实验研究。

1 针灸治疗急性阑尾炎（1960）

20 世纪 50 年代，毛泽东对中西医结合有过一系列论述，指出"中国医药学是一个伟大的宝库，必须努力发掘，加以提高"；认为对中医问题"不只是给几个人看好病的问题，而是文化遗产问题，要把中医提高到对全世界有贡献的问题"［《毛泽东年谱（1949—1976）》第2卷，中央文献出版社，2013年］；而达此目标，关键在西医学习中医。1958年我们响应号召，掀起学习与践行的热潮。笔者作为外科医生，又是当年中山医院共青团总支书记，就发动年轻外科医生，在外科前辈的指导下，从最常见的疾病做起，于是就有针灸治疗急性阑尾炎的文章。

1902年巴黎外科学大会制订了一条原则："一旦急性阑尾炎诊断成立，需立即手术。"这是急性阑尾炎治疗的规范。然而针灸治疗显然对这个规范提出了挑战，您看"针灸治疗急性阑尾炎116例"这篇文章，根据主诉、局部压痛、肌肉紧张和白细胞升高等（下图），诊断应无问题。治疗主要针刺"阑尾穴"（足三里穴下一寸），"得气"后用"泻法"，留针1～2小时，留针期间多次加强刺激，开始每天多次，以后改为每天2～3次。流质或半流质饮食，通常无须补液，不用抗菌药物。如下图所示，针灸治疗3天后各项临床指标

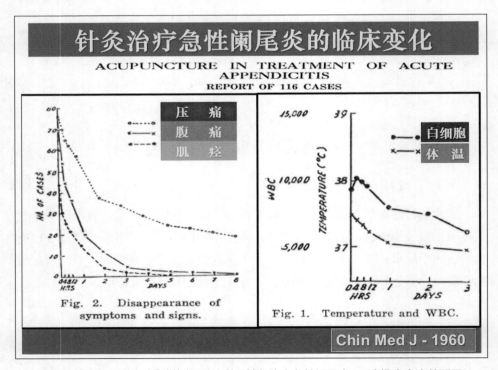

发表在《中华医学杂志》（英文版）上的"针灸治疗急性阑尾炎116例"文章中的配图

（腹痛、肌痉、压痛、体温、白细胞计数）多已恢复正常。单纯型急性阑尾炎治愈率为93.6%，6例需手术者均为慢性阑尾炎的急性发作。12例局部有包块的阑尾炎病例中，2例需手术治疗，其余10例均先后恢复（其中6例包块于10天消失），有效率为83.3%。随访结果：单纯型急性阑尾炎90%良好；有包块者获随访有9例，仅1例仍有症状。凡出院时已无局部压痛者，随访结果96.5%均良好。

　　这篇文章显然不是临床随机对照研究的结果，拿到现在来衡量，至少需要有一些机制研究的证据。笔者已是耄耋之年，难以再细查文献，所幸当年也曾参与写过一篇综述，其中关于针灸治疗急性阑尾炎相关的机制有以下的描述："国内采用X线观察、气囊描记、腹窗及手术室的直接观察，通过针刺阑尾穴、足三里穴对肠道及阑尾活动的影响，认为阑尾排空是针刺治疗急性阑尾炎作用机制之一。通过X线的观察，认为阑尾蠕动的增强，可以舒畅血运，排除梗阻，有利炎症的治愈。"关于针灸的作用途径，"南京第一医学院发现：针刺足三里穴引起肠运动反应，需要穴位局部感受装置机能的存在；传入路径主要是坐骨神经，传出是迷走神经；但必须在交感神经或其节后神经元存在的情况下，迷走神经才能表现出来。上海第二医学院认为：传入途径是通过血管周围交感神经纤维，同时还通过脊髓与腰交感神经，并与大脑有密切关系；这种作用还必须通过迷走神经；在肾上腺切除后亦不起作用，说明体液系统也起重要作用。上海第一医学院发现：切除T5-T12交感神经节后，针刺组不比对照组优良，说明针刺治疗的作用可能与交感神经活动有关。"

～笔者小议

　　在前文"1. 针灸治好儿子、妻子和母亲的急性阑尾炎"（本书第14～17页）中，笔者已对针灸治疗急性阑尾炎有过一些论述，主要是从"不战而屈人之兵"的角度，尤其是结合国情，需要寻找"多快好省"的疗法，以补充当前以"高精尖"疗法为主的大潮流。尽管急性阑尾炎是一个小病，已有行之有效的手术疗法，然而多一种选择总比只有一种选择要好。笔者早年就曾遇到一位简单的急性阑尾炎手术后死亡的病例，原因是患者曾长期应用肾上腺皮质激素类药物。而且当前治疗急性阑尾炎的趋势也可以看到，从开腹手术向微创发展，甚至向解除阑尾梗阻而不切除阑尾发展，似乎已和针灸治疗"殊途同归"。

这里笔者打算就传统医学有没有科学性的问题讲点个人看法。1992年邓小平南行提出"发展才是硬道理"，笔者以为从临床医学的角度讲，"疗效才是硬道理"。针灸治疗急性阑尾炎的实践提示，它确有疗效。然而笔者等当年的实践，在开始阶段曾走过一些弯路，如刚"得气"便停止捻针、留针时间过短、没有加强刺激等，致使疗效不佳。这提示任何疗法都需要细致的实践，不然阳性结果会变成阴性结果。

"实践是检验真理的唯一标准"这句话大家都认同的，既然实践证明针灸治疗有效，那么它就必然有科学基础。过去的研究已提示它有了一些科学的机制，只是我们还没有完全弄清而已。仅从已发现的机制，至少提示针刺治疗和神经系统（还有体液系统）有密切联系，包括通过针刺某个穴位，来调节交感与副交感神经系统。笔者以为，中医的调节阴阳，至少包括通过调节交感与副交感神经来治病，这在现代医学中很少见到。其原因主要是现代医学最早是建立在"局部"（细胞、分子）的基础上，重点是关注局部，较少关注全身。为此，中西医互补将是整个医学界值得关注的一个大方向。

笔者最近又重新粗看了《黄帝内经》，深感要掌握其精髓实在不易。就拿针刺治疗急性阑尾炎这么一个小病而言，《黄帝内经》说"诊不知阴阳逆从之理，此治之一失也"，换言之，医者至少需有一点"阴阳"的观念，才能在诊断与治疗方面有所掌握；《黄帝内经》又说"邪在脾胃……皆调于三里"，如果诊断明确属于胃肠方面，则主要取足三里穴，穴位取错也将失败；《黄帝内经》又说"刺之要，气至而有效"，就是说，不仅要刺入对口的穴位，还要"得气"（好比钓鱼咬钩之感）才有效；《黄帝内经》又说"实则泻之，虚则补之"，针刺"得气"后，用"补法"还是"泻法"，要根据疾病属于"实证"（急性阑尾炎多属实证）还是"虚证"而定，错了也无效；又说"凡刺之道，气调而止"，就是说，针刺要适度，过犹不及；最后又说"夫十二经脉者，人之所以生，病之所以成，人之所以治，病之所以起"，就是说，医者需要熟悉十二经脉，才能运用自如。

笔者以为，十二经脉可能是神经体液系统的一些规律的体现（现代医学所忽视的），其中自主神经系统可能起重要作用。这又提示中医针灸所建立的根基，是偏于全身和整体，而不是局部。承认这一点，中西医互补就很值得关注。而且两者的互补，不仅在技术层面上，而且更为重要的是在理念层面上。要达到互补，关键是西医学习中医。只有掌握了中华文明在医学上体现的精髓（《黄帝内经》），才可能用正确的立场、思维、方法和评价标准，去进行需要几代人才能完成的目标。

2 中西医结合治疗原发性肝癌的临床体会（1977）

前面说的针灸治疗急性阑尾炎，是半个世纪以前的事。1968年后，笔者响应周恩来总理的号召（"癌症不是地方病，而是常见病，我国医学一定要战胜它"），由血管外科改行癌症临床研究，主要是肝癌的研究。这是笔者人生的一大转折，它开启了半个世纪风险频仍、艰苦奋战的历程。

在20世纪60年代末，笔者刚进入肝癌临床之初，住院肝癌病人可以用一句话来概括："走进来，抬出去。"不少病人是走进来的，但短则几周，长则几月便死亡，病房哭声不断。那时刚好是"文革"年代，实行"医护工一条龙"，医生还要做护士和公务员的工作。记得一天晚上，5分钟内2位病人死亡，笔者曾用一部推车送走两位病人的遗体，其情其景，终生难忘。

那时只有"七八条枪"，即笔者作为组长领导的7～8位从事肝癌临床的医生。从积极救治病人出发，不能手术的也尽量手术，小手术不行用大手术，小剂量化疗不行就用大剂量化疗，化疗不行就加放疗，日夜奋战，但最终还是迎来死亡。于是想到出去找药，曾经到江西农村找偏方、秘方，找到半枝莲、白花蛇舌草、云南白药、麝香等。例如半枝莲，一两（50克）不行就用一斤（500克），以为越多越好。还认为化疗再加上所谓抗癌中药（如清热解毒、活血化瘀、软坚散结类药）会更好。那时刚好一位解剖教研组的教授患"炎症型肝癌"（预后最差的类型），如是治疗，一个半月便去世。那时，白天开大刀，晚上便忙于并发症抢救。没有想到，有不少病人还因大出血（食管曲张静脉破裂和肝癌破裂内出血）而添乱。那时给笔者印象

中西医结合治疗原发性肝癌的临床体会

——探讨攻法与补法对出血率及生存率的影响

上海第一医学院中山医院肝肿瘤组

实践表明，中西医结合治疗可以提高原发性肝癌的疗效。但中西医如何结合，则是需要探索的问题。本文拟通过治疗原发性肝癌五年的回顾性总结，探讨中西医结合的"攻与补"对出血率和生存率的影响。

资料来源和分析方法

一、病例资料：

1969年1月至1973年12月经本组治疗的原发性肝癌病人共428例，现仅就随访的400例（随访率93.5%）进行分析，全部病人治后随访均达一年以上。400例中男与女之比为12:1，年龄为20～74岁，其中以40～49岁年龄组最多。

（一）诊断依据：400例中159例（39.8%）经组织学证实，其中肝细胞癌占159例中的91.8%，胆管细胞癌占6.3%，混合型占1.9%。另外71例（17.8%）甲胎蛋白琼脂扩散法或对流免疫电泳法持续阳性在一个月以上，并有同位素扫描、超声波检测或酶学检查等阳性结果。其余170例（42.5%）多系甲胎蛋白检测开展前和部分甲胎蛋白检测阴性病人，主要依据同位素扫描、超声波检测、酶学检查结果和临床表现。400例中曾进行的检查及其阳性率情况见表1。

12（总96）

1977年发表在《肿瘤防治研究》上的文章

深刻的是病人用大剂量化疗之余，又服用大量清热解毒中药（如半枝莲、龙葵等）后，开始感到舒服，不久便诉口干、汗出、纳差、夜不能寐，舌红而光剥（中医属气阴两虚的表现，所谓伤其正气），接下来便是出血。后来学了一点中医，知道对付癌症应该"攻补兼施"，而不是一味"攻下"。由于来诊的肝癌病人大多是中晚期，化疗便成为主要治疗方法，此时再合并中医攻下，出血并发症大增，后来改为合并中医补法，出血并发症大减，生存期延长，于是便有了如上图所示的这篇文章，以及近年研究的以调补为主的中药小复方"松友饮"。

1977年刊出的这篇文章，总结了1969—1973年非手术治疗并获得随访的368例肝癌病人。西医攻法包括达一定剂量的放疗或化疗（如氟尿嘧啶、塞替派、喜树碱、甲氨蝶呤、全肝照射等），西医补法包括三次以上免疫治疗（如异体瘤苗、卡介苗等）。中医攻法包括较单纯使用清热解毒、活血化瘀、软坚散结之剂（如铁树叶、白花蛇舌草、半枝莲、龙葵、三棱、莪术、桃仁、红花、守宫、地鳖虫等），中医补法包括运用调理脾胃、养阴柔肝、补益气血的中药（党参、黄芪、当归、白术、茯苓、枸杞子、山药、鳖甲等），中医攻补兼施——根据中医辨证，上述两法兼用。这个时段的早期（1969—1970）多用中西医的攻法，后期（1971—1973）则西医攻法的剂量减少，合并用中医的补法。

出血率与中西医结合攻与补的关系：当西医攻中医也攻，出血率达39.8%；西医攻而中医改为攻补兼施，出血率降至20.2%；西医攻而中医用补法，则出血率仅12.2%。

生存率与中西医结合攻与补的关系：如下图所示，中西医适当的配合在降低出血率的同时，可以看到生存率的提高，但只看到晚期病人治后半年生存率的提高，而未看到一年生存率的提高。

西医攻法的剂量大小，以及是否合并免疫治疗也有同样影响：应用化疗的一年生存率，小剂量者为25.9%，中剂量者为16.8%，大剂量者仅为4.3%。合并与不合并免疫治疗者，一年生存率分别为26.0%与11.3%。

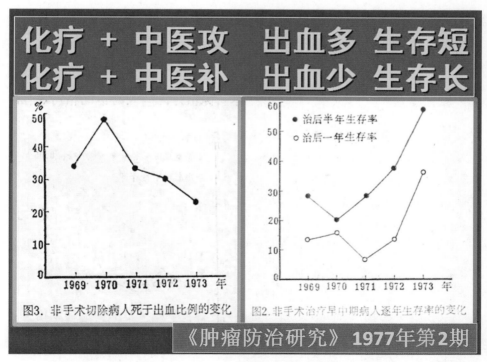

"中西医结合治疗原发性肝癌的临床体会"文章中的配图,显示改善攻补关系病人生存率提高

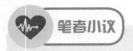

显然，上述数据也不足为凭，因为40年前的工作还不是临床随机对照研究。然而不同的"攻""补"搭配，导致不同出血率和生存率的趋势已见端倪。提示临床医生虽不能发明新药以提高疗效，但可以通过合理应用不同的老药来提高疗效。笔者以为，其中有两点值得讨论。

（1）用药宜适度，过犹不及：就化疗而言，笔者当年大、中、小剂量都用过。使用大剂量者（如甲氨蝶呤），几周便可见肿瘤明显缩小，但头发掉光、脸色灰暗、眼睛无神；因白细胞计数降至几百而被逼停药，停药几周，肿瘤又以更快的速度卷土重来，而且每每遇到少见的全身广泛癌转移，其远期疗效可想而知。小剂量者，肿瘤缩小不显著，但病人副作用不大，如能持之以恒，不时看到肿瘤长期稳定，病人带瘤生存，生活质量也不错。

笔者以为，主张大剂量与小剂量的区别主要在于医学理念的区别。

现代医学一旦发现一种有用的东西，就常常认为越多越好。当年发现维生素C有用，100毫克不够便用1 000毫克；近年所谓保健药"抗氧化剂"也一样，越强越好；运动防癌也不例外，越多越好。近年已开始注意到，任何事物都是一分为二的，过犹不及。

传统医学的理念则有所不同，如《黄帝内经》说"阴平阳秘，精神乃治"，主张"复衡"（恢复平衡），而不是"多益"（多多益善），笔者等的实验也提示，游泳防癌，适度者延寿，过度者折寿。《黄帝内经》说"实则泻之，虚则补之"，多了要减，少了要加，要视情况而定，不是越多越好。《黄帝内经》又说："大毒治病，十去其六；常毒治病，十去其七；小毒治病，十去其八；无毒治病，十去其九。谷肉果菜，食养尽之，无使过之，伤其正也。"化疗应属于"大毒"，只主张治到六成即可，因为过多会伤害机体元气；剩下的残癌，要靠人体自身抵抗力和合理生活方式去消灭；这和现代医学"斩尽杀绝"的理念又有所不同。

（2）"中西医结合"和"中西医并用"不同：笔者早年的教训是以为"中西医并用"更好，而实际上"中西医并用"，有时不是互补，而是重复甚或抵消。不是吗？大剂量化疗，病人元气已大伤，再合并应用中医攻下之剂（所谓抗癌中药），病人仅剩下的微弱抵抗力也荡然无存。当年临床看到现在已很难见到的癌广泛转移，如脑转移和皮肤转移。这就好比一场大战，敌我双方伤亡惨重，敌方虽残敌不多，但我方也所剩无几，一旦残敌死灰复燃，便可如入无人之境。

为此，"中西医结合"，要做到互补长短。在西医使用放化疗攻癌的同时，中医宜用提高病人抵抗力之剂，即所谓"补法"（补益之剂）。

不仅如此，中医还十分重视饮食的调理，如《黄帝内经》载："毒药攻邪，五谷为养，五果为助，五畜为益，五菜为充，气味合而服之，以补精益气。"传统医学的治疗原则，《黄帝内经》中有这样一段："一曰治神，二曰知养身，三曰知毒药为真，四曰制砭石大小，五曰知腑脏血气之诊。"从这段话可见，中医治疗首先注重提高病人的抵抗力（这和西医首先关注攻癌可以互补）；《黄帝内经》又说"五法俱立，各有所先"，即这五个方面，需根据病人的情况，孰先孰后，灵活应用。

其实，西医治癌，本身就有攻（放化疗）与补（免疫治疗等）的问题；而"中西医结合"，又有新的攻与补的关系，是需要认真研究的。笔者以为，关键是西医需要学中医。

3 原发性肝癌中医辨证分型与临床因素的联系（1982）

前面说，西医需要学一点中医，毕竟中医是中华文明反映在医学上的精髓，对老祖宗留下来的东西不闻不问也说不过去，而且还因为西医的理念和中医的理念有很大的区别。如果用西医的理念来评价和处理，阳性结果常常会变成阴性结果。例如癌症疗效的评价标准，西医常用"无瘤生存率"，实验研究则用肿瘤的大小和有无；换言之，主要看肿瘤的"局部"；中医则主要看整体的好坏（精、气、神），只要人活着，生活质量可，也可以包括带瘤生存。笔者就曾遇到，按西医标准，放化疗后"完全缓解"的病人，3个月后便因全身广泛癌转移去世；而中医治疗，肿瘤没有缩小（无效），却带瘤生存了3年。

学习中医，首先要学中医是如何认识疾病的，因为只有先"辨证"，才能"论治"。过去没有这么多化验和影像医学的方法，只是靠"望闻问切"来获取。那么这些"望闻问切"得来的资料有没有可靠性（科学性）呢？1982年

1982年第10期

·31·

原发性肝癌中医辨证分型与临床有关因素的联系
—— 附 100 例分析

临床报道

唐辰龙*　钱伯文**　汤钊猷*

辨证论治是祖国医学认识疾病和治疗疾病的主要方法。在原发性肝癌的中医治疗中亦同样重要。因此，对肝癌中医辨证分型本质的研究将有助于进一步指导临床，提高疗效。本文拟对100例原发性肝癌中医辨证分型与临床有关因素作一分析。

对象和方法

一、对象：本组100例系1978年1月1日～1979年12月31日，2年间住院治疗并有完整中医辨证分型资料的原发性肝癌患者，其中病理诊断58例（肝细胞癌56例，混合性肝癌2例，余42例均为甲胎蛋白阳性，放射免疫在500毫ng/ml以上，对流免疫电泳阳性）。

二、方法：（1）中医辨证分型：以入院指在气滞血瘀基础上伴黄疸，腹水或晚期全身衰竭肝肾阴虚明显者，舌质红绛苔黄腻或光剥，脉弦、细弦或细数。（2）观察项目：包括辨证与病型、病期、甲胎蛋白含量、同位素、超声波、肝功能、碱性磷酸酶（A1P）、r谷氨酰转肽酶（r－GT）以及与预后的关系。对38例剖腹探查的患者作了辨证与肿瘤大小、大体病理类型、有无肝硬化及肝硬化程度的观察。

结　　果

一、一般资料与观察结果：男96例，女4例。年令在24～76岁，其中30～59岁占总例数之87%。病型：单纯型56例，硬化型43例，炎症型1例。病期：Ⅰ期10例，Ⅱ期53例，Ⅲ期37例。本组100例中肝郁气滞28例，气滞血瘀

发表在《辽宁中医杂志》上的这篇文章显示，中医辨证大体反映临床实际

笔者等人和一位著名老中医（上海中医学院钱伯文教授）合作，探索了肝癌病人中医辨证分型和临床因素的联系。

这篇文章（上图）的目的是研究肝癌中医辨证分型是否能反映现代医学的临床实际。研究的对象是100例诊断明确的肝癌病人，并有完整中医辨证分型资料者。中医辨证分为三型：① 肝郁气滞（"气滞"）：症见胸胁窜痛或胀痛，上腹不适，胸闷，脉弦等。② 气滞血瘀（"血瘀"）：症见两胁有固定的刺痛或胀痛，胸闷、纳呆，腹胀或上腹肿块，质硬，表面不平，舌质偏暗或边有瘀斑瘀点，脉弦或细弦。③ 血瘀兼有夹杂证（"兼证"）：指在气滞血瘀基础上伴黄疸，腹水或晚期全身衰竭肝肾阴虚明显者，舌质红绛，苔黄腻或光剥，脉弦、细弦或细数。临床观察的项目包括：西医病型（单纯型、硬化型）与病期（Ⅰ、Ⅱ、Ⅲ期，相当于早、中、晚期），化验血中甲胎蛋白含量、肝功能、碱性磷酸酶、谷氨酰转移酶，放射性核素肝扫描，超声波检查，随访结果等；对38例手术探查者，还观察肿瘤大小、病理类型、肝硬化有无及其程度。

观察结果："气滞"者，单纯型Ⅰ期较多，肝功能较好，单个肿瘤较多，肝硬化程度相对较轻，生存期较长。而"血瘀"及"兼证"者相反，后者尤甚。"血瘀"及"兼证"者，硬化型Ⅲ期多见，有"兼证"者尤为显著，分别占63.9%和77.4%，较"气滞"者（14.3%）明显增多（P<0.01）；肝功能异常者也以"血瘀"和"兼证"者居多，且有"兼证"者甲胎蛋白含量较高；病理类型以巨块播散多结节者多见，肝硬化程度较重，有中度以上肝硬化者分别占69.2%和100%。提示中医辨证从"气滞""血瘀"到"兼证"，和西医肝癌临床发展规律基本一致。这也反映在与预后的关系：中位生存期，"气滞"组为7个月，"血瘀"组为3个月，"兼证"组为2个月。通过中医辨证，对指导临床治疗有重要联系。如"气滞"者中医可用疏肝理气、活血化瘀、清热解毒之剂；"血瘀"和"兼证"者，则不宜攻伐太过，以免伤正。

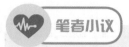 笔者小议

在科学技术已明显进步的今天，中医辨证是否还有意义呢？笔者以为，作为医者，在对疾病的认识方面，多一种手段总比少一种手段要好。中医诊断是通过表象来推论内在的实质；中医辨证所反映的是疾病在发生、发展过程中，各种证候相互联系的客观规律。在缺乏现代化诊断条件下，或不可能经常重复做某种检查（如CT）的情况下，更有其重要性。

（1）中医"望闻问切"就肝癌而言，大体上反映了临床实际："望闻问切"之所以能在一定程度上反映西医的临床实际，是因为《黄帝内经》认为"阴阳表里、内外、雌雄相输应"。人体内部的情况可以反映在人体外表，中医的"五脏"分别反映在体表不同部位，如"心"可反映在血脉和脸色，"肺"可反映在皮毛。这些都是长期实践观察的结果。而且不少方面是西医所不注意的。笔者大查房，经常要看看病人的舌像，如果舌苔厚腻，笔者会叫病人吃得清淡一些。而西医常认为补充营养有助病人恢复。笔者的亲家公肺癌住院，笔者去看他，见舌苔厚腻，一点胃口也没有，而医生还要他喝营养液，病人虽勉强喝了，但两周后离世。

电子计算机辅助中医虚证的鉴别诊断

上海第一医学院基础部针麻研究室　李其松　刘忠英
上海第一医学院中山医院肝癌研究室　汤钊猷

中医辨证所反映的，是疾病在发生、发展过程中，各种证候相互联系的客观规律。迄今尚主要靠医生主观感觉判断。由于条件限制和各医家所处的环境、所接触病人的社会地位、生活习惯不同，也由于医家个人的观点和思维方法的差异，反映在辨证结果上就有所不同。目前，在中医和中西医结合经验交流上，由于缺乏统一的标准，造成资料难以对比，难以重复。因此，中医的辨证标准是个迫切需要解决的问题。七十年代微型电子计算机迅速发展，在医学上也有广泛的应用[1]，为中医辨证客观化提供了条件，国内已有初步尝试[2,3]。我们试用微型电子计算机辅助中医虚证（包括气虚、血虚、阴虚、阳虚）的鉴别诊断，以企获得一个比较客观的辨证结果，为研究中医基本理论和治疗前后（针灸、中西药物）对比提供比较客观的标准。本文报告1980年设计程序的依据及105例验证结果。

方　法

腑辨证暂不予考虑。

（2）程序编写：根据历代某些医案记录和有关气、血、阴、阳虚证辨别的中医资料[4～6]，并分折了420例医案（系跟随张耀卿、黄文东、张伯臾、姜春华、金寿山、张鸿祥等老师的临诊医案）；病种包括内科各个系统的慢性病。将各类虚证出现的例数归纳于表1，作为先验概率。列出各种虚证有鉴别意义的临床表现项目，计14项：①怕冷或形寒肢冷；②恶热或手足心热；③升火烦热；④口咽干燥；⑤大便溏薄或先结后溏；⑥尿清长或夜尿频；⑦自汗；⑧盗汗；⑨面浮；⑩失眠；⑪舌淡胖或有齿印；⑫舌干红少苔或有裂纹；⑬脉小、沉、缓；⑭脉细数或弦数。并列出14项在四种虚证中的阳性率与阴性率，即条件概率。最后采用贝叶思（Bayes）定理进行计算。程序用APPLESOFT BASIC语言编写。

表1　近代上海部分医家有关虚证420例分析

虚证	心	肝	脾	肺	肾	出现数	%
气	+		++	+	++	140	33

这篇文章显示，计算机与临床诊断符合率为88%

（2）严谨的中医"望闻问切"的辨证，大体上有"可靠性"和"重复性"：中医"望闻问切"有时因不同医者水平而异，有没有可靠性呢？笔者以为，首先要保证"望闻问切"所得资料的准确性，如果原始资料不准确，就谈不上和西医临床比较的可靠性。同理，西医也不例外，如果是没有经验的超声科医生做出错误的诊断，那么临床医生也无法凭此做出正确诊断。为了验证这个"可靠性"，笔者等人又曾合作研究"电子计算机辅助中医虚证的鉴别诊断"（李其松，刘忠英，汤钊猷．上海中医药杂志，1982(3)：45-47。见上图）。根据105例验证结果，计算机与临床，两者第一诊断符合率为88%，说明所设计程序基本上能反映设计者的思维逻辑，可以认为计算机诊断基本正确。这也间接提示，医者只要严格地按"望闻问切"的规范去辨证（例如舌苔厚腻，总不会误为舌光剥），不同医者个体经验的差异应不会太大。为此，有一定经验后的中医辨证，至少对肝癌而言，大体反映临床实际是有一定可靠性的。

（3）通过"望闻问切"进行"辨证论治"，实际上是整体水平上的"个体化治疗"：由于最近几十年分子生物学的突飞猛进，出现了"精准医学"的前景，其核心主要是分子水平上的"个体化治疗"。然而，疾病的发生发展是一个变化的过程，它受到机体与疾病力量对比的影响，受到不同治疗的影响（例如化疗可导致未被杀灭癌细胞转移潜能的增强），受到精神和社会因素的影响，还受到环境因素的影响，而不断呈动态变化的过程。为此所谓"精准"也只是相对的，而且受到科学技术条件的限制，难以制备出不断变动的分子水平基础上的个体化治疗剂。如此说来，"整体水平个体化治疗"与"分子水平个体化治疗"相结合，当可能出现更好的前景。这也是笔者建议西医学一点中医辨证的由来，它不需要任何条件设备，简便易行，随时可做。

4　肝癌中医辨证论治与中药合并化疗的随机对照研究（1983）

前面一节讲中医是如何辨证分型的，而"辨证"的目的是"论治"，所谓"辨证论治"即根据病人的不同情况进行不同的治疗。这和西医的理念有很大区别，西医是"辨病论治"，即根据不同的疾病进行不同的治疗。"证"和"病"是本质上不同的概念，西医对传染病用抗菌药或抗病毒药治疗，对高血压用降血压的药物治疗。中医则按"证"治疗，"阳虚"用补阳药，"阴虚"用补阴药。所以就出现"同病异治"和"异病同治"。西医常常是针对引起疾病的病因来治疗，中医则常常是针对疾病引起机体的变化来治疗。

这一节打算讨论一下中医的"辨证论治"（不是"辨病论治"）有没有道理，能否有疗效，是否比"非辨证论治"好。当时是和上海中医学院著名老中医钱伯文教授合作进行了这项研究，1983 年发表了"随机分组对照原发性肝癌中医辨证论治与中药合并化疗的疗效观察"一文［钱伯文，唐辰龙，汤钊猷，吴榕洲. 辽宁中医杂志，1983（2）：24-26］（见下页图）。

当年挑选了 1978 年 1 月至 1979 年 12 月在笔者单位治疗的肝癌病人，这些病人诊断明确、条件相仿。按随机顺序随机分组：① 治疗组：单纯按中医辨证论治，由老中医钱伯文教授实施（具体方药较复杂，故从略）。② 对照组：给予化疗和对症中药治疗。化疗常用塞替派、5-氟尿嘧啶、长春新碱、

辽宁中医杂志 7(2):24-26
1483

·24·

随机分组对照原发性肝癌中医辨证论治与中药合并化疗的疗效观察

钱伯文* 唐辰龙** 汤剑猷** 吴桧洲**

在原发性肝癌的治疗中，中医中药治疗占有重要地位[1]。疗效率优于单纯化疗者[2]。关于中医中药治疗，近年来一般强调辨证分型，并突出某一治则，组成固定复方，再加随症加减中药进行治疗[3]。完全按照传统中医辨证论治者尚少见报道。本文拟对传统中医辨证论治的病例与常规化疗加对症中药治疗的病例作一前瞻性随机分组对比，以期对今后进行临床研究的设计及提高疗效有所帮助。

材料和方法

一、病例来源：均为上海第一医学院附属中山医院肝癌研究室1978年1月～1979年12月间住院病例。诊断明确条件相近者共44例，其中病理诊断19例，其余均为甲胎蛋白（AFP）对流免疫电泳（＋）、放射免疫＞500ng/ml，AFP（＋）者中谷丙转氨酶（SGPT）仅4例略高，其中3例不超过60μ，1例为112μ。1月后SGPT均恢复正常，而AFP仍持续升高，定量达7.5mg%。

术、黄芪、薏米仁、扁豆、伏苓、皮尾参。随症加减：焦查曲、合欢皮、夜交藤、谷麦芽、片姜黄、糯稻根、五味子等。2．对照组：常用化疗药为噻替派、5-氟脲嘧啶、长春新碱、自力霉素、喃氟啶（FT207）等，单用或联合用药，同时服用健脾益气，理气活血等中药。常用药：党参、白术、伏苓、黄芪、薏米仁、陈皮、半夏、丹参、焦查曲、谷麦芽、广木香、赤白芍等。

四、两组分别比较治后1年生存率、2年生存率、中位生存期、AFP及结核菌素（OT）实验的动态变化。

结果

一、两组的可比性（见表1）：两组病例均为同期住院病人。年龄、病期、症状、体征、同位素及超声波阳性率、肝功能（包括SGPT、r-GT、ACP等）、AFP水平均相似。

二、两组病例的疗效比较（见表2）：

这篇多人合写的文章显示，中医辨证论治疗效优于非辨证论治者

丝裂霉素、喃氟啶等；合用中药主要是健脾益气、理气活血等中药。治疗未满1个月者剔除。2年内可供统计者44例，两组各22例。观察指标包括：1年和2年生存率、中位生存期、血中甲胎蛋白值、旧结核菌素皮试（反映免疫功能的OT试验），以及化验结果的动态变化。两组多项指标相仿，基本可比。

结果：① 生存率和中位生存期比较：治疗组2年生存率为15.8%，最长生存34个月以上，一般情况良好。对照组无一例生存超过24个月者。Ⅱ期病人中位生存期，治疗组为6.8个月，对照组为3个月。② 免疫功能动态变化比较：以治疗后2个月为期，比较两组OT皮试的变化。治疗组2个月内无1例由阳性变阴性，却有1例由阴性变阳性。对照组有2例由阳性转为阴性，无1例由阴性转为阳性。③ 甲胎蛋白动态变化的对比：治疗后对照组无1例甲胎蛋白下降，而治疗组有3例甲胎蛋白测定量较原来下降超过50%。

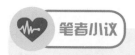

笔者小议

　　首先关于诊断的可靠性和两组的可比性，笔者以为没有必要去深究，因为过去的工作都不是严格的随机对照研究。然而结果的总趋势仍可见端倪，至少从生存率、甲胎蛋白和免疫指标（OT 皮试）三者来看，提示"有经验的中医辨证论治"和"中医非辨证论治＋化疗"相比较，还是有其优越性。

　　"辨证论治"之所以提高疗效，从中医理论来看，中医辨证有阴阳、寒热、表里、虚实之分，药性有温、热、寒、凉之别，如能正确辨证，对证用药，更适合病人情况而能提高疗效。尽管所用中药不断变换，但其治则不外乎清热解毒、活血化瘀、软坚散结、补益气血等。而这些方药在过去年代的研究，已提示了一定的科学基础，如补益性中药常可提高免疫功能（下文关于中药小复方"松友饮"的研究可能提供更多信息，见本书第 72～73 页）。

　　中医治疗所达到的目标是"复衡"，即所谓"阴平阳秘"。"辨证论治"就是不断结合病人的"失衡"状态（例如阴阳、虚实等的一方偏胜），采用针对性的治疗以恢复平衡。而"非辨证论治"则没有个体化地针对当时的"失衡"状态进行一般性治疗。所以其区别是"个体化"和"非个体化"，以及"动态"和"非动态"治疗。21 世纪以来，现代医学已将"个体化治疗"作为提高疗效的重要目标。其实，已有数千年历史的中医，一直就强调"辨证论治"，即"个体化治疗"。然而中医的个体化治疗主要是基于整体水平，是不同于现代医学主要基于分子水平的"个体化治疗"。而且中医和西医的"治疗目标"也不完全相同，中医着力于动态纠正个体多方面的"失衡"（疾病所引起的机体紊乱），西医则着力于针对不同个体的"病因与分子靶"。为此，笔者深感中医和西医不仅有"互补"的可能与基础，而且也是可能进一步提高疗效的重要途径。

5 中药小复方"松友饮"延长人肝癌模型生存期及其机制（2009—2017）

　　前面几节提示中医在"辨证"和"论治"方面都有其特色，对某些疾病确有其独到的疗效。然而中医的现代化研究十分困难。例如中医治疗癌症有其一定地位，但 20 世纪时从中药筛选抗癌药，所获却寥寥无几。中医的科学研究之所以面临一系列难题，是因为多数西医没有系统学过中医，导致用西医的理念、方法、模型、评价标准等去研究中医；是因为中医复方（不同于西医单药研究）导致的困难，而且一味中药本身就有复杂的多种成分；更因为"辨证论治"——不断动态变化的治疗，导致临床随机对照研究难以进行；等等。这也是笔者在过去几十年，尽管临床也不时应用中医中药，但不敢涉足其现代科学研究的理由。直到 21 世纪笔者已近耄耋之年，才不知天高地厚迈开这一步（笔者老伴所拟中药小复方"松友饮"的研究），其目的就是看看中医中药到底有没有科学基础。迈开中医中药研究的这一步，也是经过多年思考的结果。因为笔者是西医肿瘤外科医生，无法脱离西医临床进行研究，而且没有系统学过中医，所以只能找一个较为简单的，将中医疗法作为西医的辅助治疗来研究。笔者在半个世纪的肝癌研究中，不断以提高疗效作为下一步研究的目标。当我们在肝癌早诊早治取得成效后，便将其理论与实践用于大肝癌综合治疗，使部分不能切除的大肝癌获得缩小，然后切除，将疗效又提高了一步。然而所有"根治性"治疗都面临癌转移复发的问题，这就使笔者下决心在最近的二十多年，将整个研究方向转到研究癌转移复发方面。我们又从研究转移的预测开始，建立人肝癌高转移模型，研究临床常用杀癌疗法（手术、放疗、化疗、局部治疗等）的促转移作用，其最终目的是寻找减少转移的措施。笔者以为，临床医生的定位，是用好已有的疗法和药物，于是我们通过人肝癌高转移模型，寻找各种可能有助杀癌后减少癌转移的药物，其中就包括中药。其目的是希望在大规模消灭肿瘤后，有助控制少量残癌。因为这"少量残癌"得到控制与否，将导致复发转移和死亡，以及长期生存或带瘤生存，出现截然不同的后果。为此，中药是放在"辅助治疗"的位置来研究的。

关于中药的选用依据，主要是基于过去几十年老伴和笔者临床应用的结果。如前所述，在应用手术、放化疗的同时，中医宜用补法。考虑到实验研究的复杂性，中药的药味越多，越难研究，最终便选用了只有 5 味中药（黄芪、丹参、枸杞子、鳖甲、山楂）的"松友饮"。下页图中显示的是"松友饮"实验研究发表的 SCI 文章，大体情况概括如下。

（1）"松友饮"有助提高疗效："松友饮"的单独应用，有助抑制高转移潜能肝癌的生长，延长动物的生存期；姑息性肝癌切除，可促进残癌的转移，

松友饮 提高杀癌疗法疗效及其机制

松友饮	抑高转移潜能肝癌生长 单独 J Cancer Res Clin Oncol 2009	延生存
松友饮	增强干扰素抑姑切的促转移 手术 BMC Cancer 2010	延生存
松友饮	抑制奥铂所促进的转移潜能 化疗 BMC Cancer 2010	延生存
松友饮	下调干细胞相关指标 分化诱导 分化诱导 Evid-Based Complem Altern Med 2012	延生存
松友饮	成分之一丹参酮IIA 促血管正常化 抗缺氧 J Hematol Oncol 2012	延生存
松友饮	抑肝星状细胞分泌的细胞因子 抗炎 BMC Complem Altern Med 2013	延生存
松友饮	提高免疫 抑癌转移 促免疫 Integr Cancer Ther 2015	延生存
松友饮	抑纤维化模型肝癌 改善微环境 微环境 Oncotarget 2015	延生存

笔者研究团队关于"松友饮"实验研究发表的论文及其结论

"松友饮"可增强干扰素抑制姑息性切除的促转移作用；化疗（奥铂，即奥沙利铂）同样有促进未被杀灭残癌转移的作用，"松友饮"则有抑制奥铂所促进的残癌转移潜能，延长动物的生存期。

（2）"松友饮"的作用机制："松友饮"可下调肝癌干细胞相关指标，起到"分化诱导"的作用，即降低残癌的恶性程度，实现带瘤生存；"松友饮"的一个中药组分"丹参酮ⅡA"，可促进血管内皮正常化，改善供氧，起到"抗缺氧"作用（缺氧是促进残癌转移的重要因素），同样有助减轻杀癌后的促转移作用；"松友饮"还可抑制星状细胞（炎症细胞）分泌的细胞因子，从而有"抗炎"作用（炎症是促癌转移的重要因素）；"松友饮"还可提高机体的免疫功能，抑制残癌转移；肝癌多发生在肝硬化、肝纤维化的基础上，在有肝纤维化基础上的肝癌模型，"松友饮"有助改善其"微环境"（如同改善社会环境有助减少犯罪一样），从而延长动物的生存期；2017 年我们还发现"松友饮"的一个组分"黄芪甲苷"可抑制"上皮-间质化"（癌细胞由方方正正样子变成梭形的样子，其侵袭性增强，转移能力提高），从而降低肝癌的侵袭性

［《肿瘤学报告》（*Oncol Rep*），2017，37：1725-1735］。下面逐一说明。

1）"松友饮"的单独应用，有助抑制高转移潜能肝癌的生长，延长动物生存期（见下图）。迈开中医中药研究这一步并不容易，首先遇到的是药物的稳定性问题。于是请教了中国中医科学院的黄璐琦院士，将中药产地相对固定；在张伯礼院士指导下，得到中科院上海药物研究所的帮助，获得了"松友饮"的指纹图谱作为质控的依据。在此基础上，应用我们建立的高转移人肝癌模型系统进行研究。尽管我们在20世纪80年代已成功将人的肝癌细胞接种到裸小鼠（这种裸小鼠由于先天性免疫功能缺陷不会将接种上去的人肝癌排斥掉），然而那个模型不出现癌转移，无法作为"酷似人肝癌"的模型研究癌转移的机制与防治。于是又花了12年时间，终于建成高转移人肝癌细胞系，将这种癌细胞接种到裸小鼠，癌可以转移到肺和其他部位。

首先，我们用"松友饮"在试管内处理这种癌细胞，发现它能诱导癌细胞"凋亡"（通俗说是"老死"）；还发现它可抑制与癌细胞侵袭能力有关的分子，如基质金属蛋白酶2（MMP2）和血管内皮生长因子（VEGF），提示

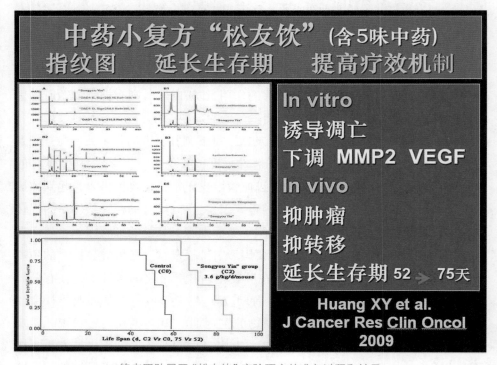

笔者团队展开"松友饮"实验研究的准备过程和结果

"松友饮"可降低肝癌细胞的侵袭能力。但最有说服力的还是裸小鼠体内实验（见上页图），我们将高转移人肝癌细胞系接种到裸小鼠的肝脏，不久裸小鼠肝脏便出现肝癌，而且能够转移到肺、淋巴结和腹腔其他部位，成为"酷似人肝癌"的模型。通常随着癌的发展，裸小鼠出现消瘦，在给予"松友饮"后，这种体重下降便明显减轻，同时肿瘤也受到抑制。通常随着肿瘤的增长，供应肿瘤的血管也增多，但给予"松友饮"后，观察到"微血管密度"也降低，同时上述的 VEGF 也受到抑制。给予"松友饮"的裸小鼠，肺转移也减少，最后导致生存期延长。简单而言，不给"松友饮"的裸小鼠只活 52 天，给"松友饮"的则活 75 天。从而提示含 5 味中药的小复方"松友饮"，有抑制肿瘤和延长生存期的作用，并有一定的科学基础，且没有明显毒性。

2）"松友饮"可增强干扰素抑制姑息性切除的促转移作用。如前所说，这项研究定位于将中医中药作为"辅助治疗"，而手术治疗是最常用的西医治疗。然而对肝癌而言，即使早期切除，5 年内约半数出现癌复发转移；如果是肝癌的姑息性切除（即肉眼已看到没有切除干净），则复发转移的比例远高于

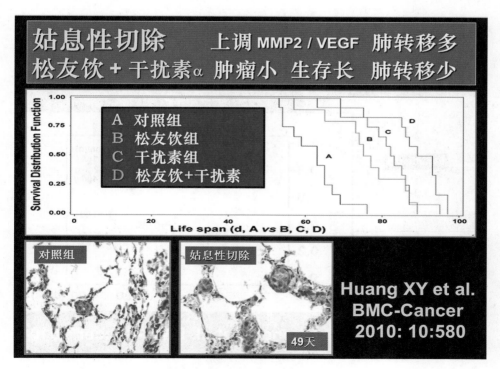

"松友饮"合并干扰素提高手术疗效

此数。为此首先要弄清手术治疗有哪些负面问题，然后针对这些负面问题进行补救，才可能提高疗效。于是我们再用高转移人肝癌裸小鼠模型做实验。

将高转移人肝癌细胞接种到裸小鼠的肝脏，待出现肝脏肿瘤，将裸小鼠分为两组，一组作肝癌姑息性切除，49 天后看到发生肺转移的明显多于没有作切除的对照组（如上页图下方所示）。为什么肺转移会增多呢？我们观察到 MMP2 和 VEGF 也增高，而且用裸小鼠血清处理癌细胞，看到癌细胞的侵袭能力也增高。我们研究的目的是提高疗效，于是在姑息性切除后将裸小鼠分为 4 组（A、B、C、D 组，见上页图），一组什么也不用，作为对照，然后分别给予"松友饮"、干扰素 α、"松友饮" + 干扰素 α。结果看到松友饮和干扰素 α 都有一定的疗效，联合治疗效果最好。就拿肿瘤体积来说，对照组是1 205 立方毫米，联合治疗组是 245 立方毫米；微血管密度则分别为 43 和 18；更为重要的是生存时间延长了 42.2%。

3）"松友饮"抑制化疗（奥铂）所促进的残癌转移潜能，延长动物的生存期。化疗是癌症治疗中除手术以外最常用的杀癌疗法，它不受设备的限制，

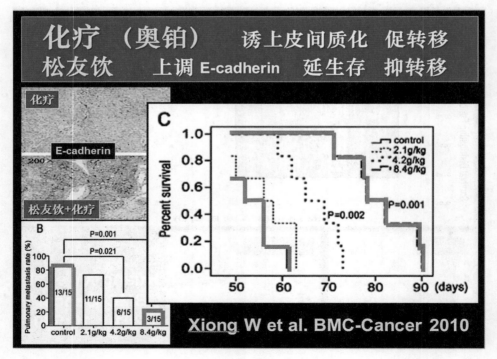

"松友饮"抑制奥铂的促转移作用

故比放疗更为常用。然而我们发现，所有经杀癌疗法治疗后未被杀灭的残存肿瘤，其侵袭转移潜能比原先要强得多，化疗也在其中。一位美国的教授霍夫曼（Hoffmann），2008 年在《癌症研究》（*Cancer Res*）中发表文章，题目中便用了"化疗的反作用（*An opposite effect of chemotherapy*）"。"反作用"一词十分刺眼，却是事实，因为事先用环磷酰胺（一种化疗药物）可以诱导癌的转移。实际上，所有药物都是"一分为二"，既有正效，也必有负面问题。过去只注意"副作用"，而忽视"反作用"。正视"反作用"，找到补救办法，疗效才可能进一步提高。为此，此项研究并非否定化疗，而是"补台"，不是"拆台"。

我们将高转移人肝癌细胞系接种到裸小鼠的肝脏，然后用奥铂（一种化疗药物）治疗。再将治疗后未被杀死的癌细胞接种到另外的裸小鼠肝脏，发现 12 只裸小鼠中竟有 10 只出现肺转移；而没有用过化疗的对照组，12 只裸小鼠中只有 2 只出现肺转移。化疗后残存癌细胞转移潜能的增强，还体现在显微镜下看到癌细胞的形状，从原先的方方正正、安分守己的样子，变为两头尖梭形、好动的样子。这在医学上称为"上皮-间质转化（EMT）"，是癌细胞变得更为恶性的表现。

那么怎样才能补救这个化疗促转移的问题呢？因为过去的临床观察到用化疗的同时，辅以中医补法，可以提高疗效，然而那只是临床观察，并没有多少科学基础。于是用实验研究的方法，探索"松友饮"有没有帮助。结果发现，"松友饮"可以减轻化疗的促转移作用。从上页图的左下方可见，没有用"松友饮"的对照组，15 只裸小鼠中，有 13 只出现肺转移；而使用一定剂量的"松友饮"后，15 只裸小鼠中，只有 3 只出现肺转移；生存期也从对照组的 54 天延长到 81 天。同时上面所说的"上皮-间质转化（EMT）"也明显较轻。过去研究已证明，E-钙黏蛋白（E-cadhern）是一个"好分子"，从上页图的左上方可以看到，用"松友饮"治疗后，这个分子明显增强，体现为棕红色染色的增强。诚然，实验研究不等于临床试验，还需要临床随机对照研究的验证。

4）"松友饮"下调肝癌干细胞相关标志，降低残癌的恶性程度，达到带瘤生存。既然在实验研究中也初步看到，"松友饮"可以提高杀癌疗法的疗效，那么关键是其科学基础。中药研究之难，其一就是成分复杂，很难说出是哪一个成分起作用。我们也只好先笼统地研究整个"松友饮"的作用。

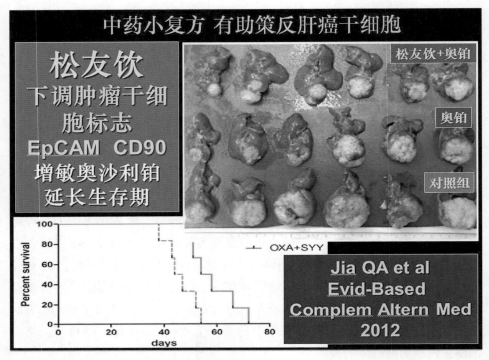

中药小复方 有助策反肝癌干细胞

松友饮
下调肿瘤干细
胞标志
EpCAM CD90
增敏奥沙利铂
延长生存期

松友饮+奥铂

奥铂

对照组

OXA+SYY

Jia QA et al
Evid-Based
Complem Altern Med
2012

"松友饮"有助策反癌的"司令部"

　　近年的研究表明，癌之所以转移，和只占约 1% 的肿瘤干细胞（或干细胞样细胞）有关。这好比一支军队，它如何动作，取决于司令部，而司令部的人数在整个部队中只占少数。如果能够策反对方的司令部人马，就可能起到事半功倍的作用。我们的这个实验和上面的相仿，借助裸小鼠人肝癌转移模型，用较大剂量的"松友饮"联合奥铂（奥沙利铂）化疗和单独用奥铂化疗相比较，发现肿瘤明显缩小（上图右上方所示），肺转移较少，生存期较长（分别为 58 天和 46 天）。为什么有这样的效果呢？我们观察到，肿瘤干细胞相关的标志物（如 CD90、EpCAM 等）水平也明显降低了，这在医学上称为肝癌的"干性"降低了；我们还发现，"松友饮"之所以能使"干性"降低，是因为"松友饮"能够使分化抑制因子活性降低，从而分化越好，癌的恶性程度越低。而上面说的"好分子"E-钙黏蛋白也明显增多。所有这些都提示"对方司令部"的进攻意图已经明显减弱。的确，我们同时观察到肝癌细胞的运动、侵袭潜能也减弱了。在中医治疗癌症的临床中，给人们的印象常常是肿瘤缩小不显著，但发展缓慢，病人一般情况也良好，属于所谓

"带瘤生存"状态；对肝癌晚期病人，其总生存期和生存质量，往往好于采用化疗治疗者。

5）"松友饮"的一个组分"丹参酮ⅡA"，可促进"血管内皮正常化"，改善缺氧，减轻杀癌疗法的促转移作用。丹参是组成"松友饮"的一种中药，我们研究了丹参的重要组分"丹参酮ⅡA"到底起什么作用。

恶性肿瘤所以能不断长大，需要足够的血液供应，然而提供血液供应的"肿瘤血管"，属于"粗制滥造"的通路，医学上称为"血管内皮不光滑"，即有路而不通畅。氧气供应不足（缺氧）导致癌细胞"哄抢"（恶性程度增强），所以随着肿瘤的增大，通常恶性程度也增强，从而出现癌转移。应用各种杀癌疗法后，好比一次大仗，道路破坏，交通堵塞，粮食奇缺（缺氧），加上盗匪横行（炎症），"缺氧"和"炎症"又互为因果，恶性循环，于是残存的癌细胞便变得更加疯狂。这好比一个城市刚获得解放，粮食供应不上，加上不法商贩投机倒把和残敌捣乱，城市便出现动乱。如果此时能打通道路，运进大量粮食，问题就可能得以解决。

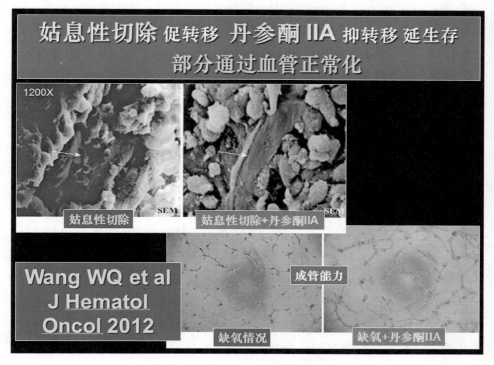

丹参酮ⅡA改善缺氧状况，抑制癌转移

实验是这样进行的。如前所述, 姑息性切除可增强残癌的转移潜能。我们将高转移潜能的人肝癌接种到裸小鼠的肝脏, 待肿瘤长大, 做姑息性切除(即未完全切除干净), 再给予丹参酮Ⅱ A。结果发现, 丹参酮Ⅱ A 对肿瘤没有直接的抑制作用。然而和对照组比较, 癌转移明显减少了, 这样就使动物的生存期明显延长(单纯做姑息性切除者生存 52 天, 而姑息性切除 + 丹参酮Ⅱ A 者则达 69 天)。

问题是什么原因导致这样的结果?我们发现, 丹参酮Ⅱ A 可以改善残癌的缺氧状况, 从而抑制残癌的"上皮-间质转化(EMT)", 也就是抑制了残癌的恶性程度进一步增强。血管内之所以光滑, 主要是血管内皮, 原来丹参酮Ⅱ A 可以直接促进血管内皮细胞的"成管能力"(上页图右下方), 换言之, 它可使血管内皮细胞更快形成管状, 从而形成血管。在上页图的左上方可以看到, 单纯做姑息性切除后, 血管内皮很不光滑;而姑息性切除后给予丹参酮Ⅱ A 者, 可以看到血管内皮十分光滑。当然这些变化还同时有分子水平的改变(如上调 VEGFR1/PDGFR), 作为通俗读物, 就不细说了。总之, 丹参酮Ⅱ A 可以抑制姑息性切除所诱导的转移潜能的增强, 从而抑制癌转移, 延长动物的生存期。起作用的机制不是直接抑制癌细胞, 而至少部分是促使"血管内皮正常化", 从而改善缺氧的缘故。

这也是为什么笔者近年主张将"抗癌战"改为"控癌战"的原因。也就是说, 对付癌症, 不能一味"杀癌", 还应该关注其他"非杀癌"疗法, 丹参酮Ⅱ A 就是一例。

6)"松友饮"还可抑制肝星状细胞(炎症细胞)分泌的细胞因子, 通过"抗炎"而抑制肿瘤。这里又得先说一下癌症研究的新进展。笔者在 1949 年进入上海第一医学院之初, 记得读病理和生理课程时, 知道"癌症"和"炎症"是截然不同的两码事。然而 2002 年笔者看到库森斯(Coussens)和韦伯(Werb)在《自然》(Nature)写的一篇文章, 题目就是"炎症与癌症"。研究认为, 癌症和炎症是密不可分的, 它们狼狈为奸。而且在分子水平上, 很多变化都十分相似。大家都知道, 很多癌症是在炎症的基础上发生的(如肝炎与肝癌, 胃炎与胃癌, 胆囊炎与胆囊癌, 宫颈炎与宫颈癌);现在还知道, 不仅和癌症发生有关, 更和癌症发展有关。癌的侵袭、转移和癌所处的微环境密切相关, 而微环境主要是免疫炎症细胞。众所周知, 我国肝癌病人大多数都有乙型肝炎背景, 如果患了肝癌, 而乙型肝炎又处于活动状态, 那么肝癌的发展就会更快、更凶险。这就好比，既有犯罪分子，又加上社会混乱，犯罪案件就会只增不减。关于炎症与癌症关系的这一科学进展，导致人们提出通过抗炎以抗癌的新思路，这也好比通过整治社会混乱来减少犯罪。

言归正传，为了弄清"松友饮"在肝癌治疗中还有什么作用，笔者等通过实验又发表了题为"松友饮通过下调活化的肝星状细胞分泌的细胞因子而降低肝癌的侵袭与转移"一文。原来"松友饮"还有改善炎症微环境的作用，从而降低癌细胞的转移能力。炎症微环境所以有促癌作用，一部分是通过微环境中的炎症细胞，肝星状细胞便是其中重要的炎症细胞，这些炎症细胞被激活后，可以分泌一些细胞因子（下图的右侧），这些细胞因子可使癌细胞的侵袭转移能力增强（下图左下方），而应用"松友饮"后，侵袭转移能力下降（下图右下方）。这样看来，"松友饮"不仅有助策反癌症"司令部"（下调肿瘤干细胞标志），改善物资供应（通过血管内皮正常化改善缺氧），还可改善混乱的社会环境（改善炎症微环境）而减少癌的转移。当然大家也知道，这些作用是较微弱的，中药治疗常需较长时间。

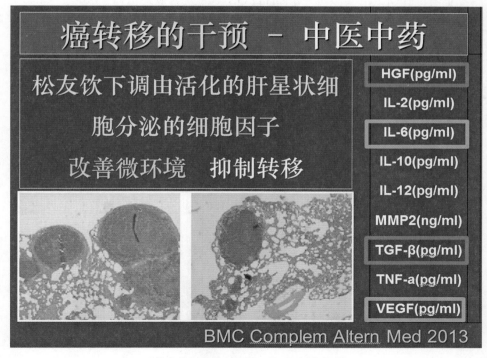

"松友饮"改善炎症微环境,抑制癌转移

7）"松友饮"可提高免疫功能，抑制残癌转移。中医中药的优势在于复方，根据辨证了解病人哪些方面"失衡"，再针对这些"失衡"给药。显然癌症是多方面"失衡"的结果，为此，中药就需要针对多方面的"失衡"，这样的"综合治疗"导致研究上的困难。换言之，我们可以大体上知道"松友饮"是否有助矫正"失衡"，却很难说清是"松友饮"中哪一个成分起的作用。

众所周知，在癌症发生发展过程中，机体处于免疫功能动态下降的态势，越到晚期，免疫功能下降越明显。各种以消灭肿瘤为目的的疗法，一般也都可导致不同程度的免疫功能下降。这取决于治疗的强度和不同个体的差异。甚至最新的分子靶向治疗剂索拉非尼（多吉美，治疗中晚期肝癌的规范药物），也可促进未被杀灭的肝癌细胞的转移潜能，而免疫功能下降是原因之一。我们发现，索拉非尼可以抑制自然杀伤细胞（NK，一种重要的免疫细胞），从而促进残癌转移；自然杀伤细胞杀癌能力之所以减弱，是因为索拉非尼抑制了宿主的白介素-12b［Zhu XD 等.《血管生成》（*Angiogenesis*），2013］。为此，提高机体免疫功能，在癌症治疗中有重要意义。

笔者等在新近的实验研究［Zhang QB 等.《整合癌症治疗》（*Integr Cancer Ther*），2015］观察到，"松友饮"可以提高患癌小鼠的 CD4 细胞计数与 CD8 细胞计数的比值，提示免疫功能的提高。下左图中棕黄色是"松友饮"治疗组，其免疫功能高于没有用"松友饮"的对照组（蓝色）；同时看到癌转移的减少，下右图中棕黄色是"松友饮"治疗组，癌转移明显少于没有用"松友饮"的对照组（蓝色）。这项实验还提示，如果"松友饮"再合并"适度游泳"（红色），免疫功能提高更好（CD4/CD8 比值：对照组 1.32，"松友饮"组 1.83，适度游泳组 1.77，"松友饮"+适度游泳组 2.07）；癌转移也更少（与对

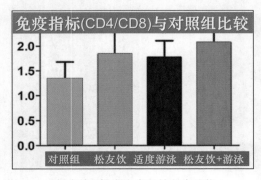

"松友饮"提高患癌鼠的免疫功能

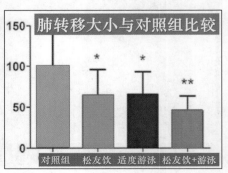

"松友饮"抑制肝癌肺转移

照组比，"松友饮"组减少 35.6%，适度游泳组减少 34.3%，"松友饮"＋适度游泳组减少 54.5%）；动物生存期也更长（中位生存时间：对照组 59 天，"松友饮"组 67 天，适度游泳组 68 天，"松友饮"＋适度游泳组 75 天）。

8）"松友饮"有助"有纤维化的人肝癌模型"减轻纤维化，延长动物生存期。我国肝癌大多发生在肝硬化、肝纤维化的背景上。为此，有肝纤维化的肝癌模型，更接近我国肝癌病人的实际。纤维化可促进肿瘤的生长和转移，因为最近的文献认为，肿瘤细胞和激活的肝星状细胞（导致肝纤维化的重要炎症细胞）可以互动，促进肿瘤进展。我们用四氯化碳（CCl_4）首先构建有肝纤维化的裸小鼠，然后将有转移潜能的人肝癌细胞系接种到裸小鼠的肝脏。研究发现，"松友饮"有助这种模型减轻肝纤维化程度，抑制肿瘤的生长，从而延长患肝癌动物的生存期（下图右下方所示，SYY 为"松友饮"），其机制还是改善其"微环境"。我们观察到"松友饮"治疗后，出现了不少分子水平的改变，其中一个重要分子称为 P13K。而激活的肝星状细胞，之所以能减少细胞因子的分泌，正是通过 P13K/AKT 这个信号通路调控的。总之，"松

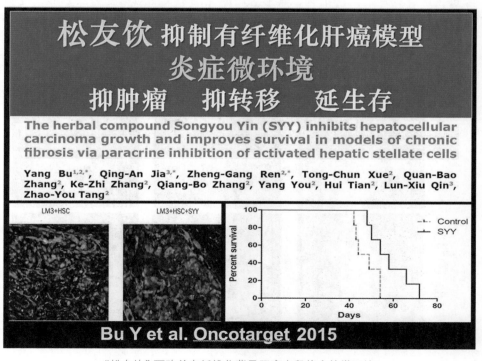

"松友饮"可改善有纤维化背景肝癌小鼠体内的微环境

友饮"所以能抑制肝癌的侵袭转移而延长生存期,是通过抑制激活的肝星状细胞分泌的细胞因子而达成的。上页图的左下方显示,红色是免疫荧光所示的肝星状细胞(左外),"松友饮"治疗后这种红色点子减少(左中)。通俗而言,就是抑制了炎症微环境,如同改善社会环境有助减少犯罪一样。这样看来,"松友饮"也许还有助通过减轻肝纤维化程度而预防肝癌。

9)"松友饮"的一个组分"黄芪甲苷"可抑制"上皮-间质转化"(改邪归正),降低肝癌的侵袭性。前面说过,"松友饮"由5味中药组成,黄芪便是其中之一。黄芪是中医常用的"扶正"药物,有"补气升阳"之功。"黄芪甲苷"是黄芪的重要组分。我们的研究选择了转移潜能高(MHCC97-H)和转移潜能低(Huh7)两种人肝癌细胞,然后用不同浓度黄芪甲苷处理(下图)。再通过不同方法观察经过处理的癌细胞的增殖、迁移和侵袭潜能,并研究其分子水平的变化。结果发现,黄芪甲苷对癌细胞增殖影响不大,但抑制癌细胞的迁移和侵袭能力,并随剂量增大而作用增强。前面说过,"上皮-间质转化"是癌细胞侵袭转移能力增强、恶性潜能提高的表现。我们观察到,经黄芪甲苷处理后的癌细胞,其形态由原先两头尖的梭形变为圆方形,说明其侵袭能力和恶性程度的降低,通俗而言,黄芪甲苷有使癌细胞"改邪归正"

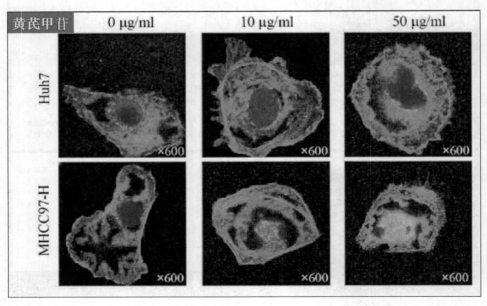

"黄芪甲苷"抑制"上皮-间质转化",降低肝癌的侵袭性

的作用（上页图中所示）。而且分子水平的变化也和形态上的变化相符，例如E-钙黏蛋白这个"好分子"增多了。我们还发现黄芪甲苷是通过一条特殊的信号通路（Akt/GSK-3β / β-catenin）逆转了"上皮-间质转化"的，其较为复杂，就不细说了。

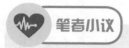 笔者小议

这一节我们比较详细地叙述了中药小复方"松友饮"作为癌症的辅助治疗有没有帮助，如果有帮助，那么有没有科学基础呢？笔者的管见如下。

首先，"松友饮"不是白开水，还是有点用。如前面所概括的，在实验研究中，其单独应用，有助抑制高转移潜能肝癌的生长，延长动物生存期；它可增强干扰素α抑制姑息性切除的促转移作用；它也可抑制奥铂（化疗）所促进的残癌转移潜能，延长动物的生存期。为此，在消灭肿瘤大部的基础上，它有助控制小量残癌而延寿。值得一提的是，它没有明显毒性，与对照组比较，因患癌所致的体重下降明显减轻。过去百年中，西医治癌基本上以杀癌为主，所以评价标准是"无瘤生存率"。而"松友饮"的疗效似乎更侧重于改变癌的生物学特性，而达到带瘤生存，而不是直接杀灭癌细胞。

其次，"松友饮"的作用机制包括：

改造癌细胞——下调肝癌干细胞相关指标，起到"促进分化"的作用，有助改邪归正；进一步发现，它的一个组分"黄芪甲苷"，可抑制"上皮-间质转化"，从而降低肝癌的侵袭性。

改造微环境——它的一个中药组分"丹参酮ⅡA"，可促进血管内皮正常化，起到"抗缺氧"作用，减轻杀癌疗法后的促转移作用；近年关于抗缺氧以控制癌转移的研究引起重视（下页图）。它还可抑制肝星状细胞分泌的细胞因子，通过"抗炎"减轻癌转移；在有肝纤维化的肝癌模型（更接近人肝癌），它更直接显示改善"炎症微环境"（减轻纤维化）的作用，延长动物的生存期。

改造机体——它还可提高机体的免疫功能，有助减轻残癌转移。为

改善微环境 - 改善缺氧

异搏定等促进正常血管生成增效化疗

Vascular-promoting therapy reduced tumor growth and progression by improving chemother.efficacy

Bridges & Harris **Cancer Cell 2015**

研究缺氧控制癌转移

Hypoxic control of metastasis

Rankin EB, Giaccia AJ. **Science 2016**

近年关于缺氧控制癌转移已引起重视

此, 其作用机制覆盖了癌细胞、微环境和机体三个方面。如果将控制癌的疗法分为"消灭"和"改造"两个方面, 就可以看到, 西医治癌主要是"消灭", 而中医治癌虽也有微弱的"消灭", 但主要是"改造"。此外, 虽然是只有5味中药的小复方, 却出现如此多方面的作用, 提示中医治疗的理念和西医的单一治疗有明显区别。西医和中医各有所长, 但均有不足, 如能互补, 当能提高疗效。

诚然, 实验研究有效不等于临床有用, 还需要临床随机对照研究的验证。因为动物模型仍不能等同于病人; 实验研究所用剂量如何转为临床也需摸索; 加上病人还有"辨证"的不同, 不同的"辨证"用相同的"松友饮", 也不完全符合中医治病原则, 等等。这些都增加了中医科学研究的难度。

第三章

完成老伴的遗愿

笔者只是一名肿瘤外科医生，照理没有资格写这样的题目——"西学中，创中国新医学"。然而由于笔者和通常的西医还有一点不同的经历，那就是笔者老伴是西医学习中医的中西医结合内科医生，半个多世纪的耳闻目睹，加上笔者有限的临床经验和教训，特别是老伴晚年病痛的惊魂，一个毕生用中西医结合治好不少疑难杂症的医者，自己却未能享受到中西医结合带来的好处。在老伴最后的日子里，她躺在监护室，偶尔睁眼看着笔者，仿佛在问"难道你就没有办法救我吗"，也许她也同样看到笔者无奈的眼神。这些都使笔者深感"创中国新医学"的紧迫性，它关系到我国十几亿人民的健康，关系到中国能否在医学上对世界做出贡献，有助于"中国梦"的实现。为此，就如前言中所说"斗胆落笔，以求抛砖引玉"。

一、老伴的遗愿
——中西医结合，创中国新医学

2006 年，笔者老伴患恶性程度很高的、HER-2 分子阳性、伴腋下淋巴结转移的乳腺癌。尽管进行了手术和半量分子靶向治疗（赫赛汀），但预感前景难料。为此，考虑是否能抓紧写一本中西医结合相关的册子，一是总结老伴一生中西医结合临床经验和研究成果；二是对我国医学发展方向提出一些个人见解。于是 2007 年笔者和老伴商议，打算合作写一本《中西医结合——创有我国特色医药事业的重要途径》，并制订了编写计划。可惜老伴因乳腺癌行赫赛汀治疗，出现了一系列副作用，最终因心脏损害只用了半量便被逼终止。由于心房颤动导致两次脑梗，随后严重肺炎、腰椎骨折、丹毒、老年痴呆、尿路结石感染等接踵而来，11 年后因吸入性肺炎离世，编写计划终未能实施。

二、老伴最后的日子

——西医的奇迹与反思

2017年农历元宵节，相处59年的老伴永远离开了。她从住院一周延长至半年，从87岁便可能离世延长到88岁，应感谢有关领导的关照，更应感恩于医护人员将现代医学技术发挥到极致。然而现代医学也是一分为二的，有其优点，也有其不足，只有看到不足，找到对策，才能进一步提高。因为笔者也是医生，而且全程陪同，了解一些细节。这好比杜治政教授所说"辉煌的医学，问题成堆的医学"一样，笔者既有深切感激之情，又感到现代医学仍存在一些问题。老伴在最后的日子里，用眼睛看着笔者的无奈眼神，也使笔者下决心写这一节。由于病情迭起，为叙述之便，"笔者小议"性质的文字将部分混述于其中。

1 老伴的病情经过

急诊住院： 2016年7月24日，已经能日行几千步的老伴，突然腹痛高热，昏睡不进食，无法口服药物，不得不挂急诊住院。病房医生十分积极，迅即用上抗菌药物。老伴有心房颤动曾两次脑梗，无法口服华法林，改用肝素注射。昏睡不进食，只好放置胃管灌营养液。静脉注射困难，做了深静脉插管。放置导尿管自然也不可避免。放了三根管子，病人只好躺在床上。不久医生告知，主要是革兰阴性菌尿路感染，血白细胞计数为22 000/毫米³，可能是输尿管小结石所致，肺炎不明显。如前面一节所说，笔者虽主张尽量不住院，但病情凶猛，昏睡不进食，不住院无法处治。

严重腹泻： 住院第3天，出现严重腹泻，一天十余次。估计是每天胃管滴入三瓶营养液不能吸收。笔者建议减量，被告知足够营养对控制感染有利。只是用止泻药，加上肛内放置可膨胀的海绵加以堵塞。笔者以为，治病也要顺其自然，正如重症病人给予过分荤腻饮食，恐适得其反。此外，腹泻是营养液不能吸收所致，理应减少摄入，而不是止泻和硬堵。

出现尿血：住院第 4 天，出现尿血。笔者有血管外科经历，曾提醒肝素过量引起出血的问题。前一天看到腹部注射点有瘀斑，建议减少肝素，未引起重视。第二天果然出现全血尿，于是完全停用肝素。细节决定成败，医疗也不例外，需要认真观察，防微杜渐。

明显脱水：住院第 5 天，脱水严重。笔者见病人手背干瘪，皮肤捏起久久不能复原，明显脱水表现，血压有所下降，估计因连日腹泻所致。建议静脉补液，但医生怕心脏不能承受，改为胃管内灌入两大瓶温开水。其实病人已放置深静脉插管，静脉输注起效更快。

吸入性肺炎：住院第 6 天，出现吸入性肺炎。笔者去看，脉搏 150 次/分，血压偏低，病人烦躁不安。急请监护室会诊，发现中心静脉压低，肺部吸出大量营养液。肺部吸入的原因，可能是怕心脏不能负担，补液改用胃管灌入温开水，连同 3 瓶营养液，加上病人平躺，导致营养液大量吸入至肺。立即静脉补充血容量，尽量吸出进入肺部的营养液。第二天迁至监护室。原先是尿路感染为主，此时变为吸入性肺炎为主。监护室调整了治疗方案，减少营养液灌入、减少肝素量、加强肺炎控制，病情略有稳定。曾看到一本书《细节决定成功》，其实对医学而言，也许"细节可决生死"。

肺炎加重：住院第 10 天，肺炎加重。因营养液吸入导致的吸入性肺炎，治疗困难且复杂，几天后肺炎明显加重。老伴过去曾根据"肺与大肠相表里"用中药缓泻，使笔者家兄肺炎免除气管切开，为此建议中医会诊。然而在西医大量应用抗菌药物的同时，中医也按肺炎治疗，重用清热解毒，导致严重腹泻而停用。显然中西医并用不同于中西医结合，前者重复，后者取长补短。

气管切开：住院第 16 天，气管切开。周日（第 14 天，2016 年 8 月 6 日）医院突接来电要笔者速去医院，老伴因痰咳不出，肺炎严重，脉搏 150 次/分，血压 180/90 毫米汞柱，只好气管插管吸痰暂时救急。两天后不得不行气管切开，气管切开后将痰吸出，病情有所好转。此时，除胃管用于吸出过多的胃液外，又放置十二指肠管滴注营养液，以预防再次吸入至肺。心痛的是，一位曾成功应用"肺与大肠相表里"理论，使他人免除气管切开的医生，自己却未能享受到这一中西医结合的成果！

复杂感染：住院第 18 天，出现复杂感染。原先感染主要是尿路的革兰阴性菌，由于吸入性肺炎以及较长时间的抗菌药物治疗，变成还有革兰阳性菌和霉菌的混合感染，给抗感染治疗带来新问题。决定用最新的替加环素。

痰中带血：住院第 20 天，痰中带血。诸多抗菌药物合并治疗，导致血小板明显下降，肝功能受损。虽然肝素用量早已减半，但加上肝功能障碍导致凝血功能下降，出现痰中带血，已提示有出血风险。

持续发热：住院第 30 天，搬回病房。由监护室搬回病房后，曾建议进一步减少肝素用量，以减少出血风险，但认为技术上难以操作而未减。在迁回病房的三周内，出现 38～39℃持续发热。已排除输尿管结石梗阻，除吸入性肺炎外，可能是多种原因的感染，因此时一直有 5 根管子：胃管、十二指肠管、深静脉插管、气管切开和导尿管，其中后 3 根管子均有导致感染可能。持续发热，虽曾合用中成药"新癀片"，未能控制。

脑干出血：住院第 55 天，脑干出血。在病房的最后两天，因出现冷汗、血压下降，又重新迁至监护室。作 CT 检查，发现脑干小出血灶，乃停用肝素。至此，病人已处于"类植物人"状态，没有应对，没有肢体主动动作，基本依靠呼吸机维持。但经综合救治，病情趋于平稳。脑干出血原因，笔者以为可能与每天半针肝素基础上，加上抗菌药物导致肝功能损害、凝血功能障碍，还可能与有活血化瘀作用的"新癀片"有关。其实前些时候的痰中带血已是一个警示。

出现黄疸：住院第 65 天，出现黄疸。由于两个多月的抗感染治疗，多种抗菌药物持续应用，其副作用导致内脏功能损害，出现黄疸，总胆红素达 85 微摩 / 升（正常值应低于 20 微摩 / 升），凝血酶原时间达 19 秒（正常时间少于 13 秒），相当于服用了华法林抗凝剂。此外心、肾功能也差。提示抗菌药物也需一分为二，既有疗效，也有毒性。

心内膜炎：住院第 120 天，出现心内膜炎。住院 4 个月，肺和尿路感染虽始终存在，但近日发热 38℃，疑心内膜炎，经心动超声检查证实。心内膜炎加上原有的心房颤动，产生栓塞（包括脑梗等）的风险很大。照理需要抗凝，但两月前才发生脑干出血，为此治疗矛盾大，考虑到安全，决定还是不用抗凝剂。心内膜炎需要较长时间的抗菌治疗，又增加了副作用的风险。

无药好用：住院第 140 天，无药好用。一天监护室来电问："病人过去是否对青霉素过敏？"原来抗感染治疗几个月，各种抗菌药物都已用过，又无法停药，无药好用，想到能否用最老的青霉素和磺胺。如是又用了这些老药，然而病人抵抗力极低的情况下，外援无法中断。不久，笔者看到下图这个化验报告，真的已无药好用，而且出现了十分耐药的细菌。

编号	细菌名称		结果/浓度
T2	痰液外观		黏脓
T3	白细胞		75
T4	上皮细胞		15
T1	痰液质量总评		合格
TYP4	嗜血杆菌属		无生长
9545	鲍曼不动杆菌		2+ 注：此菌为多重耐药菌，建议隔离！

编号	药敏名称	直径	结果
1	阿米卡星	6	R 耐药
2	头孢他啶	6	R 耐药
3	哌拉西林/他唑巴坦	6	R 耐药
4	头孢哌酮/舒巴坦	6	R 耐药
5	左氧氟沙星LVX	6	R 耐药
6	亚胺培南(泰能)	6	R 耐药
7	头孢吡肟	6	R 耐药
8	美罗培南	6	R 耐药
9	米诺环素(美满霉素)	10	R 耐药
10	哌拉西林(氧哌嗪青霉素)	6	R 耐药

老伴治疗半年后几乎对所有抗菌药物均耐药

"机器人"：住院整半年，现代医学一次又一次把老伴从死神那里抢了回来，但老伴也越来越接近靠升压药、强心药和呼吸机维持的"类植物人"状态；主要脏器功能日益衰竭。亲友晚辈等来看望，儿子三次回国陪伴，病人始终没有说过一句话，变成完全没有"精气神"的"机器人"。

血压下降：住院196天，血压下降。儿子第三次回来看望，才回美国5天，傍晚笔者突接电话"情况不好"速去医院。医护人员称老伴的血压一度降至70/40毫米汞柱，手已发紫。又是现代医学，通过升压药物，硬是把血压推上去。半年来，第一次看到老伴泪盈于眶，注视笔者却无言（说不出话）。看得出老伴的痛楚，她不愿离开这个世界，离不开亲人，笔者无以言状。为了要引出胸水和腹腔积液，又多了两根管子，变成七根。思绪矛盾，身心疲惫。

平静离世：住院198天，平静离世。笔者坐在老伴身旁，紧握她的手，感到逐渐冷下来。紧盯监护仪，一百多的心跳逐步降到零。笔者不禁失声失态，老伴永远走了。88岁应算仙逝，应无遗憾。但毕生用中西医结合救治了无数疑难杂症的她，却未能享受到中西医结合的好处。老伴的遗憾，不在医护，而在于看到现代医学的不足。笔者所以写这本册子，也是希望有助促进东西方精华的结合，创有中国特色的医学，以惠及更多病人。

2 笔者的深思

如前所说,笔者深切感激医院医护人员的精心处治,现代医学使可能一周便离世的老人,生命延长至半年。可以说,监护室已将现代医学技术发挥到极致。而另一方面,又不得不深切反思现代医学的负面问题。整个治疗过程,风险迭起,病人生命虽得到延续,但已无生活质量可言,只是一部没有"精气神"的"机器",住院半年,没有给笔者和儿子说过一句话。笔者以为,问题不在于医者,而在于医学的理念。

辉煌的现代医学:笔者老伴从可能一周便离世,到生命延长半年,体现了"现代医学的辉煌"。它比"过五关斩六将"有过之而无不及。不是吗?如果没有医学影像检查,尿路结石导致尿路感染的诊断将无法明确;如果没有气管插管和气管切开,吸入性肺炎危机就无法度过;如果没有细菌培养和药物敏感性试验,复杂的细菌和霉菌感染就难以控制;如果没有各种脏器的功能化验,药物的"用"与"停"就无法决定;如果没有内镜导引的十二指肠管,再次吸入性肺炎就难以预防;如果没有呼吸机,病人自主呼吸衰败时生命就难以维持;如果没有深静脉插管,用升压药维持血压就难以实施;如果没有 CT,脑干出血这个威胁生命的并发症就无法明确;如果没有心动超声检查,有栓塞风险的心内膜炎就难以诊断;如此等等。一言以蔽之,作为现代医学基础的医学理念和新技术,是导致老伴生命延长的关键。

问题不少的现代医学:然而事物总是一分为二的,既有其正面,也有其负面。例如原子弹的发明,是 20 世纪三大科技进展之一,是物理学的重大突破,但也带来人类毁灭的风险;生活无法离开的塑料,近见报道,一头鲸吃进 17 个大塑料袋,连深海鱼都已吞进塑料颗粒,未来将给生物界以及人类带来什么? 现代医学也需要一分为二,从本节病例来看,下面问题也许值得思考。

(1) 将治病看作修理机器:显微镜的发现和分子生物学的兴起,使治病从整体水平深入到细胞和分子水平,以为哪里出了问题便修理哪里,就可以把病治好。纵观整个治疗过程,治疗完全依靠外力:感染用抗菌药,营养维持用营养液,抗菌药物导致的血小板下降则输注血小板,提高免疫功能用胸腺肽,血压降低用升压药,心功能差用强心药,等等。其结果是生命虽得到延续，却成为没有"精气神"的"机器人"。现代医学无论诊断和治疗都很少关注"精气神"，其实看病人的眼睛就可以看出个大概，老伴半年多来，常人都可看出眼睛无神（右图）。《黄帝内经》说："目者，五脏六腑之精也，营卫魂魄之所常营也，

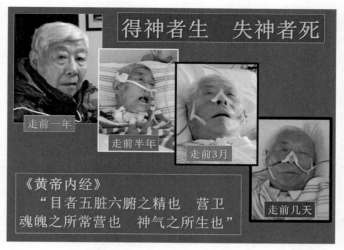

老伴住院治疗前后的照片对比显示：得神者生，失神者死

神气之所生也。"而中医治病十分重视这些方面，《黄帝内经》说："治病之道，气内为宝，循求其理。"意思是治病需（从整体角度）先察气之盛衰和正邪变化。《黄帝内经》又说："病为本，工为标；标本不得，邪气不服。"意思是病人是根本，医生佐之；如果病人和医生不能协调（两个积极性未能发挥），病难以治愈。如何发挥病人的主观能动性，如何激发机体的自身修复能力，确是现代医学需要思考的问题。

（2）技术发展导致过度诊疗：本节病人的核心问题是：尿路感染为主变为吸入性肺炎为主。这个转变的来源可能是胃管灌入过多的营养液和温开水。灌营养液没有错，因为现代医学认为充足的营养有助感染控制，而且越多越好；即使不能吸收，也可以通过阻止其排出来增加吸收。胃管灌入温开水也没有错，因为肠道给予可减少静脉给予导致的心脏负担。然而"实践是检验真理的标准"，这样做的结果是，营养液不能吸收导致严重腹泻，严重腹泻导致严重失水，胃内补水使胃内过多液体反流到肺，最终导致吸入性肺炎。现代医学常常认为"越多越好"。而《黄帝内经》则强调"阴平阳秘"，即恢复平衡；"不足则补，有余则泻"，少了要加，多了要减，不是越多越好。正如大病正盛，给病人吃大量荤腻食物是难以吸收的。此外，病人先后被7根管子（胃管、导尿管、深静脉插管、气管插管、十二指肠管、腹腔引流管和胸水引流管）所困住，在床上动弹不得；尽管昏睡，仍需绑住双手以防拔管。住院前一天还能走几千步、肌肉饱满的大腿，不多时便变成皮包骨头的大腿。

这7根管子，既是"救命管"，也可能是"致病管"（侵入体内的管子都可能是新的感染源）。《黄帝内经》认为"久卧伤气"，躺了半年，肌肉萎缩，更谈不上有"精气神"。总之，现代医学在重视局部治疗的同时，逐渐忽略人的整体，忽略人是有精神的人、是社会的人，忽略病人的主观能动性，忽略人体有巨大修复能力。

反思与展望：读者不妨看看前文（本书第40页）的两幅图，那是91岁的家母，患急性阑尾炎穿孔导致弥漫性腹膜炎在家治疗的情景。治疗条件虽简陋，却不乏"人性化"。这样重病，甚至还可下床"方便"，肌肉自然不会很快萎缩。治疗只有"不足"，而没有"过度"，9天后治愈。不久前看到2016年11月30日《中国科学报》的一篇报道（下图）："用扶正中药调理，提高患者心肺功能，慢慢调整呼吸机参数，逐渐脱离呼吸机。"笔者以为，扶正中药正是改善"精气神"为目标的治疗，这在现代医学似乎并不重视。为此，中西医互补长短，也许是进一步提高疗效的一条途径。可惜现在西医了解中医的不多，最多只能做到中西医并用，而难以做到中西医结合。

中国中医科学院西苑医院徐浩：

我热爱中医这份职业

■本报记者 应益昕

重症监护（ICU）病房里，患者陈奶奶（化名）艰难地呼吸着。她是一位风心病、心衰、呼衰患者，已在ICU住了一个多月，呼吸机插管后却怎么也撤不下来，继发感染随时可能使病情恶化。

陈奶奶的儿子心急如焚，这时候他想到了陈奶奶之前经常去看的一位医生——中国中医科学院西苑医院心血管科主任徐浩。

始终无法忘记那个眼神

仔细分析陈奶奶的病情之后，徐浩决定一边给予扶正中药调理，提高患者心肺功能，一边慢慢调整呼吸机参数，让她逐渐脱离呼吸机。

走进ICU病房，陈奶奶看到徐浩有些激动，心率明显加快了。徐浩上前握住陈奶奶的手，温和而坚定地说："陈奶奶，我会给您加用最好的中药调理，帮您一步一步脱离呼吸机，这个过程会有些艰难，但我相信您一定可以做到！"

听到这样的鼓励，无法说话的陈奶奶眼睛亮了，她似乎在用眼神告诉徐浩，我相信您，我会努力！而正是这个眼神，打动了徐浩。最终，在徐浩的精心治疗下，陈奶奶在一个多月后脱离了呼吸机出院，连ICU的西医大夫都认为这是一个奇迹。

"多年过去，我始终无法忘掉这个眼神。"徐浩说，作为一名医生，在开具医嘱之外，不能忽视和患者的沟通交流，医患之间的彼此信任、理解和配合对于治疗的成败至关重要。

对患者负责

"最后其他特需专家都下班了，大厅里就剩徐医生的病人了，一直看到下午7点多还是很耐心。"浏览徐浩个人网站的点评，我们总是会看到很多患者这样评价他。

每周三下午是徐浩的专家门诊，加号成了常态。最多的一次一下午加了56个号，共看了81位患者，看到晚9点才结束。考虑到很多患者来自外地，如果周三的门诊看不上，就要再等好几天，光食宿费就不少，只要有患者要求加号，徐浩总是有求必应。

但越来越让他纠结的是，无上限的加号，疲惫状态下，自己并不能很好地为患者服务，但减少加号又无法满足患者的就诊需求，思量再三，徐浩决定每次门诊只加15个号，并通过在诊间预约、网络预约等方法尽可能对患者进行合理分流和提前安排，在确保满足大多数患者就诊需求的同时，也保证了对每一位患者诊疗服务的质量。

（下转第2版）

《中国科学报》文章显示，借助扶正中药调理，提高患者心肺功能，可逐渐摆脱呼吸机

第四章

古为今用
——与医学有关的中华文明瑰宝

因笔者打算写这本小册子，友人提供了"钱学森的系统思想和整体观"一文（王文华.《钱学森学术思想》，四川科学技术出版社，2007），俞梦孙院士的"系统·生命·疾病·路线"［俞梦孙.《医学与哲学（A）》，2013，34（3）：1–5］和王克明的"用体育促医学革命"等材料供参考。笔者粗读，浮想联翩。既然要"创中国新医学"，那就要首先看一下东方文明，尤其是中华文明，有哪些精华，这就是本章的重点。

一、重读《黄帝内经》有感

当今科学发展突飞猛进，医学也似乎进入"精准医学"时代。然而负面问题也接踵而来，核弹发明引发人类毁灭风险，塑料应用引发生态灾害的思考，局部医学的深入引发整体医学缺失之虑，等等。笔者管见，人类正处于"大时代"（信息爆炸、大数据、互联网、人工智能、量子科学、干细胞等），"大时代"更需要"大思维"。在医学上不禁使笔者想起，两千多年前的《黄帝内经》中有没有值得参考的"大思维"呢？

20世纪50年代末，因笔者曾担任上海市针灸经络研究组秘书，读过《黄帝内经》，还有一些当年的眉批（本书第4页图）；写过"学习内经后对经络现象的初步认识"（见本书第3页图）。近年因出版《消灭与改造并举——院士抗癌新视点》（上海科学技术出版社，2011），为写其中有关中西医结合的论述，又粗粗重读《黄帝内经》。现在为写这本册子，又决心第三次重读《黄帝内经》。诚然，由于没有系统学习过中医，这些阅读只是粗读，很多都没有读懂。然而回顾、比较和反思六十多年的西医生涯，感到作为中国的医生，了解一点祖先留下的东西很有好处。如果从创中国新医学的角度，从适应国情和导入中国思维的角度，从中国医学能否对世界有所贡献的角度，读一下《黄帝内经》更有必要，《黄帝内经》毕竟是中华文明精髓在医学上的体现。这里，不禁使笔者要引用钱学森的一句话："我认为传统医学是个珍宝，因为它是几千年实践经验的总结，分量很重。更重要的是：中医理论包含了许多系统论的思想，而这是西医的严重缺点。"〔1985年9月23日致祝世讷，《钱学森书信选（上卷）》，国防工业出版社，2008年6月，0191页〕

《黄帝内经》覆盖了人与自然、人的生长发育、疾病的发生与发展、疾病的诊断与治疗、疾病的预后以及为医之道等（当然还有针灸、经络等，暂从略）。下面是笔者的点滴感想。

1 阴阳五行，总领全局——重视"整体观"的辩证思维

前些时间看到《中国科学报》"阴阳五行该不该纳入科学素质基准"的辩论，刚好笔者又重新粗看了《黄帝内经》。深感"阴阳"正是古人对客观事物的高度概括，下第一图是江西龙虎山的"太极图"，笔者以为这是对"阴阳"很好的概括。任何事物都存在相互对立、相互依存、相互制约、又相互转化的对立双方，并构成整体。不是吗？数学有正与负，化学有分解与合成，物理有作用与反作用，电有正负极，医学有局部与整体，神经有交感与副交感，等等。人之所以生存，依靠"阴平阳秘"。而"五行"则是事物间相互联系、相互制约规律的高度概括，《黄帝内经》说："天地之间，六合之内，不离于五（金、木、水、火、土的五行，五脏、五色、五味、五谷、五劳，等等），人亦应之。"（由于详细说明颇费文字，故从略）人与自然、人体的各个部件都是相互联系不可分割的，它们之间的联系也有其规律。

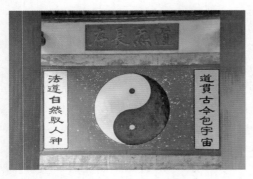

概括"阴阳"的太极图

"阴阳五行"成为总领全局的总纲（左图）。《黄帝内经》认为"夫五运阴阳者，天地之道也，万物之纲纪，变化之父母"，提示"阴阳五行"是统领全局的。《黄帝内经》又说"阴中有阳，阳中有阴"，提示阴阳是对立统一、相互转化的，无法截然划

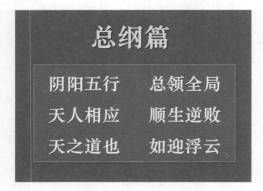

总纲篇

阴阳五行	总领全局
天人相应	顺生逆败
天之道也	如迎浮云

"阴阳五行"总领全局

分，正像"精准"与"模糊"无法截然划分一样。《黄帝内经》中，"阴阳"贯穿于医学的各个方面。如养生中，首先就说"知道者，法于阴阳"；在诊断方面，说"善诊者，察色按脉，先别阴阳"，也强调首先不能搞错"阴阳"；在病理生理方面，说"阳虚则外寒，阴虚则内热，阳盛则外热，阴盛则内寒"，将症状与阴阳联系起来；在疾病变化方面，《黄帝内经》说"寒胜热，热生寒，此阴阳之变也"；治疗方面，《黄帝内经》说"故治病者，必明天道地理，阴阳更胜"，也将阴阳放在重要地位。总之，这是中医重视"整体观"辩证思维的体现。其实钱学森早在 20 世纪 80 年代就已有精辟的论述："中医理论托附于阴阳五行干支的思维框架，已经是辩证的了，比经典西医学强。"［1988 年 11 月 4 日致邹伟俊，《钱学森书信选（上卷）》，国防工业出版社，2008 年 6 月，0402 页］

　　"天人相应"也是《黄帝内经》中带有全局性的观点。所谓"天人相应"，是人与大自然的关系，《黄帝内经》认为："阴阳四时者，万物之始终也，死生之本也。逆之则灾害生，从之则苛疾不起。"强调："从阴阳则生，逆之则死，从之则治，逆之则乱。"意思是要顺应自然。所谓顺应自然，笔者以为就是顺应事物的客观规律。"以硬碰硬"和"以柔克刚"，实际上就是"不顺应"和"顺应"客观规律的不同处事思维。从当前最新的"量子纠缠"来看，说不定"天人相应"真的有其科学依据。现代医学关注人体本身，而关于自然界与人体关系的研究较少，不是也值得互补吗？

　　总之，阴阳是古人对万物的高度概括，《黄帝内经》说"夫阴阳者，数之可十，推之可百，数之可千，推之可万"，是不能穷尽的。关于阴阳五行这些大道理，《黄帝内经》说"天之道也，如迎浮云，若视深渊"，深奥难测。不能把"阴阳"作为一种具体的事物来看待，然而它确是认识客观事物，指导医疗实践的重要法则。笔者以为，从"阴阳"统领全局的角度，提倡一分为二地看问题，提倡动态地看问题，提倡从整体看问题。当前似乎进入"精准医学"的时代，但实际上没有绝对的"精准"，也没有绝对的"模糊"；过于注重精准和局部，就容易忽视模糊和整体。总之，中医的整体观和辩证思维与西医的局部精细应该是可以互补的。

2　阴平阳秘，终极追求——重视"恢复平衡"

　　"阴平阳秘，精神乃治"是《黄帝内经》的一句名言，提示阴阳平衡是医

生理篇

阳予之正	阴为之主
阴平阳秘	精神乃治
人之所有	血与气耳
得神者生	失神者死

"阴平阳秘"是终极追求

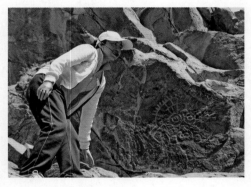

贺兰山岩画——太阳神

学的终极追求（左上图）。《黄帝内经》强调养生治病是恢复平衡，而现代医学则常认为"越多越好"，这就容易导致"过度诊疗"。甚至保健品也一样，如维生素 C 和维生素 E、各种抗氧化剂等，也曾一度认为"越多越好""越强越好"，从而有别于《黄帝内经》的"阴平阳秘"（适度、复衡）。我们说"游泳、跑步、走路有助健康"，然而"过犹不及"，这就是"多益（越多越好）"和"适度"的区别。

关于生命，笔者体会，《黄帝内经》强调"阳气"，例如说"阳气者，若天与日，失其所则折寿而不彰"。确实，如果地球没有太阳，万物可能就会枯萎，古代人的崇拜也主要是太阳，笔者到过贺兰山，那里岩画的代表就是"太阳神"画（左下图）。《黄帝内经》说："阳予之正，阴为之主。"意思是阳主万物之发生，阴主万物之成形。

如果将"阴阳"联系到"煤炉"，煤炉的功能主要是生火，如果不能生火那煤炉就没有用（没有生命力），如果没有煤那火也生不了；然而煤太多则火就太旺，火太旺则煤就不能持久。反之，煤太少，火就不能持久；火不旺，煤多也没有用。前面一节我们说到阴虚和阳虚，《黄帝内经》说"阳虚则外寒，阴虚则内热"，阳虚就好比煤虽多，而火不旺，搞不好火还会熄灭；阴虚就好比是煤少而火旺，表面看似乎不错，但无法持久，煤烧完火就灭；阴阳两虚则好比煤既少，火也不旺，随时都有熄灭的可能。所以要"阴平阳秘"，也就是要适度，才能持久。现代医学研究，似乎偏重煤炉的结构，偏重煤的供应，但对"火"的研究较少。这和中医研究所偏重的（强调阳气）有所不同。因此，两者也应能互补。《黄帝内经》说"人之所有者，血（阴）与气（阳）耳。气血不和，百病乃变化而生"，也提示"阴平阳秘"的重要。

中医十分重视"神"(人的精神),《黄帝内经》说"失神者死,得神者生矣",所以在中医治疗的几种办法中,首先罗列的是"治神"。《黄帝内经》说:"一曰治神,二曰知养生,三曰知毒药为真,四曰制砭石大小,五曰知脏腑血气。"当然也需根据具体情况而异,所以说"五法俱全,各有所先",即要根据辨证论治,灵活应用。那么"神"可以从哪里看出呢?《黄帝内经》说:"目者,五脏六腑之精也,营卫魂魄之所常营也,神气之所生也。"也就是说,看眼睛便可知道是否"有神";《黄帝内经》还说"夫心者,五脏之专精也。目者,其窍也;华色者,其荣也",提示看眼神,就可以知道五脏的情况。笔者老伴在最后半年的日子里,化验提示心、肝、肾功能日渐衰竭,但通过呼吸机、升压药的维持,生命指标(血压、脉搏、呼吸、氧饱和度等)都不错。然而笔者已预感到日子不多了,因为"眼神"日差,双目无神,脸呈古铜色,晦暗无华。原先呼喊能转眼注目,逐渐变得毫无反应(见本书第85页图)。而这些,在现代医学中既少描述,更少关注。可以理解为,中医兼顾"形"和"神",但更强调"神";而现代医学则更重视"形"(包括身体部件的修理,可以精细入微)。这些提示中西医在理念上确有很大区别。如果再用煤炉来比喻,则西医重煤炉设计制作的合理、重煤的供应;而中医则重"火候"的管理(何时用扇子,何时排灰通气,何时加煤,加多少煤,等等)。这不又是中西医可以互补的一个理由吗?

总之,中医的"复衡"思维,可能有助西医"多益"思维的完善。

同时,《黄帝内经》在人的生长发育方面也有论述,笔者以为没有必要面面俱到,然而有一点似值得现代医学更深入研究,这就是中医的"肾",因为男女的生长发育到衰老,和"肾"的盛衰密切相关。

3 "邪之所凑,其气必虚"——重视"外因通过内因起作用"

"邪之所凑,其气必虚"也是《黄帝内经》的一句名言。就是说,外因之所以能致病,根本原因是身体虚弱。

人为什么会生病?下页图所示,中医列举了"六淫""七情""过用"等。例如《黄帝内经》说"夫百病之生也,皆生于风、寒、暑、湿、燥、火",这是"六淫"。《黄帝内经》更全面地说"夫百病之始生也,皆生于风雨寒暑、清湿喜怒",意是病起于"六淫"和"七情"(喜、怒、忧、思、悲、恐、

病生篇

六淫七情	病起过用
邪之所凑	其气必虚
血气不和	百病乃生
风寒伤形	忧恐伤气
五脏相通	移皆有次

中医关于疾病发生发展的几种理念

惊）。《黄帝内经》另外又说"生病起于过用"（饮食饱甚，惊而夺精，持重远行，疾走恐惧，摇体劳苦）。在日常生活中，"过度"就会伤身，包括不良生活方式也是重要内因。笔者印象中，知识分子患癌症预后多差，这和长期过劳、慢性应激有关。《黄帝内经》将一方面的"过用"归纳为"五劳"，即"久视伤血，久卧伤气，久坐伤肉，久立伤骨，久行伤筋"。实际上当代不少慢性病都与此有关。联系到现代医学常将治病看作修理机器，可以做到精细入微。例如不能吃就放胃管，静脉注射难就放深静脉插管，排尿不畅就放导尿管，咳痰不畅就做气管切开，等等。显然这些都无疑缓解了局部的问题，然而却很少考虑由此导致的长期卧床，导致的"久卧伤气"，导致降低了机体的抵抗力。《黄帝内经》说"百病生于气"，抵抗力降低了，又可导致次生疾病的发生，恶性循环。

总之，中医认为，为什么生病，总结起来就是《黄帝内经》所说的"夫百病之始生也，必起于燥湿、寒暑、风雨、阴阳、喜怒、饮食、居处"。

上面所列举的致病因素有外因（六淫）和内因（七情、过用和不良生活方式），它们的作用又有什么不同呢？《黄帝内经》说"风寒伤形，忧恐忿怒伤气"，提示"七情"致病和"六淫"致病不同，而"伤气"比"伤形"更为重要。然而，笔者以为，中医对疾病的发生最主要的是"外因通过内因起作用"，内因是关键。不是吗？《黄帝内经》说"风雨寒热，不得虚邪，不能独伤人"，"正气存内，邪不可干"。如何保护"正气"，成为中医防治疾病的一条主线。得了病，如果不加重视，病将由浅入深，这就是《黄帝内经》所说的"五脏相通，移皆有次。五脏有病，则各传其所胜"。总之，对疾病的发生发展，中医更偏重内因研究，而现代医学则更偏重外因探索。笔者以为，这是中西医可以互补的又一个方面。

4 形与神俱，终其天年——重视"顺应自然"的养生观

中医在养生方面有独到之处，《黄帝内经》说"形与气相任则寿"。那么

怎样才能做到呢？《黄帝内经》中就说："上古之人，其知道者，法于阴阳，和于术数，食饮有节，起居有常，不妄作劳，故能形与神俱，而尽终其天年，度百岁乃去。"（右上图）寥寥数语，笔者以为，其精髓就是"顺应自然"。顺其自然不是无所作为，而是顺应客观规律，养生和治病如何顺应客观规律是大有学问的。

养生篇

法于阴阳	知于术数
饮食有节	起居有常
不妄作劳	形与神俱
终其天年	度百岁去

中医关于养生的经典理念

《黄帝内经》对今人之所以折寿也有生动的描述："今时之人不然也，以酒为浆，以妄为常，醉以入房，以欲竭其精，以耗散其真。不知持满，不时御神，务快其心，逆于生乐，起居无节，故半百而衰也。"提示如果不注意养生，最终将导致"血气不和，百病乃生"。尽管这是两千多年前的著作，但对今人仍有现实意义，仍有警示作用。对于"顺应自然"，《黄帝内经》有很精辟的论述，即"应则顺，否则逆，逆则变生，变则病"。

西方养生，重体育锻炼，重合理营养摄入（包括保健品），等等，这些都很重要，但多是针对身体方面的（且常误为越多越好，较少强调顺应自然），而针对精神方面的较少；中医的养生，至少在理念上，顺应自然，形神并重，刚柔适度，当可补其不足。

5 "上工治未病，不治已病"——重视"预防为主，早诊早治"

"上工治未病，不治已病"同样是《黄帝内经》中的一句名言。两千多年前我们的祖先就已强调防病的重要，《黄帝内经》对此有过生动的描述（右下图）："圣人不治已病治未病，不治已乱治未乱。"为什么呢？因为"病已成而后药之，乱已成而后治之，譬犹渴而穿井，斗而铸锥，不亦晚乎"？

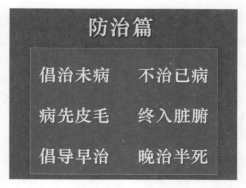

防治篇

倡治未病	不治已病
病先皮毛	终入脏腑
倡导早治	晚治半死

中医学在两千年前已重视疾病的预防与早治

前面一节的养生实际上就包括防病。在防病中，前面说过如何应对"六淫""七情"和"过用"，正像《黄帝内经》所归纳的："必顺四时而适寒暑，和喜怒而安居处，节阴阳而调刚柔，如是则僻邪不至，长生久视。"中医在防病方面还强调"血和、卫气和、志意和、寒温和"等。笔者感到，中医在防病中，特别重视精神的作用，即"志意和"。这里再引《黄帝内经》的一句话："志意和则精神专直，魂魄不散，悔怒不起，五脏不受邪矣。"反之，"神劳则魂魄散，志意乱"。

笔者以为"上工治未病"也包括早诊早治。《黄帝内经》对早诊早治也有诸多论述，例如"百病之始生也，必先予皮毛"，然后入络、入经、入腑。为此，"善治者治皮毛，其次治肌肤，其次治经脉，其次治六腑，其次治五脏"。如果治疗晚了，就会"治五脏者，半死半生也"。

现代医学也十分重视疾病的预防和早诊早治，然而在具体的理念方面仍有一些区别。例如西医重外因的预防，如研究疫苗；通过体育锻炼（跑步等）和合理营养以增强体质也很重视，但也常偏于"多益"的思维。中医则较重内因的调控，包括顺应自然、柔性锻炼（太极拳、气功）和精神养护等。两者也有可互补之处。

6 辨证论治，实泻虚补——重视"个体化辩证治疗"

中医治病，大别于西医治病，兹论其要者（下图）。

（1）"辨证"而非"辨病"而治：中医诊病是通过望闻问切，"夫脉之小大滑涩浮沉，可以指别；五脏之象，可以类推；五脏相音，可以意识；五色微诊，可以目察。"《黄帝内经》说："善诊者，察色按脉，先别阴阳。"中医通过察色按脉，辨别阴阳、脏腑、虚实等，然后针对"证"（不是针对西医的"病"）来治疗。

（2）强调"实泻虚补"等辩证治疗：读者注意，这里是用"辩证"（符合辩证思维的治疗）而不是"辨证"（辨别不同证候的治疗），其意不同。

诊治篇

察色按脉	阴阳脏腑
辨证论治	实泻虚补
治神养生	药石先后
大毒治病	十去其六
治病之道	气内为宝

中医诊治疾病与西医迥异的理念

由于《黄帝内经》认为"气有高下，病有远近，证有中外，治有轻重，适其至所为故也"，所以采取"阳病治阴，阴病治阳"；"实则泻之，虚则补之"；"高者抑之，下者举之，有余折之，不足补之"；"逆者正治，从者反治"等符合辩证思维的治疗，从而认为"知标与本，用之不殆，明知顺逆，正行无问"，而不同于西医针对病因（如细菌性疾病用抗生素）、病理（如癌症用化疗）相对固定的"一病一方"的"堵杀"治疗。

（3）治病除辨证用药外，十分重视治神和养身：《黄帝内经》治疗方法包括"一曰治神，二曰知养身，三曰知毒药为真，四曰制砭石大小，五曰知腑脏血气之诊"，这和西医又有很大区别，西医对形体之治可谓精细入微，但常忽略人的"精气神"。

（4）重视"药治"与"食补"的综合应用：《黄帝内经》说"毒药攻邪，五谷为养，五果为助，五畜为益，五菜为充"，而且强调这些综合治疗要顺应自然，"气味合而服之，以补精益气"，而西医营养液则常是硬性给予。

（5）"大毒治病，十去其六"，强调保护正气的重要：《黄帝内经》说："大毒治病，十去其六；常毒治病，十去其七；小毒治病，十去其八；无毒治病，十去其九。谷肉果菜，食养尽之，无使过之，伤其正也。"这个理念和西医迥异。西医的"超根治手术""强化化疗""追加抗菌药物"等都属于"围堵追杀""斩尽杀绝"的思路。而中医则强调"过犹不及"，也就是《孙子兵法》中"围师遗阙"的思路。中医之所以这样认为，是基于"无使过之，伤其正也"。中医十分重视病人的"正气"。《黄帝内经》在治疗"积聚"（可能包括现代的癌症）时说："大积大聚，其可犯也，衰其大半而止，过者死。"说是如果治疗过度，病人就会死亡。笔者在20世纪60年代末刚进入癌症临床时，有过深痛教训，出于救治病人心切，而采取勉强的超大手术和超大剂量化疗，这些办法，虽有短暂疗效，却加速病人死亡。每遇强化的化疗，使白细胞降到几百，残癌死灰复燃，如入无人之境，病人迅即死亡。为此《黄帝内经》强调"治病之道，气内为宝，循求其理"，意思是治病要重视气之盛衰和正邪变化。

总之，中医是偏重个体化、整体观的动态综合治疗；西医则强调个体化、局部精准的单一治疗。这是两者可互补的另一理由。

7 "精神不进，病不可愈"——重视"病人的主观能动性"

关于疾病的预后，《黄帝内经》十分强调病人的精神状态（左上图）。例如说："病不许治者，病必不治，治之无功矣"；又说"精神不进，志意不治，故病不可愈"；还强调医生和病人要相互配合，否则疗效也差，即《黄帝内经》所说"病为本（病人为本），工为标（医生为标）；标本不得，邪气不服"。总之，病人的主观能动性能否发挥，关系重大。这又从一个侧面反映，西医偏于"治病"（精细地修理"机器"），中医则重视"治病人"，两者互补当更强。

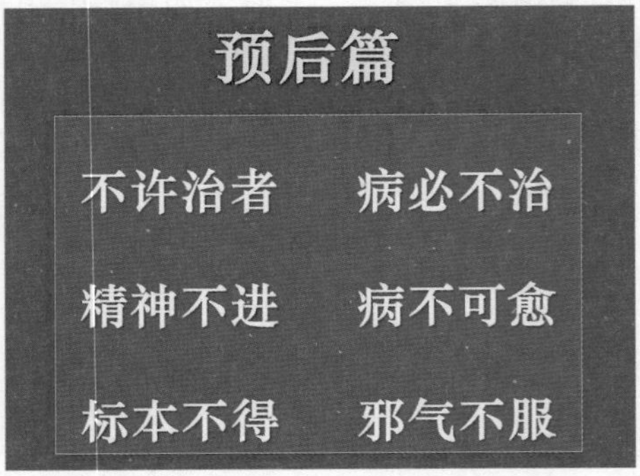

预后篇

不许治者　　病必不治

精神不进　　病不可愈

标本不得　　邪气不服

中医强调病人精神状态与预后的关系

8 "顺者为工，逆者为粗"——重视"人文与医术深厚的医道观"

尽管是两千多年前的医书，对为医者已有全面的要求（左下图）。《黄帝内经》说："故治病者，必明天道地理，阴阳更胜，气之先后，人之寿夭，生化之期，乃可以知人之形气矣。"归纳起来就是要"上知天文，下知地理，中知人事"。这样才能达到"顺天之时，而病可与期"，即顺应自然。《黄帝内经》认为"顺者为工，逆者为粗"，只有能顺应自然才是好医生，反之是粗劣的医生。对庸医，《黄帝内经》还做了深刻的批判，例如"诊不知阴阳逆从之理""妄作杂术""不适贫富贵贱之居""诊病不问其始"，即庸医四失。

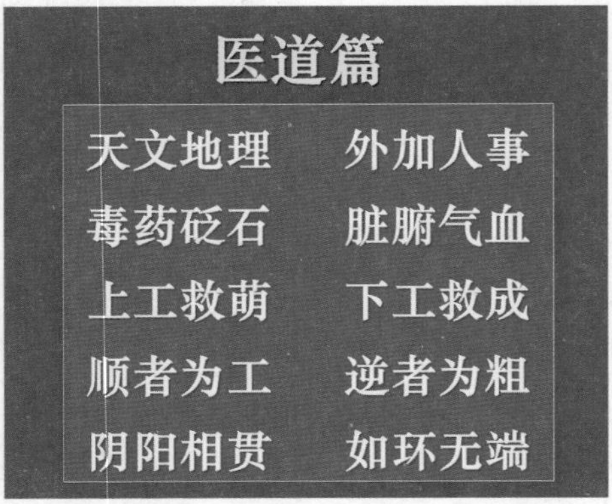

如前所述，《黄帝内经》还要求医生能够"早诊早治"，即"上工救其萌芽"，"下工救其已成，救其已败"。

对于名医的要求，《黄帝内经》还有更全面的论述："圣人之治病也，必

医道篇

天文地理　　外加人事

毒药砭石　　脏腑气血

上工救萌　　下工救成

顺者为工　　逆者为粗

阴阳相贯　　如环无端

《黄帝内经》中已有全面的医道要求

知天地阴阳，四时经纪，五脏六腑，雌雄表里，刺灸砭石，毒药所主。从容人事，以明经道，贵贱贫富，各异品理，问年少长，勇怯之理，审于分部，知病本始，八正九候，诊必副矣。"换言之，名医既需有人文功底，又要有深厚的医术基础。

笔者以为，还有一点十分重要，即《黄帝内经》说："夫圣人之治病，循法守度，援物比类，化之冥冥，循上及下，何必守经？"笔者体会，这就是《孙子兵法》中所说的"以正合，以奇胜"，既要按规范办事，又要灵活应用，才能出奇制胜。

重读《黄帝内经》，感到中西医很多方面可以互补，这将可能是中国新医学最重要的核心。归纳起来，主要是宏观与微观的互补、整体与局部的互补、软件与硬件的互补、精神与物质的互补等（详见本书 139～187 页）。

二、《孙子兵法》中的智慧

习近平同志在中央政治局 2014 年 10 月 13 日集体学习中有这样一段话："实现中华民族伟大复兴的中国梦，需要充分发挥全党全国各族人民今天所具有的伟大智慧，也需要充分运用中华民族五千多年来积累的伟大智慧。"他在十九大的报告中还有这样一段话："文化自信是一个国家、一个民族发展中更基本、更深沉、更持久的力量。"笔者以为，这就是如何"古为今用"的问题。古为今用的思路除上述直接与医学有关的《黄帝内经》外，还可从中华文明中去寻找。

巴比伦／美索不达米亚的两河文明、埃及文明、印度文明和中华文明被称为世界四大文明，过去认为，中华文明在四大文明中不是最早的。但《文汇报》2018 年 1 月 15 日的一个标题"良渚遗址考古将改写世界文明史"（下页上图）引起笔者注意："国际考古专家：中华文明与古埃及文明、美索不达米亚文明处于相同时间点上。"而且中华文明是四大文明中唯一没有中断的。说也奇怪，在 2500 年前后，东方和西方都出现了一些圣哲。我国的老子、孔子和孙子是世界公认的；古印度有释迦牟尼；西方有苏格拉底、亚里士多德和阿基米德等。就我国的圣哲而言，笔者以为：老子思维有助创新，孔子思维有助和谐，孙子思维有助取胜。当然，中华文明也有现代的，这是后话（下页下图）。

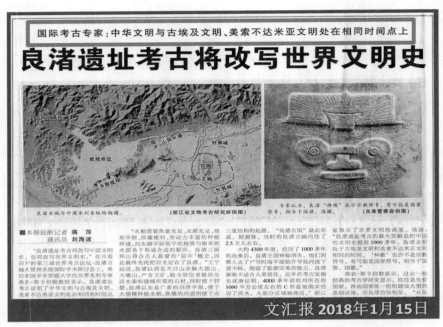

《文汇报》报道显示，中华文明在四大文明中同样久远

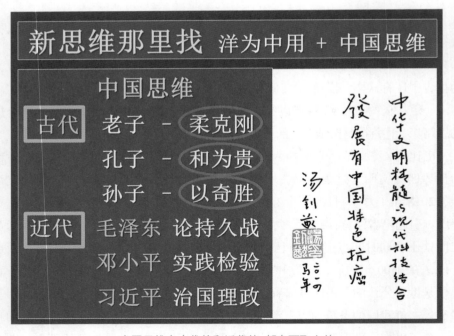

中国思维有古代的和近代的，都有可取之处

《孙子兵法》是世界上最早的兵书，已译成多国文字传播世界，不仅用于兵战，还用于商战、体育竞技和医学等。清代名医徐大椿所著《医学源流论》中，就有"用药如用兵"，认为孙武的《孙子兵法》十三篇，治病之法尽之矣。

笔者以为，医学是人类与疾病做斗争的一门科学与艺术。所谓"科学"，医学的进步离不开自然科学的发展，这是"硬件"；所谓"艺术"，医学进步也离不开医学思维，这是"软件"；硬件要与软件相辅相成。笔者从事癌症临床与研究，如何攻克癌症就是笔者毕生思考的问题。2014年笔者写了《中国式抗癌——孙子兵法中的智慧》，这本有幸获得2015年上海市优秀科普图书一等奖的高级科普读物，就是对付癌症"古为今用"的尝试。如同下象棋，双方都有车马炮，即武器相当，而胜败取决于棋艺，即战略战术。当年孙子帮助只有3万兵力的吴国，打败了有20万兵力的楚国，兵力悬殊，所以能"以弱胜强"，靠的就是战略战术。而当今对付癌症的倾向是"重杀癌利器，轻战略战术"。

笔者粗略看了《孙子兵法》，感到孙子的思路已经给对付癌症的战略提出了方向，例如"慎战、不战、易胜、全胜、奇胜"，是一个全方位的系统工程。所谓"慎战"，就是要一分为二地看待当前的杀癌疗法；所谓"不战"，就是要重视癌症的预防和非侵入性诊疗；所谓"易胜"，就是要强调早诊早治；所谓"全胜"，就是要

不同的思路　值得研究	
西医	孙子
百战百胜	非战取胜
围堵追杀	围师遗阙
斩尽杀绝	穷寇勿迫
诊疗规范	出奇制胜

《孙子兵法》思路与西医思路迥异的四个例证

重视和研究综合处治；所谓"奇胜"，就是要不断创新，出奇制胜。这些方面在现代医学中有的已经引起重视，而有些尚未引起重视。笔者阅读了《孙子兵法》，还感到有些思路，包括战术方面，不同于当今西医治病的思路（如上图），这就更值得去研究。

1　慎战——"百战百胜，非善之善者也"

"百战百胜"连老百姓也觉得是一件很荣耀的事，孙子却说这不是最好

的，因为"凡兴师十万，出征千里，百姓之费，公家之奉，日费千金，内外骚动，怠于道路，不得操事者，七十万家"。不用翻译，读者也能体会到战争之为害。老子的《道德经》也有类似的论述，"师之所处，荆棘生焉，大军之后，必有凶年"；从而认为"兵者，不祥之器，非君子之器，不得已而用之"；甚至还说"胜而不美""战胜以丧礼处之"，就是说，虽然战胜，也要低调处事。

近代癌症的历史，就是一部"消灭肿瘤的历史"，所以称为"抗癌战"。它取得不少进展，但仍远未取胜。为此，最近多年，笔者致力于研究"杀癌疗法"（战）的负面问题，其目的是"补台"，而不是"拆台"。杀癌疗法就是我们日常用的对付癌症的主要疗法，即手术、放疗、化疗、局部消融、动脉内化疗栓塞，以及分子靶向治疗（如抗血管生成治疗）等。但我们发现：① 这些疗法虽大多能立竿见影地消灭肿瘤，比起中医中药治癌，要快得多，明显得多；然而所有这些疗法都未能百分之百地消灭肿瘤，治疗后的癌复发转移成为进一步提高疗效的瓶颈。② 而未被消灭的肿瘤，尽管为数很少，却比以前更为凶猛，癌转移潜能大增，这也是杀癌疗法未获全胜的问题所在。③ 为什么会这样？因为这些疗法都可导致缺氧，导致炎症，导致免疫功能下降等。例如缺氧，这好比房间里有10只老鼠，如果只丢1个面包下去，老鼠疯狂地抢；如果丢10个面包下去，老鼠就不抢。炎症就好比社会动乱，坏人便可趁乱作案。而物资短缺（缺氧）和社会动乱（炎症）又互为因果，恶性循环。在病人免疫功能明显下降（国力不强）的情况下，残留的癌细胞，尽管数量极少，但也可如入无人之境，死灰复燃，迅速反败为胜。笔者作为肿瘤外科医生，常常感到要"决定手术"容易，特别是冒险强攻，更容易为人所称道；而"决定不手术"难。总之，孙子开篇明义就说"兵者，国之大事，死生之地，存亡之道，不可不察也"，是告诫人们要"慎战"。从孙子这点出发，提示西医值得对"战"（杀癌疗法）进行一分为二的研究，看到其不足之处，慎重开战；并寻找"补台"办法，以便开战后进一步提高疗效。

2 不战——"不战而屈人之兵，善之善者也"

人们会奇怪，所谓"兵法"就是教人取胜之道，而孙子却主张尽可能"不战"。现在年纪大一点的人，都曾经亲历解放战争那段历史，其中北平的和平解放应该属于"不战而屈人之兵"的范例。孙子早已说过："上兵伐谋，其次伐交，其次伐兵，其下攻城，攻城之法为不得已。"还说："用兵之法，全国为上，破国次之。"如果用战争的办法来解放北平，不仅将承受大量生命财产的损失，而且多年的历史古城将不复存在。当然"不战"是有条件的，孙子说："十则围之，五则攻之，倍则战之。"北平得以和平解放，是通过"伐谋 + 伐交 + 伐兵"达到"十则围之"的结果，但"伐兵"只是北平外围的用兵（切断从水路外逃，解放天津等）。对付癌症，"预防"是最好的"不战"，这也符合《黄帝内经》的"上工治未病，不治已病"。《柳叶刀》（*Lancet*）2014 年的

一篇文章说："1/3 到 1/2 的癌症可防，为此，一级预防必须作为全球控癌的重中之重。"（右上图）笔者结合当前的时病，也编写了一段防癌的"顺口溜"（右下图）。

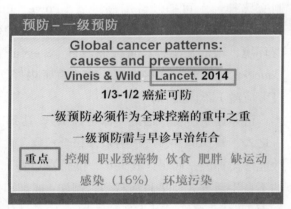

2014 年《柳叶刀》的文章显示，癌症一级预防是"不战"之路

癌症预防如何做到有针对性？笔者以为，癌症是"内环境与外环境失衡导致的机体内乱"，外环境失衡即肿瘤学专著中都可见到的物理、化学、生物学因素，由于吸烟的重要，也常同时单独列出。现在大家多重视空气、水、食物等环境污染，而对内环境失衡则常被忽视，对不良生活方式导致"人为的"内外环境失衡更置若罔闻。笔者以为外因通过内因而起作用，如同《黄帝内经》所说的"正气存内，邪不可干"。为此，内环境失衡必须引起重视，至少

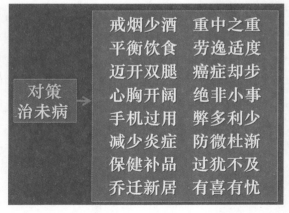

笔者拟的癌症"治未病"顺口溜

包括神经、免疫、内分泌、代谢等的失衡，当然还有遗传。其中，免疫系统失衡，近年因发现 CTLA4 和 PD-1 检查点已重新受到重视。对代谢失衡的关注也明显升温。笔者以为，神经系统失衡也应作为重点，而且已有不少科学依据。神经系统失衡影响癌症的发生发展，是通过神经递质和神经纤维来达成的。已有报道：精神刺激促癌生长［Schuller 等.《癌变》（*Carcinogenesis*），2012］；应激可使乳腺癌转移潜能增加 30 倍［Sloan 等.《癌症研究》（*Cancer Res*），2010］；而精神紧张、过劳等都可导致应激，应激以交感神经兴奋为特征，而交感神经兴奋可促癌转移，因心理社会因素可调控癌细胞基因组演变［Cole.《大脑行为和免疫》（*Brain Behav Immun*），2013］；β 阻断剂（抑制交感神经）可抑制乳腺癌进展［Powe，Entschladen.《自然评论-临床肿瘤学》（*Nat Rev Clin Oncol*），2011］；最新的研究认为交感神经系统可调控微环境，激活交感神经可促癌转移［Steven 等.《自然评论-癌症》（*Nat Rev Cancer*），2015］。这些发现，和《黄帝内经》所说"生病起于过用"（包括过劳应激）不谋而合。

正如孙子所说，通过"修道保法"，达到健身却癌。《黄帝内经》说"上古之人，其知道者，法于阴阳，和于术数，食饮有节，起居有常，不妄作劳，故能形与神俱，而尽终其天年，度百岁乃去"，这些方面也有助防癌。而当今的不良生活方式似乎越演越烈，例如：戒烟和戒酗酒，难之又难；缺少运动，知而不做；"手机过用，弊多利少"，10 个人走在路上，至少有 6 个在看手机，而脑瘤已上升为我国男性癌症死亡的第七位原因；装修污染；肥胖，等等，都是癌症要达到"不战而屈人之兵"需要关注的重点。为此，预防（包括预防癌症治疗后的复发转移）是癌症做到"不战（不战而屈人之兵）"的重要途径。从这一点出发，提示我们有必要进一步寻找防癌的主要方向（例如内环境失衡，不良生活方式）；另一方面，既然要尽量"不战"，那么也要寻找代替"战"的措施。这好比对付罪犯，尽量不用死刑，提示除了死刑外，还应有徒刑。同理，对付癌症，除"杀癌疗法"外，还需要有"改造"的办法，包括改造残癌、改造微环境和改造机体的办法。

3 易胜——"胜于易胜者也"

笔者是肿瘤外科医生，西医往往推崇难度大的手术，媒体报道也往往是

"××医院切除了××千克重的大肿瘤"。然而《孙子兵法》说"战胜而天下曰善，非善之善者也"，意思是打了大胜仗大家都说好，其实并非最好的。笔者记得20世纪50—60年代，肿瘤外科从"根治术"发展到"超根治术"。当年观战者人山人海，以为技术越复杂越"高级"，病人还没有出院，媒体便大幅报道，然而谁又知道这些病人的后果如何呢？实践是检验真理的标准，几乎所有通过"惨烈战争"的治癌之术，如外科的"超根治术"、化疗的"强化化疗"、中医的"超大剂量清热解毒"等，常常是昙花一现。孙子提倡的是什么呢？孙子说："古之所谓善战者，胜于易胜者也。"意思是自古以来善于指挥战争的，都是战胜那些容易被战胜的敌人。这对癌症而言，就是"早诊早治"。以笔者所从事肝癌为例，小肝癌（直径≤5厘米者）手术切除与大肝癌（直径＞5厘米者）手术切除比较，前者手术死亡率（术后30天内死亡）降低57.1%，5年和10年生存率约高一倍，生存10年以上病人数也多154例（见右上图）。右下图中的病人，是1975年用验血中甲胎蛋白普查发现的无症状肝癌病人，其肝癌只有枣子那么大，通过一次不大的手术，解决了问题；10年后结婚生女，患者至今无瘤生存42年。

孙子又说："故善战者之胜也，无智名，无勇功，故其战胜不忒，不忒者，其所措必胜，胜已败者也。"就是说这些将帅没有扬名，没有战功，其取胜是显而易见的，为什么是显而易见的呢？因为其采取的措施建立在必胜

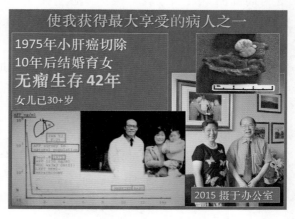

小肝癌与大肝癌切除的比较		
复旦大学肝癌研究所/中山医院资料		
	小肝癌切除 5767例	大肝癌切除 5345例
手术死亡率	1.2%	2.8%
5年生存率	57.9%	31.5%
10年生存率	38.8%	21.2%
生存10年以上	379例	225例

早诊早治（小肝癌切除）成倍提高疗效

使我获得最大享受的病人之一

1975年小肝癌切除
10年后结婚育女
无瘤生存42年
女儿已30+岁

2015摄于办公室

小肝癌切除后生存42年的病人

的基础上。确实，小肝癌切除已经不算什么大手术，然而效果却是"事半功倍"。为此，在癌症的治疗中，用比较简便的方法，冒比较小的风险，便将癌症治好，虽然没有很大名声，却是最好的，因为患者得益多，而损失少。其实国外有识之士也有相同的意见，上述 2014 年《柳叶刀》（Lancet）的文章（见本书第 103 页上图）也认为"一级预防需与早诊早治相结合"。为此，早诊早治是达到"易胜"的重要途径，从孙子这点出发，我们应提倡健康人群和某种癌症高危人群的定期体检。

4 全胜——"以十攻其一也"

笔者体会，《孙子兵法》一方面提倡慎战；另一方面，如果一定要战，提倡争取"全胜"。那么怎样才能达到"全胜"呢？笔者以为，"以众击寡"是孙子兵法的精髓，对付癌症也不例外。在"我强敌弱"态势下实现"以众击寡"应不太难，然而在"敌强我弱"态势下则难以想象。而《孙子兵法》的绝妙之处，正是在于后者。《孙子兵法》中有一段话："故形人而我无形，则我专而敌分。我专为一，敌分为十，是以十攻其一也。"说的是善于指挥作战者，总能让敌人充分暴露，而自己则深藏不露。这样我方就可集中兵力，而敌方不得不分散兵力。我军集中于一处，敌军分为十处，这样我方便能以十攻一。孙子接着说："敌虽众，可使无斗。"这样，敌人虽多，也无法和我方较量。再具体一些来说，如何能使全局的"敌强我弱"变为局部的"我强敌弱"呢？《孙子兵法》中的"谋攻篇"曾描述了六种用兵之法，其中就有"敌则能分之"，孙子就是用这种办法来达到"以众击寡"。

讲到这里，不禁使笔者想起毛泽东辩证地处理战略与战术的关系，指出"在战略上要以一当十，在战术上要以十当一"；强调"集中兵力，拣弱的打"，将战略上处于强者的敌军，变为在战役上处于弱者。在当前癌症治疗中，往往以为"一榔头"就解决问题。笔者大查房看到肝癌病人术后复发者，都问病人："您开刀后用过什么治疗吗？"回答大多是"没有"。

近年国外也已注意到："癌症不是一种疾病，而是多种疾病，不同病人各异，而且随着环境的变迁，继续演变成复杂的互相影响的不同癌细胞。"[Marte. 《自然》（Nature），2013] 为此，多种疗法的综合治疗，是对付癌症的必由之路。尤其在"敌强我弱"态势下的癌症，如何巧妙应用多种不同的疗法，逐步改变"癌与机体比势"，积小胜为大胜，是值得研究的问题。从孙子力求"全胜"这点出发，提示我们要认真研究"综合治疗"，尤其是临床医生是大有可为的。笔者注意到，在《孙子兵法》中，还有"火攻篇"和"用间篇"，前者好比癌症的各种形式的"局部治疗"，后者好比"分化诱导治疗"（使癌改邪归正）等。为此，所谓综合处治，不是只包括进一步杀癌，而且包括各种非正规的、小规模消灭和控制肿瘤的疗法，包括策反敌营司令部等办法，还包括调动病人的积极能动性（如适度运动）。这就是笔者概括为"消灭与改造并举"的综合处治。

5　奇胜——"以正合，以奇胜"

笔者以为，"奇胜"（出奇制胜）也许是《孙子兵法》最精彩之处。"凡战者，以正合，以奇胜"是孙子的名言，"以正合"就是强调要打好扎实的基本功，这好比下象棋，车马炮各自有一定的走法，不懂这些，象棋就无法下。而"以奇胜"，就是取胜要靠棋手的棋艺，谁的奇招多，就胜出。而奇招是无穷尽的，这就是孙子所说的"善出奇者，无穷如天地，不竭如江河"，又说"战势不过奇正，奇正之变，不可胜穷也"，"奇正相生，如环之无端，孰能穷之"。当前我国在对付癌症方面，正大力推进"诊疗规范"和"临床路径"，这是必要的。然而这只能使诊疗效果达到目前应达到的水平，而癌症仍远未被攻克，要胜出还得"以奇胜"。笔者以为，奇就是创新，就是改革。正与奇不能偏废，但重点在后者。2007年笔者曾到西班牙的巴塞罗那，参观了毕加索的展馆，看到他的名画，粗看以为是小孩子画的，但参观后才知道，毕加索有绝好的绘画功底，他早期的宫廷画十分精细。说明他的名画是在深厚基本功基础上的作品，只有在扎实基本功的基础上，才可能有这样的"升华"。然而如果只是停留在宫廷画阶段，即使它比照片还要精细，但仍说不上是有特色的"艺术"。

这里不禁想起笔者老伴，2006年可能因居住在甲醛明显超标的新居，导致乳腺癌伴腋下淋巴结转移，后来证明属于HER-2阳性乳腺癌，即恶性程度很高的类型。做了手术，尽管也用了半个疗程赫赛汀（曲妥珠单抗，分子靶向治疗）治疗，但因心脏毒性而被逼终止（后来因心房颤动导致两次脑

HER-2 阳性 乳腺癌
术后 赫赛汀治疗 需用足一年

早期乳腺癌术后辅助曲妥珠单抗必须用满一年？

HER2 阳性早期乳腺癌术后辅助曲妥珠单抗必须用满一年，还是短时间治疗更有效？有研究称，这次可盖棺定论了，还是得用满1年，不能缩短疗程。（Cancer Treat Rev. 2017 年 8 月 19 日在线版）

2017年《癌症治疗研究》在线版文章报告，赫赛汀治疗 HER-2 阳性乳腺癌需满一年

梗）。没有再用任何针对乳腺癌的放化疗，原先以为很快会复发转移，没有想到，至 11 年后因肺炎去世，乳腺癌却仍未复发。笔者推想，老伴之所以没有复发，也许是"手术＋半个疗程赫赛汀"的"以正合"（按常规办事），和术后"吸氧＋游泳"的"以奇胜"的结果。如果半量赫赛汀认为是无效的（左图），则"以奇胜"对生存 11 年无复发的贡献度难以否定。

癌症术后游泳减少癌复发转移既有实验依据（见本书第 31～32 页图），也有临床事例。一位何姓病人，2001 年因肝癌伴血管侵犯做手术切除，术后用希罗达（卡培他滨）化疗，1 年后复发再切除，之后又有 3 次复发，均用射频消融治疗。2005 年找笔者时，验血甲胎蛋白仍为 175 微克／升（正常值应低于 20 微克／升），提示仍有残癌。笔者建议患者用"干扰素＋游泳"。至 2017 年，病人寄来一点荔枝，才知道病人无瘤生存已 17 年。如是术后坚持游泳而长期无瘤生存者已有十余例。笔者以为从孙子"以奇胜"这一点出发，提示在学习西方的同时，要大力鼓励有中国思维的创新，才可能达到"超越"的目的。

《孙子兵法》中还有不少和现代医学思维相左者：如西医攻癌主张斩尽杀绝，而孙子则说"穷寇勿迫"；西医常倾向越多越好，而孙子则说"兵非益多"；西医主张围堵追杀，孙子则说"围师遗阙"，这好比是给出路的政策，等等。如果读者有兴趣，可以参考笔者的《中国式抗癌——孙子兵法中的智慧》（上海科学技术出版社，2014 年）。

笔者粗浅认识，《黄帝内经》《孙子兵法》和老子《道德经》的很多理念都是一脉相承的，而不少和现代医学的思维相左，为此，"学习西方＋《孙子兵法》"便有可互补的空间。当然，最终仍需要通过实践来验证。诚然，《孙子兵法》也只是中华文明精髓中的一部分，还有很多其他与现代医学思维相左的内容，需要我们去进一步发掘。

三、孔子与老子

我国古代圣哲如孔子和老子的思维应用于医学，实际上已基本反映在《黄帝内经》中，本节之所以再加论述，是希望从根源上认识"中国思维"的源泉，并进一步从中发掘更多有用的理念。

1 孔子的"和为贵"思想

在儒家经典《论语》（下图）中，有大量我们日常工作、学习、生活、为人处世准则的语录。如"温故而知新""学而不思则罔""不耻下问""三思而后行""学而不厌，诲人不倦""三人行，必有我师""不在其位，不谋其政""过犹不及""己所不欲，勿施于人""名不正则言不顺""欲速则

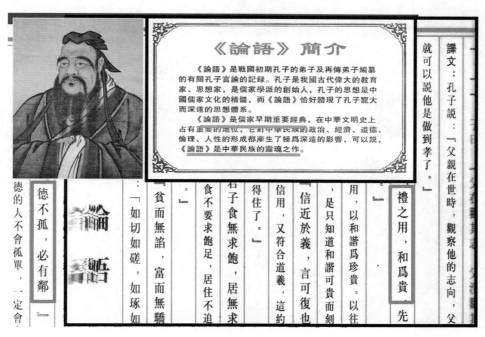

孔子《论语》中的"和为贵"思想

不达""言必信，行必果""工欲善其事，必先利其器""人无远虑，必有近忧""小不忍则乱大谋""既来之，则安之"，等等。其中不少都应对医学发展有所启示，如"过犹不及"，对当前过度诊疗的时病应有重要意义。但本节的目的只是提示发展有中国特色医学可以从中华文明中去找思路，不打算、也不可能全面展开。为此，只打算试论一下"和为贵"在医学上的启示。

笔者注意到 2014 年 5 月 15 日习近平出席"中国国际友好大会暨中国人民对外友好协会成立 60 周年纪念大会"时发表的讲话中有这样一段："中华文化崇尚和谐，中国'和'文化源远流长，蕴涵着天人合一的宇宙观、协和万邦的国际观、和而不同的社会观、人心和善的道德观"（下图）。笔者以为这也是对《论语》"礼之用，和为贵"的深刻阐释。2017 年 12 月 1 日"中国共产党与世界政党高层对话会"上，习近平在《携手建设更加美好的世界》中有这么两段话："我们应该坚持世界是丰富多彩的、文明是多样的理念，让人类创造的各种文明交相辉映，编织出斑斓绚丽的图画。""我们应该坚持人与自然共生共存的理念，像对待生命一样对待生态环境。"笔者以为，前一段

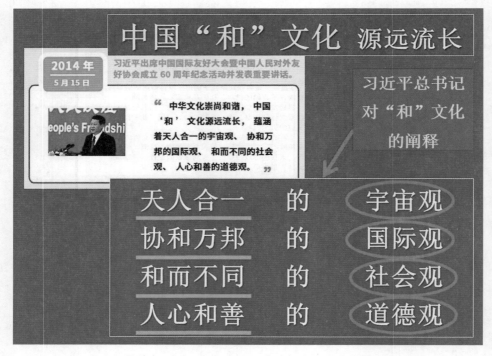

习近平总书记2014年5月15日讲话中对"和"文化的阐释

是关于人与人的关系，后一段是人与自然的关系。至于"人类命运共同体"的倡导，更是"和"文化在世界全局性治理的高深体现。

那么中国"和"文化能否用于医学呢？如果回顾前面《黄帝内经》和《孙子兵法》相关论述时，也许大家会同意：阴平阳秘的整体观，顺应自然的养生观，非战取胜的治疗观，扶正祛邪的康复观，与癌共存的控癌观等，都在实质上体现了中国的"和"文化。

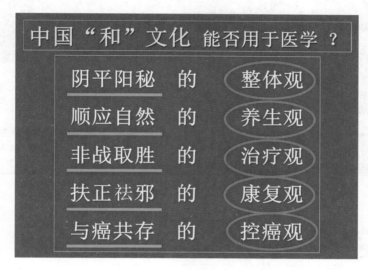

中国"和"文化体现于中医学的各种理念中

2 老子思维对医学的启示

老子（道）与孔子（儒）是中华文明两大主将。孔子甚至将老子比作龙："至于龙，吾不能知其乘风云而上天。吾今日见老子，其犹龙耶。"老子的《道德经》涉及天文、地理、历史、政治、军事、医学和养生等诸多方面。其哲理深刻，被认为是人类历史上最有影响的百人之一（下页上图）。我国的汉唐盛世，《道德经》都得到大力提倡。

报章经常刊登对老子的评论，如英国学者李约瑟说，中国如果没有道家，就像大树没有根一样（下页下图），甚至认为"道家是复兴中国的精神法宝"（113页上图）。笔者2017年9月访问了福建泉州老君岩（宋代）时拍了照片，并辅以题词"质疑促超越，背景是人文"，制作成2018年贺年片赠送友人（113页下图）。

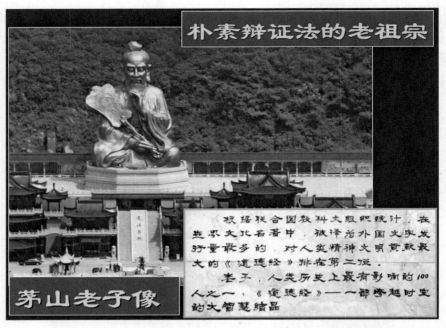

老子是人类历史上最有影响的百人之一

《光明日报》2015年8月25日报道文章："没有道家就像大树没有根"

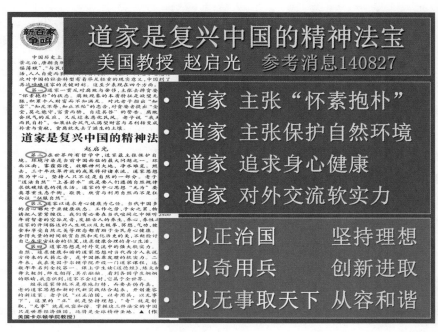

《参考消息》2014年8月27日转载美国赵启光教授的道教研究文章

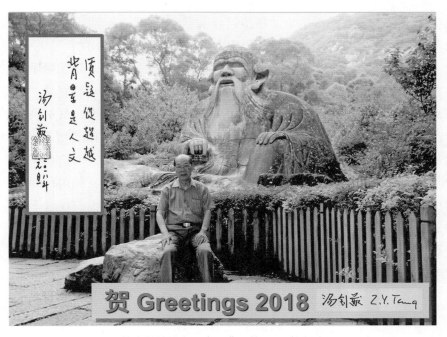

笔者做的以老君岩为背景的2018贺年片

笔者偶从《道德经》中摘录几句，感到对现代医学都有深刻启示。

（1）"为无为，则无不治"：笔者体会，"无为"不是无所作为，而是顺应自然，不做不符合客观规律之事；只要顺应自然，问题就能得到解决。前面说过，例如给营养液，不论病人是否能接受，是否愿意接受，常硬性给予。如笔者亲家公患肺癌，舌苔厚腻，胃口极差，而医者开营养液，病人虽勉强喝，仍两周便离世。笔者老伴，尿路感染致高热昏睡而不进食，医嘱每天1 500毫升营养液由胃管灌入，因不能吸收而腹泻，医者不是减少灌入量，而是采取止泻和堵住肛门的办法，终至反流入肺。

（2）"兵者不祥之器，非君子之器，不得已而用之"：笔者以为，一切事物都是一分为二的。笔者是外科医生，外科（侵入性治疗）也不例外，应该是"不得已而用之"。而临床上每遇不该开的刀、有些可开可不开的刀都要慎重。20世纪60年代，笔者医院一位院领导，因简单的胆囊结石，请了医院最好的外科医生主刀，结果却因并发症丢了性命。笔者也有胆囊结石三十余年，但注意保养，至今相安无事。当前医学临床，侵入性诊疗有增无减，值得商榷。

（3）"知止可以不殆"：过犹不及，凡事适可而止便不会有险（下页上图）。现代医学在很多方面常认为"越多越好"，如保健品、运动、治疗感染的抗菌药、消灭肿瘤的治疗方法等。历史上肿瘤外科的"超根治术"、肿瘤内科的"强化化疗"等都是昙花一现；治疗感染的"追加药物"其远期疗效也待质疑。而《黄帝内经》则主张"阴平阳秘"，恢复平衡即可；特别是"大毒治病，十去其六；常毒治病，十去其七"，而不是"十去其十"，更不是"十去十二"。化疗如果不算"大毒"，至少也属"常毒"；少数抗菌药物也有属"大毒"的（使用不久便出现黄疸、肝功能严重损害）。

（4）"柔弱胜刚强"：现代医学更多是采取"以硬碰硬"，如对付细菌、病毒、癌症均采用"消灭"的办法，而且常主张"斩尽杀绝"。有感于此，笔者2017年的贺年片取自济南百脉泉（下页下图），并题词曰"激流之水可以穿石，水草却如此茂盛，顺其自然也"，应该说这也符合"柔弱胜刚强"的理念。

老子"知止可以不殆"过犹不及

"多益"还是"适度"

疗程过长或引发细菌耐药性

【美国《大众科学》月刊网站7月26日报道】题：你可能不需要服完一个疗程的抗生素（但你多半还是应该服完）

众所周知，要避免让病菌产生耐药性，我们必须服完一个疗程的抗生素——哪怕你服完一个疗程后感觉好多了。但发表在《英国医学杂志》上的一份新分析报告说，事实未必如此。把剩下的抗生素，时间更长不一定就管用。

研究报告作者、牛津大学生物医学研究中心传染病学教授蒂姆·皮托说："医生和外行人中都流传着一种很强大的理论，如果不服完一个疗程，病菌就可能产生耐药性。"

皮托和来自英国各地的10名研究人员组成的团队，追溯到了这种观念的源头：亚历山大·弗莱明（青霉素的发现者——本报注）1945年获诺贝尔奖时的演说。

他们深入研究后发现，弗莱明的获奖演说里包含一段轶事（可能是真的，电可能不是），讲了一名女子遭绎死去，只因她丈夫没有好好服用抗生素，从而把具耐药性的病菌传染给了他。

这有一定道理。如果你接受治疗时让细菌接触抗生素，但药量不足以把它们全部杀灭，你就可能在幸存的细菌中播下耐药性的种子。但在弗莱明发出这一警告的70年后，人们发现，并没有多少科学证据显示完成一个疗程就能促进疗效。

实际上，当症状消退时还继续服用抗生素反而更可能让细菌产生耐药性，因为你服用抗生素的时间越长，接触抗生素的细菌（比如你肠道里的细菌）就越多。

但除了少数例外情况，我们并不知道针对特定疾病一个人到底应服用多少天的抗生素。一旦里里出现喉痛，最短该服5天霉菌素吗？是10天？或14天？

这个问题在抗生素诞生之初就存在。医生们当时就默认应完成疗程而非尽早终止疗程。

但这些默认治疗方式没有受到制一直流传到现代。人们几乎没有开展多少分析来验证药量最合适。皮托及其同事指出，比如，β-内酰胺类抗生素（最常见的抗生素）的建议疗程为10至14天，只因为皇界几乎没有对确定至10至14天。只因为皇界几乎没有对确定至14天，而进行临床试验。

但这并不意味着我们一感冒就有所转说应停止服药，停药或许不会触发耐药性，但以早停止治疗可能让你丧命，这取决于你得了什么病。

美国疾病控制和预防中心抗生素管理办公室主任芽拉·哈克斯说："有些传染病非常严重，比如，有一种葡萄球菌会进人血液，如果没有得到充分治疗，可能危及生命。这性压需要用抗生素的疗数。我们不希望人们停用抗生素疗法而危及自己的生命。我们希望他们在确保安全的情况下谨慎而停止服用抗生素。"

——责编 郦松竹

参考消息 2017年 7月28日

《参考消息》2017年7月28日报道：疗程过长导致细菌耐药

老子"柔弱胜刚强"不是硬碰硬

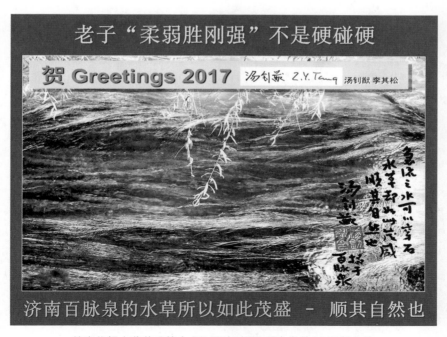

贺 Greetings 2017 汤钊猷 Z.Y. Tang 汤钊猷 李其松

济南百脉泉的水草所以如此茂盛 - 顺其自然也

笔者依据水草茂盛符合"柔弱胜刚强"理念做的2017贺年片

第五章

近为今用
——辩证唯物主义哲学看医学

中华文明精髓有古代的，也有近代的。中国之所以能"站起来"，主要靠毛泽东思想（如抗日战争中的"论持久战"等）；中国之所以能"富起来"，主要靠邓小平理论（解放思想、实事求是等）；当前努力"强起来"，要靠习近平新时代中国特色社会主义思想。笔者认为，我国近现代的一些大科学家，如钱学森等，他们与医学有关的观点也值得借鉴。这些近现代的中华文明精髓，在"创中国新医学"中当有重要指导意义。

本章不可能全面展开，只打算引述一些"大家"的观点供参考。由于笔者是西医，没有系统学习过中医，为此本章主要引用两位非医学界的"大家"对医学的看法，因为他们可能站在更高的高度去看问题，也许更能反映客观实际。

一、毛泽东论中西医结合

笔者以为，毛泽东著有《实践论》和《矛盾论》，在看待事物方面有更高和更全面的视野，能够从辩证唯物主义的角度分析问题。因此，他对医学方面的论述是有分量的。毛泽东在 1954 年讲过："我们中国的医学，历史是最久的，有丰富的内容，当然也有糟粕。在医学上，我们是有条件创造自己的新医学的。"[《毛泽东年谱（1949—1976）》第 2 卷，中央文献出版社，2013 年，258 页]那么谁来落实这个远大理想呢？毛泽东又说："西医要跟中医学习，具备两套本领，以便中西医结合，有统一的中国新医学、新药学。"（同上）接下来要问，为什么要落到西医身上？ 1956 年毛泽东又说："就医学来说，要以西方的近代科学来研究中国的传统医学的规律，发展中国的新医学。"[中共中央文献研究室编.《毛泽东文集》第七卷，"同音乐工作者的谈话"，人民出版社，1996 年]到了 1958 年，毛泽东发出正式号召："中国医药学是一个伟大的宝库，应当努力发掘，加以提高。"（中共中央文献研究室编.《毛泽东文集》第七卷，"中国医药学是一个伟大的宝库"，人民出版社，1996 年）毛泽东不仅号召，而且具体落实了组办西医离职学习中医班。您看，毛泽东是这样描述的："我看如能在一九五八年每个省、市、自治区各办一个七十至八十人的西医离职学习班，以两年为期，则在一九六〇年冬或一九六一年春，我们就有大约二千名这样的中西医结合的高级医生，其中可能出几个高明的理论家。"他还特别强调："这是一件大事，不可等闲视之。"（中共中央文献研究室编.《毛泽东文集》第七卷，"中国医药学是一个伟大的宝库"，人民出版社，1996年）为此，要实现"中西医结合"，发展"中国新医学"，关键是西医学习中医。当然毛泽东也说："掌握中医中药，必须要有西医参加，也要吸收有经验的中医，靠单方面是不够的，单有西医没有中医不行，有中医没有西医也不行。"[《毛泽东年谱（1949—1976）》第2卷，中央文献出版社，2013年，258页]

笔者是赞同毛泽东的意见的，这也是为什么笔者认为："中医的理论精髓需要有深厚功底的中医去凝炼，中医的理论精髓需要有深厚中医功底的西医去研究。"

显然，毛泽东思想指导医学发展还可具体引申出很多。2018年笔者出版的《控癌战，而非抗癌战——"论持久战"与癌症防控方略》，就是探索毛泽东的《论持久战》在控癌战中的应用，属于"近为今用"；而2014年出版的《中国式抗癌——孙子兵法中的智慧》则属于"古为今用"的探索。

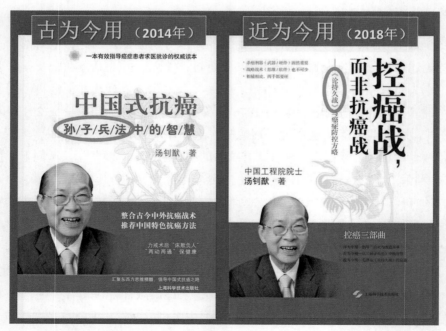

笔者分别于2014年、2018年出版的两部科普书，可视为"古为今用"和"近为今用"的探索

二、钱学森论我国医学的发展

被誉为"中国航天之父"的钱学森，因在"工程控制论"方面做出重大贡献而闻名于世；1985 年因中国战略导弹技术的贡献，以第一获奖者获全国科技进步奖特等奖；1988 年《论人体科学》出版，后来又相继出版了《创建人体科学》《人体科学与现代科技发展纵横观》和《论人体科学与现代科技》；一名科学家，既在应用力学、物理力学、工程控制、系统工程等方面有重大贡献，又在思维科学和人体科学方面有所造诣，实在是十分难能可贵的。因此，他对中医中药方面的看法当是经过深思熟虑的，从而值得我们思考。

钱学森说："中医包含着科学真理，非常宝贵的科学真理。"〔1984 年 5 月 16 日致李印生，《钱学森书信选（上卷）》，国防工业出版社，2008 年 6 月，0088 页〕这个评价和毛泽东的评价异曲同工，而且是从科学的角度论述的。钱学森进一步说："传统医学是个珍宝，因为它是几千年实践经验的总结，分量很重。更重要的是：中医理论包含了许多系统论的思想，而这是西医的严重缺点。"〔1985 年 9 月 23 日致祝世讷，《钱学森书信选（上卷）》，国防工业出版社，2008 年 6 月，0191 页〕这个论述，从理论上提示在当前我国医学发展现状的基础上创建我国特色医学的重要性。钱学森又说："中医的特点在于从整体、从系统来看问题。"（钱学森等.《论人体科学》，人民军医出版社，1988，297 页）笔者以为，这正是点出了中医长处的核心所在。对于我国医学的今后方向，钱学森说："从人体科学的观点，中医有许多比西医学高明的地方，但将来的医学一定是集中医、西医、各民族医学于一炉的新医学。"〔1990 年 12 月 11 日致徐振林，《钱学森书信选（上卷）》，国防工业出版社，2008 年 6 月，0553 页〕那么怎样才能建立我国的新医学呢？钱学森认为："中医理论是经典意义的自然哲学，不是现代意义的自然科学。"〔1983 年 3 月 17 日致黄建平，《钱学森书信选（上卷）》，国防工业出版社，2008 年 6 月，0044 页〕为此钱学森指出："中医药研究要走人体科学的道路，也就是综合中医和西医等的成就，上升到更高层次的医学、21 世的医学。而综合要靠开放的复杂巨系统理论。"［1990年6月15日致宋健，《钱学森书信选（上卷）》，国防工业出版社，2008年6月，0520页］具体来说："中医这个宝库似只有用现代科学技术打开后，才能放出前所未有的光明，而这项工作又必须建立在对中医理论的正确理解。"［1987年4月18日致徐宝源，《钱学森书信选（上卷）》，国防工业出版社，2008年6月，0312页］这也是为什么笔者认为"中医的理论精髓需要有深厚中医功底的西医去研究"，为什么"中西医结合"需要中西医都精通的人才——关键是西医学习中医。

对于"中西医结合"的含义，钱学森的这段话很深刻："中医和西医要真正结合，扬弃上升为新医学、人体科学的医学，的确很不容易。"［1996年2月29日致邹伟俊，《钱学森书信选（下卷）》，国防工业出版社，2008年6月，1126页］而中西医结合的根本任务，钱学森是这样归纳的："我们要从机械唯物论的西医走到辩证唯物论的新医学，这是人体科学的任务。"［1996年6月16日致陶先刚，《钱学森书信选（下卷）》，国防工业出版社，2008年6月，1152页］笔者以为，上面提示科学大家经过深思熟虑的看法，是十分值得思考的。

三、关于"实践是检验真理的唯一标准"

马克思主义的一些先哲，如马克思、毛泽东和邓小平，都十分重视"实践是检验真理的唯一标准"。前已述及，中国所以能够"站起来"和"富起来"，主要靠毛泽东思想和邓小平理论。中国革命和建设之所以获得成功，是马列主义与中国具体实际相结合，并通过"实践检验"，从而形成"中国特色"。笔者以为，其中的"中国特色"和"实践检验"，对当今医学发展，尤其对发展中国新医学，具有十分重要的意义。中国共产党新党章指出："我国正处于并将长期处于社会主义初级阶段。这是在原本经济文化落后的中国建设社会主义现代化不可逾越的历史阶段，需要上百年的时间。我国的社会主义建设，必须从我国的国情出发，走中国特色社会主义道路。"为此，"中国新医学"也需要结合这个基本国情。

　　笔者深感现代西方医学与东方医学的一个重大区别，即西方医学强调"理论到实践"，主张先搞清机制再进行实践。例如癌症分子靶向治疗，就是首先弄清哪些分子与癌症有关，并据此设计针对性药物，然后进行临床随机对照试验的实践，试验结果有效才进入临床应用。粗粗看来，"理论到实践"似乎更为"合理"，更为"科学"，更为"精准"。然而分子靶向治疗剂也同样需要经过实践的考验。而实践证明，一些分子靶向治疗剂也并非如原先预期的那么理想，它们也同样有负面问题（下图）。2015 年《癌细胞》（*Cancer Cell*）的一篇文章（下页上图）认为"基于基因靶向的精准医学，因肿瘤的异质性而受到限制"。

　　而中国传统医学则是"实践到理论"（其实早期的西方医学也相仿），"神农尝百草"便是从实践开始，只要实践有效，了解其毒性，便可临床应用，有条件再弄清其机制。砒霜（三氧化二砷）在过去的实践中发现有治病作用，通过现代实践证实是治疗一类白血病的有效药物（下页下图），然后再应用现代科学技术（分子生物学等），发现其机制是使癌细胞改邪归正（分化诱导）。

靶向治疗

诱导大量分泌蛋白质组导致癌转移

综合应用针对不同信号通路将有助

Therapy-induced tumour secretomes promote resistance
and tumour progression.

Obenauf et al 　Nature. 2015

Drug resistance invariably limits targeted therapy against cancer. Here we show this therapy-induced secretome stimulates the outgrowth, dissemination and metastasis of drug-resistant cancer cell clones, contributing to incomplete tumour regression. Dual inhibition of RAF and the PI(3)K/AKT/mTOR intracellular signalling pathways blunted the outgrowth of the drug-resistant cell population in BRAF mutant human melanoma, suggesting this combination therapy as a strategy against tumour relapse. Thus, therapeutic inhibition of oncogenic drivers induces vast secretome changes in drug-sensitive cancer cells, paradoxically establishing a tumour microenvironment that supports the expansion of drug-resistant clones, but is susceptible to combination therapy.

2015年《自然》杂志发表的一篇论文

抗癌战 - 对癌的认识

基于基因靶向的精准医学
因肿瘤的异质性而受限
未来应关注免疫和自适应方面

Biological and therapeutic impact of intratumor heterogeneity in cancer evolution
McGranahan & Swanton | Cancer Cell 2015 |
Precision med. requires an understanding of cancer genes and mutational process. as well as an appreciation of the extent to which these are found heterogeneously in cancer We outline the limit. of genome-driven targeted therapies and explore future strategies, including immune and adaptive approaches, to address this therapeutic challenge

2015年《癌细胞》发表的一篇论文

中国特色疗法 砒霜治白血病

临床有效 - 机理研究
中医老药
与病因相关癌蛋白结合 - 部分分化
改邪归正 - 带瘤生存

Arsenic Trioxide Controls the Fate of the PML-RARα Oncoprotein by Directly Binding PML

Xiao-Wei Zhang,[1*] Xiao-Jing Yan,[1*] Zi-Ren Zhou,[2] Fei-Fei Yang,[3] Zi-Yu Wu,[3] Hong-Bin Sun,[4] Wen-Xue Liang,[1] Ai-Xin Song,[2] Valérie Lallemand-Breitenbach,[5] Marion Jeanne,[5] Qun-Ye Zhang,[1] Huai-Yu Yang,[6] Qiu-Hua Huang,[1] Guang-Biao Zhou,[7] Jian-Hua Tong,[1] Yan Zhang,[1] Ji-Hui Wu,[4] Hong-Yu Hu,[2] Hugues de Thé,[5,8] Sai-Juan Chen,[1,8†] Zhu Chen[1,8†]

Arsenic, an ancient drug used in traditional Chinese medicine, has attracted worldwide interest because it shows substantial anticancer activity in patients with acute promyelocytic leukemia (APL). Arsenic trioxide (As_2O_3) exerts its therapeutic effect by promoting degradation of an

Zhang et al. Science 2010

2010年《科学》杂志发表的一篇文章，砒霜治白血病，是"实践到理论"的范例

　　我国传统医学通过几千年实践的检验，已积累了大量行之有效的药物和疗法。如果只强调"理论到实践"，必将丢失大量经实践检验有效的苗子。为此笔者以为，应"实践到理论"和"理论到实践"两条腿走路，才能以更快的速度和更高的质量发展"中国新医学"。

　　为了加深印象，笔者打算举一个小小的临床事例，提示"实践是检验真理的唯一标准"值得思考。众所周知，当前常见的"心房颤动"其主要风险就是血栓导致的脑卒中（脑梗）。为此需要通过射频消融的方法恢复正常心律，或通过服用药物预防血栓形成。后者如常用的抗血小板药物阿司匹林，但专科医生似乎认为服用抗凝剂华法林更有效。但服用华法林需每2周左右检测血的国际标准化比值（INR），并认为需达到 $1.8 \sim 2.3$ 才有效。然而笔者在过去几年曾听到老师辈的教授因长期服用阿司匹林而大出血住院的，也听到有些人因服用华法林大出血住院的。2006 年笔者老伴因 HER-2 阳性伴腋下淋巴结转移的乳腺癌做手术后，需接受针对性的分子靶向治疗剂赫赛汀治疗。无奈因心脏毒性而半途被逼停用，不久出现心房颤动，导致枕叶脑梗。由于服用阿司匹林不适，于是服用波立维（即抗血小板药氯吡格雷），然而不久又出现第二次脑梗。心内科医生建议改用华法林，并建议 INR 要达到 2.0，于是每两周便到医院抽血检测。后来为了方便起见，专门买来检测 INR 的试剂盒在家检测。由于老伴后来又因腰椎骨折、严重肺炎、丹毒等打击，以及较长时间使用抗菌药物，健康每况愈下，笔者随时都担心有大出血的风险。于是思考是否能够减少华法林用量，而加用少量丹参片。在使用康忻片（富马酸比索洛尔）使心率降为 $70 \sim 80$ 次 / 分的基础上，减少华法林至 INR 为 $1.2 \sim 1.4$，每天再加用 4 片丹参片。没有想到这样的改动，竟在其后的 6 年间不再出现脑梗，也没有出现大出血。2016 年老伴因尿路小结石感染高热昏睡住院。入院时，医生便说，这样使用抗凝剂是"无效"的。于是改用每天一针的肝素，笔者早年曾从事血管外科临床，知道肝素导致大出血的风险，尤其是体弱的患者，便建议肝素要小心慎用。不出所料，第 3 天笔者注意到皮下注射的针眼有瘀斑，建议肝素减量，未被接受。第 4 天果然出现全血尿，肝素只好停用。过了一段时间，为了预防脑梗，便重新使用肝素，改为每天半针。不久出现痰中带血，笔者注意到因抗菌药物的长期应用，已导致肝功能损害，凝血酶原时间延长，建议进一步减少肝素量。医者答称半针再减难以操作。第 55 天时出现血压下降，出冷汗，CT 证实为脑干出血，只好完全停用。

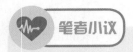
笔者小议

　　当前医学界十分强调"诊疗规范"，这没有错，因为《孙子兵法》也强调"以正合"，就是要按章办事，减少不规范的诊疗行为。然而"规范"是死的，而病人是活的。病人有千变万化，那么什么才是最好的呢？笔者以为，在"规范"的基础上，"实践检验"才是最好的。上述笔者老伴改用"康忻＋减量华法林＋少量丹参片"，这种办法显然不在"规范"内，然而却连续6年既未发生脑梗，又未出现大出血，这个事实也无法否认，而医者却一口否认这种办法的有效性。反之，在笔者老伴这个具体的病人身上，基本按规范办事的，却出现出血的风险。

　　笔者反复思考，问题可能出现在病情不断变化的病人身上。且不说很多"规范"都来自国外，是否完全适合国人；即使国内自行制定的规范，也同样不一定完全适合每一个病人。这就是为什么《孙子兵法》又加了一句"以奇胜"。笔者体会这并没有否定"以正合"，而是在"以正合"的基础上，再结合具体情况灵活运用。这好比西方资本主义世界将自认为正确的"民主"强加于中东国家，结果水土不服，越搞越乱；再好比我国没有像苏联的"全盘西化"，而是结合国情，通过实践检验，却取得成功。

　　世间一切事物都是在不断向前发展的，永远不会停留在一个水平上，"诊疗规范"也不例外，需要通过实践去不断修正和完善。"摸着石头过河"就是这个意思，因为"实践是检验真理的唯一标准"。

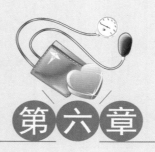

第六章

东西方精华互补

——我国医学发展的选择

为什么笔者用"东西方精华在医学上的互补",而不用"中西医的互补",是希望将更多东西方人文相关的精华纳入进去。例如中国的《易经》《道德经》《论语》《孙子兵法》等,都是中华文明的精髓,其所反映的"中国思维",比《黄帝内经》更为深广。同理,西方医学也不能单单列举古希腊的希波克拉底。说也奇怪,大约在 2500 年前后,与我国老子、孔子、孙子差不多的年代,西方也出了苏格拉底、柏拉图、亚里士多德等大思想家、哲学家,他们的思想对后世都有深远的影响。

从医学发展史的角度,除中国医学和西方医学这两个打算讨论的重点外,古代医学还有印度医学、埃及医学、波斯医学、伊斯兰教医学、巴比伦医学、希腊罗马医学等。例如印度医学也有几千年历史渊源。笔者 1994 年到印度新德里,在 16 届国际癌症大会主持肝癌会议后,印度学者就陪笔者到瓦拉纳西(Varanasi)古城,当然在博物馆也看到了医学方面的内容,据说印度古代已有著名的《印度药书》和《外科书》。以笔者看来,东西方古代医学的发展有很多相似之处,然而,笔者不是历史学家,不能也不敢对此给出有深度的分析,只是希望把视野扩大一些而已。

笔者以为,现代的西方医学和东方医学(指中医学),也许还可以做以下比喻。西方医学将治病看作修理机器,而且做到精细入微,然而常忽略动力(如电力等)的修复,其结果是:在仍有动力的情况下,机器恢复良好运转;在缺乏动力的情况下,精细修复的机器仍然难以运转。而东方医学好比注重动力的修复,而忽略机器细节的修复,在修复动力后,如果机器损坏不厉害,还可运转;而在机器严重损坏的情况下,则无法运转。如果用这个例子来区分东西方医学的渊源与背景,将可能对研究"互补"的重要性和途径有所帮助。

一、医学发展的简要历程、特色、背景与互补的理由

1964 年笔者写成 30 万字的科普书稿《发展中的现代医学》,送到出版

社。不料因"文革"耽搁了 15 年，出版社要求修订，但那时笔者已投身癌症临床，忙得不亦乐乎，这部书稿便一直放在书房。由于"医学发展"是历史，应没有太多的变动，这里就简单参考摘录其中部分，并略加增添。这一节打算只简单说一下中国医学和西方医学这两个重点。诚然，笔者不是医史学家，遗漏和不准确之处在所难免。从历史来看，东西方的医学都是从实践中发展起来的。为此，早年的东西方医学，在理念上有不少相似之处。例如中医强调的整体观，希波克拉底也提出不仅是"治病"还应"治病人"。

1 中医的简要发展历程

我国良渚遗址考古的研究提示，中华文明和世界其他古老文明同样久远（见本书第 100 页图）。根据出土的甲骨文，距今五六千年前的人们认为疾病是天罚神谴，所以盛行祭祀、占卜术和占星术。例如用火烧裂有小凹坑的兽骨或龟甲，根据裂纹判凶吉。我国古代医师称"巫"。但人们在实践中仍积累了一些有用的经验，如传说的伏羲制九针和神农尝百草。说明那时我们的祖先就会用石、玉或骨制成针和刀来治病。人们在寻找食物过程中，也积累了辨别植物毒性的经验，成为药物的起源。随着生产的发展和文化的积累，开始寻求对宇宙现象的解析，于是出现了哲学，如我国西周时的《易经》，并影响医学。中医经典医书《黄帝内经》（前 475—前 221）的出现，反映中医学理论体系的形成，其中阴阳五行、天人相应等，至今仍是中医的基本理论内容，它包含着很多实践经验的概括。随着医学的发展，我国便已有医学的分科，例如疾医（内科）、疡医（外科）、兽医等，到战国时更有妇科、小儿科和耳目科。

我国古代出现了不少有名的医学大家，如战国时期首先用切脉诊病的医圣扁鹊，著有《难经》，认为疾病的发生先腠理，后血脉，然后胃肠，最后到骨髓，到了骨髓便不能治，指出疾病的发生发展和早诊早治的重要。还有首先记载病历的西汉医家淳于意，著有中国医学第一部医案集《诊籍》。东汉时期强调"辨证论治"的张仲景，其《伤寒杂病论》强调阴阳、表里、寒热、虚实的辨证，确立汗、吐、下、和的治则，体现了中医临床医学的形成。还有汉末首先使用"麻沸散"全身麻醉行腹部手术的外科鼻祖华佗。而汉代记载了 365 种药物的药物类著作《神农本草经》，则奠定了中药学的基础；其中麻黄等成为现代医学的重要药物来源。魏晋时期的皇甫谧，著《针灸甲乙经》，为针灸学之经典。

至于其后的医家，如西晋王叔和的《脉经》，系统整理了脉学理论。唐代医家孙思邈，被后人奉为"药王"，著《备急千金要方》，其第一卷即为"大医精诚"，体现高尚医德。明朝李时珍的《本草纲目》，载有药物1 892种，已流传至国外。明代还有张介宾的《类经》和《景岳全书》，强调治本。清代叶天士是著名温病学家，著有《温热论》，等等。

古代由于条件的限制，只能有简单的"经验医学"。到奴隶社会，发明了酿酒，可用酒来治病。繁体"醫"字从"酉"，就是这个道理。哲学的出现，形成"哲学的医学"特征。封建社会，九针改用铁制；纸的发明促进了医学的进步，据说隋代医书比汉代医书多了十几倍；印刷术的发明，使医学更为普及，这是当年我国医学进步的一个重要原因。西方由于宗教等影响，使医学进步受到阻碍，中世纪的一千多年被称为"黑暗时代"。而这个时期我国医学仍有发展，一千多年前已有医学校，有较完整的医学理论和治病经验，而且不断在继承的基础上发展。当时阿拉伯医学和我国医学有较密切的交流，在中世纪也同样有所发展，成为后来欧洲医学发展的重要基础。我国医学由于近代的闭关自守，才疏远了与西方医学的联系。

毛泽东说"中国医药学是一个伟大的宝库"，的确，它是中华文明精髓在医学上的体现，它反映了东方文化的伟大智慧，几千年来为我国的繁荣昌盛做出了不朽的贡献。笔者在前文"重读《黄帝内经》有感"（本书第89～99页）中已提示：整体观、天人相应、阴平阳秘、形神合一、辨证论治，等等，都是与西方医学不同的医学理念。

正当笔者苦于叙述近年我国中医发展概况时，上海科学技术出版社赠笔者2016年出版的、张伯礼院士主编的《百年中医史》，使笔者有可能补充下面这一段精辟的概括。张伯礼院士在"序二"中说："百年以来，中医经历了民国时期与西方医学的碰撞激荡，也迎来了新中国时期的机遇与挑战。西学东渐，中医式微，到中西医并重，东学西渐，再创辉煌。"笔者也欣赏张伯礼院士的评价与展望："百年中医史研究证明，中医药为我国人民防病治病、保健养生、经济发展、社会民生、文化复兴做出了巨大的贡献，并给世界人民的健康带去福音。中医药魅力无穷，跨越时空，无论是过去还是现在，无论国内还是海外，人类已经得到其诸多恩泽。中医药的多重价值、巨大潜力，

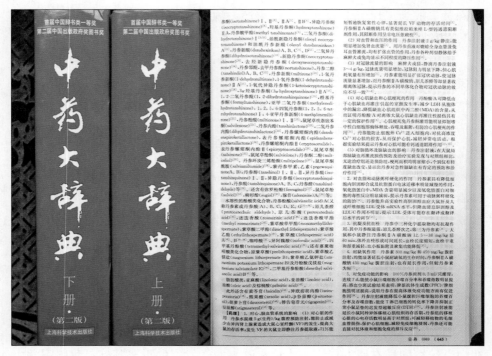

《中药大辞典》（第二版）的出版，标志着我国中药研究已有长足进步

应该得到政府的坚定支持，推动大力发展中医药事业上升为国家战略，将有助于壮丽中国梦的实现。"笔者以为无须再详细叙述，因为两大本的《百年中医史》已全面详尽。应该说，在国家的支持下，我国中医药的研究已有长足进步，例如上海科学技术出版社赠笔者的南京中医药大学编著的《中药大辞典》（第二版），已成为两厚本的巨著（上图），图中页面反映的是丹参的成分和药理，就有如此详尽的研究。

2 西方医学的简要发展历程

根据纸草文（古埃及写在纸草上的文字）等的记载，在距今五六千年前，古埃及人认为疾病是天罚神谴、魔鬼作祟，所以盛行祭祀和占卜术，祈求除灾祛病。古埃及人在纸草上（如《埃及伯斯纸草文稿》）就写有各种咒文、魔法和祈祷文。在埃及等地，医师就是僧侣。由于生产的发展和文化的积累，出现了哲学。古希腊的医学家就提出"四元素论"，认为人体是由火、气、土、水四种元素组成的，如果失去平衡，就会发生疾病。这些理念，和当年苏格拉底的哲学有密切联系。笔者以为，古代西方医学和中医主张"阴平阳秘"也有相似之处。

谈到现代医学的由来，应提到一位古代西方医学奠基人，著名的希腊医生希波克拉底（Hippocrates），他生于公元前460年，其著作《希波克拉底全集》一直流传至今。他认为医生不仅是"治病"，而应"治病人"；他既重视药物治疗，也注意饮食疗法；对外伤治疗已注意到清洁和干燥的重要；对手术也指出"手术者的指甲不宜长逾指端"；还记载了许多疾病的病象、特征和治疗的经过等。后来古罗马的著名医师盖仑（Galen，129—199），他首先认为研究和治疗疾病应以解剖学和生理学知识为基础，并开创了在动物尸体和活体进行解剖的实验方法，对现代医学的解剖和生理学的发展有很大影响。还有一位阿拉伯的阿维森纳（980—1037），是阿拉伯医药学家的杰出代表，他与希波克拉底和盖仑是西方传统医学的三位重要代表。阿维森纳的《医典》是医药学百科全书，继承了古希腊的医学成就，也吸收了中国、古印度、波斯等的医药学成果，在中世纪很长的年代成为欧洲的医学教科书，为此也是现代医学产生的一个重要基础。

13世纪末开始的欧洲文艺复兴，后来的工业革命，欧洲国家逐步从封建社会过渡到资本主义社会。随着社会经济发展，科技也迅速进步。1543年，比利时的维萨里（Vesalius）发表《人体结构》，建立了人体解剖学，医学进入了器官水平。1628年，英国生理学家哈维发现血液循环，打下现代生理学的基础。由于物理学和化学的进步，18世纪医学采用实验研究日益增多，如莫干尼建立了病理解剖学。19世纪科学上有三大发现，其中之一就是细胞学说的建立。显微镜的应用，促使1858年德国病理学家魏尔啸（Virchow）的《细胞病理学》问世，使医学进入细胞水平。19世纪法国巴斯德和德国科赫发现传染病由细菌引起，加上后来抗生素和磺胺的发现，使传染病得到控制。麻醉药、无菌和灭菌的进步，打下了现代外科进步的基础。由于采用了叩诊、听诊、量体温等客观检查方法，大大提高了诊断疾病的水平。预防医学也有不少进展。20世纪医学发展更是日新月异，包括前面说的磺胺和抗生素的发明，放射治疗的兴起，癌症化疗药物的发明，一些最新科学成就应用于医学，如电子学、放射性核素技术等，使现代医学进入一个崭新的时代。1953年沃森（Watson）和克里克（Crick）发现遗传物质DNA的双螺旋结构，使医学进入分子水平。由此产生"人类基因组计划",使人们可以从基因水平认识和治疗疾病,甚至提出以分子水平个体化治疗为核心的"精准医学"。西方的工业革命和后来科学技术的迅猛发展,尤其是计算机的应用,使现代医学加快了前进的步伐。到了21世纪的今天,诸如干细胞、RNA修饰、大数据、互联网、人工智能、3D打印、纳米技术、量子通讯和计算等,都将深刻地影响着现代医学的发展。

除上述解剖、生理、病理等一些老学科的建立,随着现代科技的发展,又衍生出更多的学科,如研究微细结构的组织学,研究人体新陈代谢的生物化学,等等。这些基础医学的进步又大大促进了内科、外科等临床医学的发展。一方面医学分科越分越细,另一方面两个不同的学科又重新结合,产生了更多的边缘学科,如生物物理学、临床生化学,等等。现代医学的分科,至少从大的方面就有基础医学、临床医学、预防医学、特种医学等方面,而每个方面又有众多的分科,甚至有一种病就成一个学科的。这个趋势,无疑将使人们从宏观更多地向微观深入。笔者以为,这种趋势既促进了医学的深入,但对某一专科而言,又可能导致宏观与整体方面的忽略。

鸦片战争后,西方医学迅速传入我国,通过教会在各地建立了医院,加上我国到外国留学医生的回归,西医逐渐成为我国的主流医学,但也由此出现中西医的持久争论。

3 东方医学精华的特色与背景

中医理论体系的形成,受到"中华文明精髓"的影响更为明显,并延续至今。笔者体会"中华文明精髓"至少可以反映在几部中国古典名著中。如《易经》,被认为是华夏五千年智慧与文化的结晶;这本我国最早的哲学经典,据说是由伏羲(伏羲八卦)、神农、轩辕共同完成,是中华文明的根基,对先秦诸子百家和古代哲学有重大影响,其中所载的"河图洛书",是中医"阴阳五行"的源头。又如老子(公元前550年左右)的《道德经》,虽只有五千余字,却是我国较完整的哲学著作,尤其是辩证思维,例如说"有无相生,难易相成";这些辩证思维,也同样反映在《黄帝内经》中,如"重寒则热,重热则寒"。据联合国教科文组织统计,在世界文化名著中,对人类精神文明贡献最大的,《道德经》排在第二位;老子被认为是人类历史上最有影响的百人之一。例如老子说"为无为,则无不治",这和《黄帝内经》所说"应则顺,否则逆"一样，都是提倡顺应自然；又如老子说"知止可以不殆"，和《黄帝内经》所说"大毒治病，十去其六""无使过之，伤其正也"，都是强调过犹不及，适可而止，这和西医思维"斩尽杀绝"有很大区别；老子说"柔弱胜刚强"，这就是"以柔克刚"，不同于西方"以硬碰硬"。再如孙武（前567—前496）的《孙子兵法》，其影响也为国际所公认。孙子说"奇正相生，如环之无端"，这和《黄帝内经》所说"阴阳相贯，如环无端"，连用词几乎一样。清代《医学源流论》说"用药如用兵，孙武子十三篇，治病之法尽之矣"。这些都提示，《黄帝内经》受到数千年前中华文明精髓影响之深。笔者体会，尤其是朴素辩证法。如果归纳一下，中医理论体系的形成，受到中国古代哲学思维的影响较深；如果用现代的语言来表达，就是在医学的"硬件"和"软件"两个方面，"软件"建设更强，为此在宏观、整体、辩证思维、顺应自然等方面更具特色。

东方医学（笔者只能谈论中医学）在实践中发展起来，并且几千年来继续在实践中深入。它在宏观方面的观察远胜于西方医学，而且通过实践的积累，逐步上升为理论，《黄帝内经》就是我国医学理论的概括。这些理论始终没有离开宏观，没有离开整体，没有离开实践（而且在千百年的实践中继续完善），没有离开朴素辩证法的哲学指导。中医在"整体观"和"动态观"（辩证论治）方面远胜于西医，然而东方医学在微观方面则远逊于西方医学。

4 西方医学精华的特色与背景

西方医学同样也不能忽视古希腊哲学家的影响。如柏拉图（约前427—前347）的《对话录》，据说是西方最早的哲学著作，他把辩证法和唯心主义理念结合在一起，在后来不同的历史时期被应用于神学。再如亚里士多德（前384—前322），他批判柏拉图的唯心主义，发展了唯物主义思想；他认为地球上的物质是由水、气、火、土四元素组成，他最早认为地球是球形的；他认为物体移动是被推动（但这后来在中世纪被宗教认为"第一推动者"就是上帝）；据说他是最后一位强调"完整世界体系"的学者，后来的学者则倾向研究具体问题。相信这些都对西方医学有深刻影响。

笔者以为，对现代西方医学影响更大的是13世纪末欧洲文艺复兴以来，西方医学明显受到自然科学发展的影响。自然科学和工业革命一系列重大进步，如波兰天文学家哥白尼（1473—1543）的《天体运行论》，提出地球绕太阳旋转的学说，恩格斯评论认为"开始了自然科学从神学中的解放"。意大利物理学家伽利略（1564—1642）的自由落体理论和望远镜的发明，都促进了医学的进步。据说血液循环的发现，就是应用当时物理学的新概念而获得的。大家知道，显微镜的应用极大推进了医学的发展，而它是天文学进步的副产品。生产实践对医学发展也有重要影响，如19世纪在法国酿造业中常出现产品大批变质的现象，为了解决这个生产中的问题，巴斯德进行了研究，终于发现了酵母菌和霉菌，揭开了微生物学的序幕。现代医学的高速度发展，也证实了恩格斯的论断："科学的发生和发展，从开始便是由生产所决定的。"

再从百余年诺贝尔奖获得者来看，1901年伦琴发现X线（物理学），催生今天的CT和精准放射治疗；贝林发明血清疗法，今天白喉和破伤风已不再成问题。胰岛素的发现者获1923年度奖项，并沿用至今。1924年授予心电图发明者，心电图至今仍长用不衰。前面说的磺胺、青霉素和链霉素的问世实现传染病的控制，也获得该奖。发现小儿麻痹症病毒并由此研发出疫苗也获该奖。心导管获奖，催生今天心脏疾病的种种介入治疗。不难看出，所有这些属于技术层面的医学发展，都和自然科学的进步分不开。为此，西方医学更注重具体事物的研究，重视解决具体病痛技术（硬件）的研究，而在医学思维和理念方面可能不如中医学。换言之，西医学在"硬件"建设方面已日趋完善，这是它的强项。因此，西医学在精准与定量方面是中医学所不及的。

然而，法国思想家拉梅特里1747年所著的《人是机器》一书认为，人是一部自我调节的机器。笔者以为，这属于机械唯物论的观点，应该说，人和机器是不一样的。达尔文（1809—1882）的《物种起源》和《人类的由来》所提出的进化论，得出人类起源于古猿的结论。如果把人看作机器，看作动物，这些带有机械唯物主义的哲学理念，对后来西方医学的发展显然也起很大作用。而《黄帝内经》在治疗中则说："一曰治神，二曰知养身，三曰知毒药为真，四曰制砭石大小，五曰知腑脏血气之诊。"提示中医治病把"治神"放在前面，把病人看作有精神、思维的"人"（不是动物），不同于西方医学把治病看作一部机器来修理。

从显微镜的应用开始，医学更逐步从宏观走向微观。尤其是分子生物学的出现，促进了现代医学的突飞猛进，西医的"精准"已经到了分子水平。

然而人的精力总是有限的，关注了微观，自然就难以兼顾宏观。西方医学也逐步聚焦到"病"的局部，而难以兼顾"病人"的整体。如上面所说，西医治病，常常将病人看作一部机器来修理，而难免忽视了人是有情感思维的、社会的人，人体还有巨大的"潜力"（例如干细胞、免疫力），包括精神的作用（主观能动性）等。

5 东西方医学精华可以互补的理由

2011年笔者应邀参加了"创新障碍在哪里"的讨论，有幸在《文汇报》发表了笔者的管见"融汇东西方思维精髓，走中国特色创新之路"（下图），这里打算引其中的一段话：

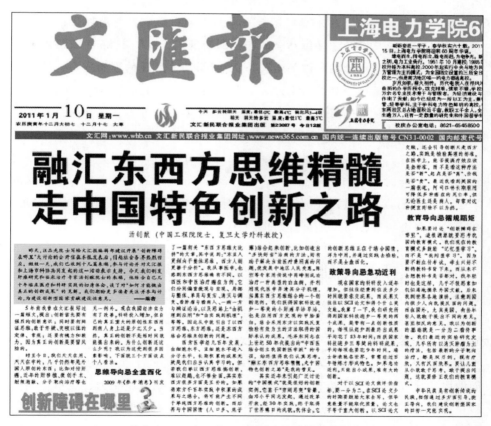

笔者在2011年1月10日《文汇报》发表的文章

2009 年《参考消息》刊发了一篇有关"东西方思维大比拼"的文章，其中说道："东亚人更倾向于整体思维，西方人则更善于分析。"笔者从事医学，也感到东西方思维确有不同。以西医和中医治疗癌症为例，它们分别偏重微观与宏观、局部与整体、单药与复方、消灭与调变、看肿瘤与看病人、一病一方与辨证论治，以及思路上"由机制到应用"和"由实践到机制"，等等。因此，从中便引出了以西方思维、东方思维还是东西方结合思维来创新的问题。西方医学经几百年发展，由细胞水平、亚细胞水平进入分子水平，长期积累的成果无疑是应当认真学习的。但若我们单以西方思维搞创新，难以超越，也不够全面。其实东西方很多方面是互补的，如果将东方在千百年实践中所积累的成果与之结合，将可能产生不同于单纯西方思维的创新。而后再与中国国情（人口多，底子薄）结合起来的创新，比如创造出"多快好省"治病的方法，则有助于解决当前医疗费用高的问题，使发展中地区人民受惠。陈竺等专家用传统中药砷剂成功治疗一种类型的白血病，并用现代医学弄清其分子机制，应属东西方思维结合的一个创新范例。我们 1985 年获得国家科技进步一等奖的"小肝癌早诊早治"，也是应用西方发现的甲胎蛋白，结合采用东方以实践反复检验有效为主的方法取得国际承认的成果。毛泽东在 20 世纪 50 年代曾提出"中西医结合创立我国新医学派"的号召，始终值得我们认真思考。"汇东西方思维精髓，走有中国特色创新之路"就是笔者的管见。其实近年来引起广泛讨论的"中国模式"就是很好的创新实例。它基于"穷则思变"的背景，由邓小平同志发起，通过改革开放，经 30 年实践，终于取得了世界瞩目的成就。笔者体会，它的创新思维正在于结合国情，洋为中用，并通过实践去检验，而不是全盘西化。

笔者个人管见，现代医学有些短板值得思考。从宏观而言，"重硬件，轻软件""重局部，轻整体""重被动，轻主动"；从防治而言，"重消灭，轻改造""重单一，轻综合""重速效，轻持久"。这些短板，在中华文明精髓中，确有可足借鉴之处。以"重硬件，轻软件"为例，对付癌症，西方医学比较重视"抗癌利器"，而对战略战术研究较少。还是如同下棋，双方兵力相同，而取胜决定于棋手的"棋艺"（战略战术、思维）。如果比喻为计算机，西医较重"硬件"，而中医则偏重"软件"。实际上两者不可偏废，相辅相成。下页图是笔者 1979 年从美国带回、可能是国内医学界最早的计算机，APPLE Ⅱ

PLUS（48 K），当年由于没有软件，笔者花了半年的业余时间编程序，才完成"病例资料储存"和"计算机辅助诊断"的研究。可见，计算机如果没有软件，就变成一堆废铜烂铁；反之，如果没有硬件，软件的作用也无从发挥。老子《道德经》中，开门见山就是"道可道，非常道"，意思是用语言

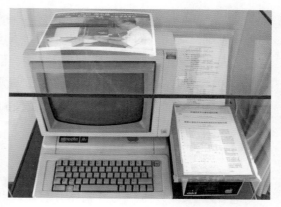

笔者1979年带回国的计算机

可以表达的道，就不是真正的"道"。笔者以为这就包含着人的思维深不可测、变化不可穷尽。《道德经》还说"有无相生"，提示任何事物都是对立统一，相互依存，相互转化的。也可理解为"虚"和"实"可以互相转化，医学"思维"也可以转化为实实在在的"疗效"。

东西方医学也许还可以比喻为：一个从后面看人，说人有头发和耳朵；另一个从前面看人，说人有眼睛、鼻子和嘴巴。它们都没有错，只是都不全面，如果合起来就能更全面地反映客观。

二、东西方医学可能互补的若干方面

寻找东西方医学可能互补的方面，再经过细致的实践加以检验，一定能够达到进一步提高诊疗效果、发展中国新医学的目的。

笔者以为，例如："局部"与"整体"互补，"微观"与"宏观"互补，"辨病"与"辨证"互补，"攻邪"与"扶正"互补，"堵杀"与"疏导"互补，"单一"与"综合"互补，"精准"与"模糊"互补，"多益"与"复衡"互补，"外治"与"内调"互补，"速效"与"缓效"互补，"短效"与"长效"互补，"侵入"与"非侵"互补，"治病"与"治人"互补，"重刚"与"重柔"互补，等等，都可能对临床医学有重要理论和实践意义。

下面12个方面的互补，是笔者根据对中医和西医理念有限的认识，结合

自己 60 余年临床实践，以及看到老伴中西医结合治病的点滴，加上对比东西方哲学思维，从临床的角度梳理出来的。应该说，其中很多所谓互补都可以归纳在"宏观"与"微观"或其他互补之中，但为了结合临床，所以分得细一些以便叙述。下面还准备配一些"微故事"，这些微故事大多是前文"值得思考的临床小故事"（见本书第 14～41 页）中提及的，但尽量从不同角度进行分析。

1 "局部"与"整体"互补

笔者以为，"局部"与"整体"互补，也许是当前东西方医学可能互补的最重要方面。因为从历史来看，西方医学，特别是文艺复兴以来，随着自然科学的发展，工业革命的展开，显微镜的应用，西方医学向微观发展加速了步伐，尤其是分子生物学的进步，出现了"精准医学"，也许是医学"局部"观的一种体现。而东方医学（主要指中医学），则从古代"哲学的医学"，经千年的充实，不断通过实践的验证，但始终没有离开宏观，没有离开整体。为此，西方医学在"局部"方面远胜于东方医学，而东方医学则在"整体"方面胜于西方医学。

微故事

2017 年的元宵节（公历 2017 年 2 月 11 日），天气晴朗，这是农历 2017 年春节的最后一天，大家忙于亲人相聚。而对笔者而言，是悲痛的日子，因为那天下午 3 点 35 分，老伴永远地走了。按理，88 岁离开，应该属于"寿终正寝"。但一位共同生活 59 年的亲人突然离开，悲痛和失落是人之常情。然而笔者（医生）却处于"感恩"与"反思"的矛盾之中。笔者给负责治疗老伴的医生发了感谢信："老伴能从住院一周就可能离世，延长到半年，从 87 岁延长到 88 岁，这是你们应用现代医学技术，并发挥到极致的结果。"

如果从头说起，那是 2016 年 7 月，虽然已有老年痴呆的老伴，但身体尚可，在保姆的陪同下能日行几千步。只是由于尿路小结石感染导致高热，因神智糊涂不能进食而住院。病房医生十分重视，又是胃管灌营养液，又是深静脉插管补液，又是导尿管；因防病人拔管，又将手脚绑住，病人只好卧床，动弹不得。过于积极的补充营养液，导致严重腹泻；腹泻引起失水，因怕心脏负担，再从胃管增加补液，导致大量营养液反流至肺，病情由此急转直下，不得不转至重症监护室。各种抗菌药物多已耐药，不多时便需要做气管切开，由于避免再发生胃管反流，又插了十二指肠管，这样病人便有了5根管。由于技术的发展，呼吸不好可以用呼吸机，血压不好可以用升压药，心功能不好可以用强心剂。这就是为什么病人从住院一周便可能离世，能够延长至半年的缘故。笔者每天去看，先看监护器的血压、脉搏、呼吸和血氧饱和度，然后再跟老伴打招呼。日复一日，使笔者放心的是，生命指标稳定；然而使笔者担心的是，老伴的"精气神"却一天不如一天。最早她弟妹来看她，还能注目、点头或摇头；慢慢变得很少睁眼，但似能听懂而流泪；慢慢变得虽能睁眼，但不能注目，中医所谓"无神"。脸色也从红润变得"灰暗无华"，后来变成紫铜色。然而在升压药、强心药和呼吸机的维持下，生命指标始终"良好"。最后的几小时，笔者紧握其手，亲感脉搏一点一点慢下来直到停止，心如刀割。

清明节人多车堵，笔者没有去墓地，写了"鸡年祭"："清明雨，忆回光，泪盈眶。虽无言，心如割，终难忘。59载，喜哀乐，都有过。中西医，盼结合，愿未了。滨海园（滨海古园），父母兄，亲家公，再加松（老伴李其松）。先心祭，待孙来，再同拜。谢亲友，竞关怀。"笔者想强调的是"中西医，盼结合，愿未了"。老伴是笔者的大学同窗，既是西医，又参加过西医离职学习中医班，是中西医结合医生，一生用中西医结合方法治好不少单纯西医未能治好的疾病（包括通过中医"肺与大肠相表里"的理论，用中药缓泻，使脑梗并发肺炎的家兄免除气管切开），而自己却未能享受到中西医结合的好处。

笔者小议

"局部"与"整体"互补，也许是当前东西方医学可能互补的最重要方面，仅从老伴救治的过程来看，西医的功劳毋庸置疑，但西医的不足也同样值得关注。

（1）西医基于"局部观"的诊疗作用毋庸置疑：在老伴的救治过程中，如果没有药敏试验，就无从选择有效的抗菌药物；如果没有针对特定细菌敏感的抗菌药物，感染就可能难以控制。如果没有气管切开，严重肺炎恐怕维持不了几天；如果没有呼吸机，对呼吸功能衰弱的老年患者，即使气管切开也难以持久。如果没有生命指标的监测，就难以及时了解影响生命的变化；如果没有升压药和强心药，生命指标就难以维持；如果没有深静脉插管，对静脉注射困难的患者，维持生命指标的升压药和强心药就难以实施。如果没有十二指肠插管，就难以避免由胃管灌注营养液反流引起的吸入性肺炎。如果没有出凝血相关的化验，就难以安全使用预防脑梗的抗凝药物。如果没有CT，就无法知道脑干出血，等等。所有这些，都是西医分别针对感染、呼吸、血压、脉搏、营养、脑梗死／出血等所采取的"局部"措施，它确实见效，使病人从一周便可能离世延长到半年。

笔者是西医，搞癌症临床研究。西医无论诊断、治疗以及疗效的评价都首先关注局部。笔者搞肝癌，诊断肝癌，一定要有影像医学看到肝内有占位性病变（看到癌）。治疗上，无论手术、放疗、肝动脉内化疗栓塞、射频消融，等等，都是针对肿瘤的局部。疗效评价上，如"完全缓解"或"部分缓解"，同样都要看肿瘤是否缩小或消失。这些以"局部"为基础的癌症诊疗技术确实有效，笔者搞肝癌防治，小肝癌用手术切除，马上就可以看到肿瘤"消失"，半数病人就可能一劳永逸。如果用中医中药，可能不会这么快。

（2）西医基于"局部观"的不足也同样值得关注：在老伴的救治过程中，西医基于"局部观"的最主要不足是在"整体"方面关注较少，包括如何调动病人的主观能动性。所谓"整体"，首先就是中医所谓的"精气神"。西医在这方面没有客观的东西可以表达，而中医则可以通过"望闻问切"来获得。例如"眼神"，中医十分重视。笔者体会，中医强调"形神统一"。《黄帝内经》在治则中说"一曰治神，二曰知养身，三曰知毒药为真，四曰制砭石大小，五曰知腑脏血气之诊"，把"治神"和"养身"放在前面，然后才是药物，提示更重"治神"和"养身"（即顺应自然以提高机体抗病能力）方面；而西医似乎更重"治形"方面，即针对各个不同的局部问题分别治疗。那么从哪里看到"神"呢？《黄帝内经》说：

"目者，五脏六腑之精也，营卫魂魄之所常营也，神气之所生也。"提示人的"神气"集中表现在眼睛上。《黄帝内经》又说："夫心者，五脏之专精也；目者，其窍也，华色者，其荣也。"也说明从眼睛，从脸色便可以看出人的"精气神"。《黄帝内经》还说"失神者死，得神者生矣"，把"得神"和"失神"看作预示生死的关键，而这些在西医是较少关注的；西医重点关注人的生命指标（血压、脉搏、呼吸等）。

那么中医"治神"有什么办法呢？笔者不是中医，难以回答。2016年9月正当老伴肺炎高热不退之时，一位外地教授提供了以下信息："我刚读到《长寿养生报》，中央保健局北京保健基地中医老专家赵建成撰文说：我在许多大医院参加抢救高热病人，有的不仅昏迷不醒甚至没有自主呼吸，我发现大多是阳虚发热的病人，人们最不易理解的，最易忽略的就是阳虚发热，致使许多老人、老干部就是这样悄然死亡。这是因为没有找到好的中医用'甘温除热法'治疗。"据说，"甘温除热法"为金元时期李杲所创，旨在应用性味甘温的药物治疗虚损劳倦引起的发热，其代表方剂为补中益气汤，而补中益气汤首列黄芪、人参、甘草三味。笔者查阅了南京中医药大学编著的《中药大辞典》第二版，仅人参就有多种功能，如：调节中枢神经系统，提高机体免疫功能，调节心血管功能，抗休克，增加肾上腺皮质激素、促甲状腺激素的分泌，调控机体代谢，延缓衰老，等等。在西医的治疗中，虽然也面面俱到，但中枢神经系统的调控（治神？）方面似较少关注。不是中医从业人员，不敢再分析下去。

笔者却有小小的体会。那是2015年底，老伴肺炎住院，治疗后发热已退，笔者提出出院，医生说还要加一个疗程抗菌药以防复发。但笔者看到老伴冷汗淋漓，连说话都没有力气，更不用说下床，这可能是极度虚寒的表现（西医对此没有给予相应治疗）；加上前次肺炎虽也强化了抗菌药物，但出院2月便又复发，因而还是坚持出院。出院后停用抗菌药物，只用了三剂"生脉饮"（人参、麦冬、五味子），加上饮食调理，两周后汗止，能下床，室内慢走；一个月后到院子里走，居然大半年没有病痛，能日行几千步。提示在西医大量抗菌药物（应属中医清热解毒苦寒之品）应用后，合并中医辨证论治的"调补"，确实有用。如果再问下去，"调补，如补中益气是什么机制"，笔者想这正是值得用现代科学研究的问题。如果机制弄清，那么不用中药，而用相仿作用的西药也是可能获得相似效果的。这也是为什么笔者主张"局部"与"整体"互补的道理。

再如实验研究上，观察肿瘤大小是西医判断一个药物有没有效的唯一标准，这也是为什么用西医的方法筛选中医中药，几十年来只筛出榄香烯等少数几个。然而中医治癌症确有一定疗效，区别在于疗效标准不同。疗效标准之所以不同，是因为西医主要看"肿瘤局部"；中医则主要看"病人整体"，只要病人活着，包括带瘤生存，就算有效。笔者以为，在癌症治疗上，西医在局部消灭肿瘤方面的效果远胜中医，而在整体调控方面则中医有其优势，这就是笔者主张互补的理由。

（3）适度运动是体现整体观的重要内涵：上面说的改善人的整体状况可以用药物，其实人之所以能正常生存，离不开每天的适度活动。为此适度活动（运动）更是改善人的整体状况的重要途径。还是从老伴前后各种疾病治疗来看，适度运动使多种疾病出现意想不到的效果。前已述及，老伴在1992年患急性坏死性胰腺炎，出院时遗留多个腹部炎性肿块，原先要求3个月后进行手术，结果通过冬泳使肿块消失。老伴早年因骑车跌伤膝关节，疼痛难忍，医院骨科主任建议关节置换，但最后还是通过游泳免除手术，直至去世未再诉关节痛。老伴HER-2阳性乳腺癌伴腋下淋巴结转移，术后未用放化疗，预期复发可能性极大，仍然是通过坚持游泳，至11年后因肺炎去世仍未见癌复发转移。笔者也观察到至少10位肝癌病人手术后坚持游泳，多年未见癌症复发。笔者的一位博士生进行患肝癌裸鼠的实验，发现适度游泳者生存期延长与多巴胺（一种神经递质）升高有关。已有诸多文献提示适度运动可降低癌症死亡率。

笔者的一位友人王克明教授，他提倡"用体育促医学革命——用体育和医学两只手保护人民健康"，笔者十分赞同他的观点。因为笔者也切身体会到，当前西医治疗，过分关注局部而忽视整体。前不久笔者接受疝修补手术，由于笔者是院士，医生十分重视，术前进行了全身各方面检查，认为心肺功能没有大问题。然而术后笔者发现这样的小手术后，可能是因为笔者是耄耋之年（87岁），竟安排了心脏监护，只能卧床。笔者说"我平时游泳，心脏不错，是否可去除"，医生去除了心脏监护，笔者才得以当天便下床。由于现代医学的进步，老伴多次住院都有血压、脉搏、呼吸、血氧等监护，加上补液，导致整天卧床。笔者每天去探视，都提出能否暂去监护几分钟，让病人可以下床站一站。这些在当前医院已很少人会想到，因为西医没有中医所说的"久卧伤气"。实际上人体有巨大的恢复潜力，就看我们如何去调动。

（4）整体观更包括调动病人的主观能动性：如前所说，西医治病倾向把病人作为机器来修理，而很少关注如何调动病人的主观能动性。前面说过笔者看到一篇关于"钱学森的系统思想和整体观"的文章，体会到治病也是一个系统工程，有局部的修复，也需整体的调控。光是血压、脉搏、呼吸正常，仍不能等同于正常生命，因为正常生命还包含"精气神"。这好比钱学森所从事的导弹研究，各个部件设计制备再好，如果缺乏整体系统设计，也不一定能成功。实际上古代东西方文明都很重视"整体观"，只是现代科技发展使学科越分越细，从而难免忽略了整体。然而"局部"的深入，也为整个系统和分系统提供了定量的方法。为此，"局部"与"整体"互补，才能较好地完成一个复杂的系统工程，包括治病。

就上述微故事而言，如果西医的精细局部治疗，能加上中医的整体调治，相信会获得更好的疗效；如果再加上调动病人的主观能动性（其中最主要的还是病人的精神状态），则可能更好。这就好比建造航母，需要各方面的局部设计和制造，但如果没有一位总设计师，就难以从整体思考各个局部间的协调，更难以推动总体的进度和克难。笔者想再用钱学森的话作为本节的结束语："中医的特点在于从整体、从系统来看问题"；"中医的看法又跟现代科学中最先进、最尖端的系统科学的看法是一致的"。（钱学森.人体科学与当代科学技术发展纵横观，人民出版社，1997，301页）

2 "微观"与"宏观"互补

"微观"与"宏观"互补，似乎是"局部"与"整体"互补的延伸；但从医学角度，后者偏于只讨论病人的整体与局部，而前者则还包括环境对人体的相互影响，也就是中医所说的"天人相应"。这好比上海最高的高楼叫上海中心大厦，据说是世界第二高楼。如果只研究建造这栋大厦的钢筋水泥，研究其理化性能甚至深入到分子水平，这种研究，确能知道这栋大厦能建成并预期千百年不倒在材料方面（"微观"和"局部"）的原因。然而这绝不是这栋大厦的全部，因为还缺少其"整体"方面的资料，如它的高度、层数、外形等；更缺少"宏观"方面的资料，如上海地质、台风、地震风险等信息。正像物理学已深入到基本粒子世界（微观），但这绝不代表我们可以不去研究宇宙学（宏观）。只有将小至粒子和大至宇宙结合起来，我们才可能对大自然有一个更全面的认识。据称霍金是继牛顿和爱因斯坦之后最杰出的物理学家之一，他的主要贡献据说就是在统一20世纪物理学的两大基础理论——爱因斯坦创立的相对论和普朗克创立的量子力学方面走出了重要一步，这是否也属于宏观与微观相结合的研究成果呢？为此，人与自然的相互关系也需要研究。

 微故事

　　那是20世纪50年代末至60年代初的事。为了响应发掘祖国医学宝库的号召，笔者和一位搞理疗的同事秦医生，曾合作撰写针灸经络研究进展综述（1961）。于是大家都先看了《黄帝内经》，但对其中"天人相应"的论述颇感迷惑。所谓天人相应，是人与大自然的相互关系，《黄帝内经》认为："阴阳四时者，万物之始终也，死生之本也。逆之则灾害生，从之则苛疾不起。"强调："从阴阳则生，逆之则死，从之则治，逆之则乱。"意思是要顺应自然。所谓顺应自然，笔者以为就是顺应大自然的客观规律，顺应事物的客观规律。然而"天人相应"有没有物质基础呢？因为很多东西看不见，摸不到。

　　在讨论中，我们提到为什么阴天下雨，或者遇到某个节气，有关节毛病的人常会感到不适，还有报道发生心梗和脑梗的也多。秦医生说他有办法，于是他在天台架起"天线"。一天他来找笔者说快来看。笔者到他办公室，他指着"烟鼓"（过去用于记录实验结果的烟熏纸，附在旋转的鼓上，记录划痕的结果，然后再用胶水固定来保存）说："您看最近波幅变动多明显啊！"笔者仔细看了那几天的变化，平时波幅较平稳，而这几天的波幅变动很大。秦医生是搞理疗的，果然第二天就有一些病人因关节痛去找他。说也奇怪，听说急诊室那边也有些心梗、脑梗的病人去急诊（那时医院很小，只有 300 张病床，所以信息传播快）。秦医生兴奋地对笔者说，您看这些"电磁波"的变动，确实反映了"天人相应"有一定的物质基础啊！记得那天真是中国的一个节气（农历全年有 24 个节气）。笔者不搞物理，也不清楚那些"电磁波"究竟是什么，但秦医生的那个实验结果，居然能够重复多次，每次电磁波大波动后半天到一天左右便看到有病人的反应。

多年后，一个坏消息传来，秦医生得了急性粒细胞性白血病。笔者去看他，高热并有全身出血倾向，那时还没有全反式维 A 酸和三氧化二砷等治疗药物，只是用了化疗。病情急转直下，一个半月便离世。笔者马上就联想到"天人相应"，因为他搞理疗，经常密切接触各种"电磁波"，是不是导致白血病的重要因素呢？

笔者小议

如果讨论"宏观"与"微观"互补，笔者感到需要联系《黄帝内经》的"天人相应"。这就是《黄帝内经》所说的"人与天地相参也，与日月相应也"，但在古代，没有现代科学技术，很难证实"天人相应"的物质基础。

首先是大自然是否对人体有影响，有什么影响？上面"微故事"所说的"电磁波"，至少在现象的相关联系方面已有些材料，说明确有影响。而第一颗原子弹在广岛爆炸后所导致的白血病、甲状腺癌等多种癌症的增多，又增添了新的材料。后来乌克兰切尔诺贝利核电站事故，进一步证实广岛原子弹爆炸后的结果。笔者搞癌症临床研究，曾主编三版（1993、2000 和 2011）《现代肿瘤学》，脑瘤从未进入十大常见肿瘤。而 2013 年我国脑瘤已进入十大癌症死因之一（男性第 7 位，女性第 9 位，见下页图）。它和手机"过用"的关系，尽管争论不休，但也是值得关注的又一个现象。记得过去看战争电影，破译密电码是取胜的关键，已经感到很神奇。而现在，打开电视机，便可看到各种电视剧；打开手机，就可办很多过去需要跑腿才能办的事。这些全都是通过看不见、听不到的信息传播来达成的。那么这些信息传播对人体又有什么影响呢？还有哪些目前还不清楚的大自然的秘密

2013中国前10位癌症死因			
男性		**女性**	
1.肺	28.6	1.肺	22.9
2.肝	16.6	2.胃	11.3
3.胃	14.8	3.肝	10.0
4.食管	10.3	4.结直肠	8.6
5.结直肠	6.7	5.乳腺	7.9
6.胰腺	3.2	6.食管	7.4
7.脑	2.2	7.胰腺	4.2
8.白血病	2.2	8.宫颈	3.2
9.淋巴瘤	1.9	9.脑	3.0
10.前列腺	1.8	10.白血病	2.7

Chen et al. Cancer Lett 2017

《癌症通讯》2017年发表的一篇文章显示，脑瘤已成为我国十大癌症死因之一

（如量子纠缠、量子通信），它对人体又有什么影响呢？应该说，关于大自然对人体的影响，我们已从"一无所知"变得"略有所知"。笔者是搞癌症研究的，从手机、微波炉到医院CT的应用，都存在各种"辐射"，现在实际上每人都暴露在不同的混合电磁场中，电磁辐射已成为最普遍的环境污染因素的一员，当然还有紫外线和电磁波等，其过量都已证实有致癌作用。至少仅根据现有的科学材料，已经证明古代"天人相应"的观察不是无中生有，换言之，"宏观"影响"微观"也是事实。

现代的癌症，似乎越治越多，如果不从预防的角度，光研究"精准治疗"（偏于"微观"），终难解决问题。那么怎样去"顺应自然"呢？对于"阴阳四时"的变化，《黄帝内经》说"逆之则灾害生，从之则苛疾不起"。对于"虚邪贼风，避之有时"，这似乎主要是对感觉到的，如阴天下雨要注意保暖等。而对于感觉不到的（如辐射、紫外线、电磁场等），既然我们已"略有所知"，那就要注意防护，避免"过用"。因为任何事物都是"一分为二"的，"过犹不及"。

事实上，不仅大自然对人有影响，人对大自然也同样有影响。不久前，有人预料，人类末日到来的时间已加快，霍金也说人类要尽快离开地球。笔者在前面已经说过，核弹的发明有导致人类毁灭的风险，塑料的应用导致海洋垃圾灾难（连深海鱼身体中也已测到塑料微粒，人再吃鱼将会如何）。笔者并不反对科学进步，只是提倡需要更多辩证思维，重视古人朴素唯物主义的观察，从更长远的角度"顺应自然"。

这本册子的目的是讲医学，《黄帝内经》认为作为医生，要"上知天文，下知地理，中知人事"，把熟悉天文地理放在前面。《黄帝内经》又

说"故治病者，必明天道地理，阴阳更胜，气之先后，人之寿夭，生化之期，乃可以知人之形气矣"，也把"必明天道地理，阴阳更胜"放在前面。《黄帝内经》甚至说："不知年之所加，气之盛衰，虚实之所起，不可以为工矣。"就是说，不知天时变化、节气盛衰、虚实根源，不能做医生。对于为什么生病，《黄帝内经》说："夫百病之始生也，皆生于风雨寒暑，阴阳喜怒，饮食居处，大惊卒恐。"也把大自然的因素放在前面。对于治疗，《黄帝内经》说："顺天之时，而病可与期。"也提示要顺应自然；而且说"顺者为工，逆者为粗"，即能顺应自然者才是好医生。笔者再详细引用《黄帝内经》中一段，读者就可能有更深的体会：

> 圣人之治病也，必知天地阴阳，四时经纪，五脏六腑，雌雄表里，刺灸砭石，毒药所主。从容人事，以明经道，贵贱贫富，各异品理，问年少长，勇怯之理，审于分部，知病本始，八正九候，诊必副矣。

大家可以体会到，要治好病，真不是单纯找到一组针对个人的基因组就能完全解决的。因为治病要掌握：体外的天文地理，四季寒暑；体内的五脏六腑，性别与病情；对治疗手段的熟悉，以及人文相关的信息，等等。这就是本节提倡医学上"宏观"与"微观"互补的原因。

3 "辨病"与"辨证"互补

大家知道，西医是"辨病而治"，中医则是"辨证而治"。"病"和"证"含义迥异，好比一个从横看，一个从竖看，二者互补理应是很好的选择，然而现实常使这样有利于病人的选择难以实现。笔者还是举自己的"咳嗽"为例，试简要论之。

微故事

那是 21 世纪初，有一次刚好遇到院士评审，需要赴京。但去前几天，突感头昏脑涨，发热 38.6℃，咽痛咳嗽。不巧那时正值禽流感流行，既然有发热咳嗽，就难以绝对排除禽流感问题，所以不敢立即进京。笔者历来很少用抗菌药物，但为了赶时间，只好用左旋氧氟沙星，发热很快便消退，于是赶忙赴京。然而每晚一睡到床上便咳嗽不止，都是白沫痰，就这样连续三个晚上，一躺平就咳，无法入睡，只好半靠在床上，坐到天亮，有时索性起来打开电脑写东西，痛苦不已。虽然负责保健的医生也开了各种止咳药，包括明显镇咳的可待因糖浆，但仍无济于事。那时记得家父曾说过，他有哮喘，只要用小刀切一小片上等的肉桂，含到嘴里，便能止住，所以身边总带着一点油光的肉桂（可能是越南产的）。于是打电话回上海，叫笔者老伴开好中药回去服用。笔者还说，以前父亲有过哮喘，用一点肉桂便好。老伴也认为根据笔者的阳虚体质，中药方子里可以加一点肉桂。回沪服了中药，没有想到，白沫痰明显减少，当晚便能躺平入睡。

2008年11月到北京和天津开会，一周内做了4次学术报告，又上了黄崖关长城，由于北方室内空调与秋冬室外温差，加上笔者原先就有因两次甲状腺手术（甲状腺全切除）导致声带闭合不全，出现严重咳嗽、嘶哑和咽痛。回到上海，便出现发热，咽喉水肿，急诊住院。差一点做了气管切开，后来用了激素（地塞米松）和大量青霉素静脉点滴，再加普米克（布地奈德气雾剂）和庆大霉素局部雾化治疗，几天后才获得缓解。然而出院后仍有咳嗽，还是老伴开了中药才得以治愈。查了记录，中药是：黄芪、黄精、当归、白芍、生地、知母、甘草、麦冬、杏仁、瓜蒌仁、冬瓜子、玄参和鱼腥草等。

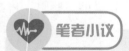

笔者小议

对于咳嗽，西医有深入的研究，笔者不是肺科医生，但也略知一二。对引起咳嗽的"病"，至少可以列出一个很长的清单，如：呼吸道疾病——如咽喉炎、急性支气管炎、肺炎、慢性支气管炎、支气管扩张、肺气肿、各种类型哮喘、肺结核、肺部癌症等；胸膜疾病——如胸膜炎和肿瘤等；心血管疾病——心衰、肺水肿等；神经系统疾病也可引起咳嗽，还有心理性咳嗽；甚至消化系统疾病也有引起咳嗽的，如食管反流性咳嗽等；现在药物多了，有些高血压药也可导致咳嗽；等等，当然治疗也根据不同的病因而异。而中医的分类则完全不同，主要根据寒热、虚实、痰湿等"证"（不是"病"），例如风寒、风热、燥热、痰湿、痰热、肺虚、肺阴亏等，笔者不是中医，不敢引申，治疗当然也完全不同于西医。

然而就笔者亲历的上述微故事，确感中西医各有其长短，可以互相补充。第一次的发热、咽痛、咳嗽，如果没有左旋氧氟沙星，发热消退可能没有那么快，从而也难以及时赴京；然而炎症控制后的严重咳嗽和白沫痰，导致夜不能寐，对于老人，几天不能睡，也同样像生了另一场大病。笔者以为，抗菌药物就像中医的清热解毒类（如蒲公英、鱼腥草等）寒凉之品。由于笔者属于阳虚类型，到了老年，平时吃一点过于寒凉的东西，就会不停流清水鼻涕，此时喝一点姜汤就好。笔者喝绿茶也会咳嗽，而喝咖啡则不会，就是这个道理。这在西医是很少关注的，也很难解析，也没有什么对症的办法。而回沪后服用含肉桂的中药就立竿见影，因为肉桂属热性，对于笔者阳虚之体，可以补火助阳。至于就免除气管切开那一次而言，西医的激素和抗菌药物立竿见影，但后继治疗则西医不如中医。记得笔者老伴给笔者解析说，病后炎症已退，但身体虚弱，所以用补气补血之品（黄芪、黄精、当归、白芍）；而生地、知母和甘草已证实可作为停用激素后的过渡用药；麦冬可润肺养阴；按照"肺与大肠相表里"的原理，适当增加大便次数有助减少痰液，所以用杏仁、瓜蒌仁、冬瓜子；为了控制残余的炎症，也用少量鱼腥草（清热解毒）。西医虽有不少祛痰镇咳药，但没有寒热虚实之分，为此中医可补充其不足。

咳嗽是常见多发病，尤其对老人就是大问题。如果中西医能就"辨病"和"辨证"互补，当可发展出有中国特色的治疗咳嗽之路。同理，"辨病"与"辨证"互补，将有助发展有中国特色的新医学。

4 "攻邪"与"扶正"互补

笔者以为，"攻邪"与"扶正"互补，是医学上很重要的互补，是有可能较大幅度提高疗效的途径，尤其是在对付癌症方面。德国病理学家魏尔啸

（Virchow）奠定了癌的细胞起源，近200年来，西方医学采取了"消灭"癌细胞的战略（即"攻邪"）；而东方医学，则偏重"扶正祛邪"，然而两者都没有完全解决癌的问题。2013年的十大科学技术重大发现，排在第一位的是癌症的免疫治疗，即绕开癌抗原的难题，而从强化机体自身免疫细胞的控癌能力入手，实际上也在提示"扶正"的重要。

微故事

20世纪60年代末，笔者刚从血管外科改行从事肿瘤临床，那时主要的癌症病人是肝癌，而且都是中晚期的病人。中晚期病人能手术切除的极少，只能用非手术治疗，化疗便是主要疗法。对于不能手术治疗的病人，大家知道，常规化疗基本上没有什么作用。因为救治病人心切，我们改用较大剂量化疗。那时有一种作用很强的化疗药物甲氨蝶呤（MTX），是一种抗代谢类抗癌药。记得有一位病人，肝癌在上腹部如一座小山隆起。我们破例用了大剂量的甲氨蝶呤，不久惊喜地看到，上腹部隆起的小山不见了。然而白细胞计数也下降到500/毫米^3（正常值为4 000～9 000/毫米^3），只好停用。又过了不久，肝癌以更快的速度"死灰复燃"，腹部小山又复出现，但白细胞仍未恢复，就这样眼睁睁看着病人去世。那时很多病人家属都同意做尸体解剖，我们吃惊地看到整个肝脏密密麻麻都是癌，几乎没有一块好的肝组织，癌灶的量明显地比治疗前要多得多。

化疗不成又生一计。我们到江西等地去"采方"，知道了不少所谓"抗癌"中草药，如半枝莲、白花蛇舌草、龙葵等清热解毒药；还有所谓"攻癌"的活血化瘀中药，如三棱、莪术、地鳖虫等；还有"以毒攻毒"的蜈蚣、全蝎等"五毒粉"。而且以为药量越大越好，例如半枝莲，一两（50克）不行用一斤（500克）。更以为这些中药攻癌再加上化疗会更好。结果病人很快便出现白细胞明显下降、口干、出虚汗、纳差、寐差、卧床不起。有的病人说自己的舌头干到和上颚粘起来了。更有甚者，不少病人很快出现肝癌破裂大出血（内出血），或食管静脉曲张破裂大出血（呕血）而死亡。没有死亡的也很快出现全身广泛癌转移，除了常见的肺转移、骨转移外，还不时遇到脑转移甚至皮肤也出现转移。

那时白天常勉强为病人做手术，由于肿瘤大，手术大，出血多，晚上就忙于处理各种并发症。而肝癌破裂出血和食管静脉曲张破裂出血也来添乱。后来我们从中医辨证论治的角度进行总结，发现如果西医用化疗攻癌的同时再用中医的攻下之剂，病人出血多而死亡快；如果在西医化疗攻癌的同时合并应用中医的扶正之剂，则出血少，生存期长，癌转移也少。后来体会，复旦大学附属肿瘤医院西医学习中医的于尔辛教授，主张应用"健脾理气"中药是有道理的。

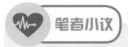

关于"攻邪"与"扶正"互补，笔者以为有两点值得提出。

（1）"攻邪"重要，但"过犹不及"：那时我们之所以想到要用"超大手术""强化化疗""超量中药"和"中西同攻"，应该说是源自西医的思维"以硬碰硬"，而且"越多越好"。然而，实践是检验真理的标准，我们终于从失败中吸取了教训。我们认识到只有消灭敌人才能有效保存自己，为此"攻邪"重要，然而"消灭敌人"和"保存自己"需要辩证处理，"过犹不及"，在尽可能消灭肿瘤的同时，不能使机体受到不可逆的损害。《黄帝内经》说："大毒治病，十去其六；常毒治病，十去其七；小毒治病，十去其八；无毒治病，十去其九。谷肉果菜，食养尽之，无使过之，伤其正也。"说的是过度治疗会伤正气。对于癌症，《黄帝内经》更明确地说："大积大聚，其可犯也，衰其大半而止，过者死。"古代"积聚"包含着现代很多癌症，如果治疗过度，病人会死亡。化疗应属于大毒，而我们过去不仅用足，而且还加量，结果可想而知。笔者在癌症临床已有半个世纪的经历，回顾西医"抗癌战"（基于消灭肿瘤战略）的历程，凡"过度消灭肿瘤"的疗法，如"超根治手术"和"超大剂量化疗"等，都只是昙花一现，最终被淘汰。

我们最近几年的实验研究也提示，"消灭"肿瘤疗法也是一分为二的，既可消灭肿瘤，又可促进未被消灭残癌细胞的转移能力。为此消灭肿瘤要掌握"度"，而且"度"要因人、因时、因合并用药而异。而有效保存自己又是消灭敌人的前提。中医本身强调攻补兼施,西医与中医合用又有新的攻补关系,这就是我们后来总结出的结论:在西医攻癌的同时,中医宜用补法。由于注意到中西医结合的攻与补的问题,病人情况大为改观,出血明显减少,癌广泛转移的现象已很少见,病人生存时间明显延长。

对于其他癌症,"攻邪"与"扶正"互补也同样适用,例如前文中所说的四位乳腺癌病人(见前文第28～30页),其实质也是"攻癌"与"扶正"互补得当,病人生存期就长,反之则短。对于感染性疾病,"攻邪"与"扶正"互补这个原则也同样适用,前文"肺炎病人的故事"(见本书第20～22页),实际上也提示抗菌药物的过度使用所带来的弊病。

(2)中西医的"扶正"理念和途径各异,有很大的互补价值:西医扶正的理念大多属于"补其不足",例如血少了则输血,血小板少则输血小板,蛋白少则输血浆、白蛋白,白细胞少则用"升白药";营养不够则补充营养,口服或静脉内补充"营养液";免疫力低则用免疫治疗等,而且

自主神经系统干预是一条新途径

癌与癌周交感与副交感神经纤维密度
与前列腺癌预后差有关　提示一个新的治疗途径
Autonomic nerve development contributes to prostate cancer progression.
Magnon et al　Science 2013

交感神经系统调控微环境
激活交感神经　促癌转移
促:巨噬浸润　炎症　血管生成　促侵袭　　抑:免疫　凋亡
解析应激促癌　有助新药探索
Sympathetic nervous system regulation of the tumour microenvironment
Steven W. et al　Nat Rev Cancer 2015

这两篇文章也显示,西方医学最近也关注调控自主神经系统来治病

常认为越多越好。而中医扶正的理念体现在"阴平阳秘"，以"纠正失衡"为目标，不是越多越好。既然"攻邪"导致体虚，需要"虚则补之"，然而根据"辨证论治"，对"阳虚"（自主神经中枢活动以抑制占优势）和"阴虚"（与"阳虚"相反）的调补又各异，其中通过调整自主神经系统来治病，中医已有千百年的经验，西医直到最近才开始关注（上页图）。在西医的药物中也有自主神经系统药物，但所用的对象多为有这方面症状表现的疾病，如重症肌无力、尿潴留、腹胀等，而很少用于调控神经系统以治疗疾病的。中医"扶正"的药物很多，其中人参是常用者，根据现代科学研究，人参成分极其复杂，其作用也是多方面的，对神经、免疫、内分泌、代谢、心血管和血液系统等都有作用。"独参汤"在紧急救治中常有意想不到的作用。笔者以为，人参在中枢神经系统中的作用不可忽视。这也许是中医治疗可以与西医互补的一个重要方面：西医重视局部靶点，中医则关注更上层的调控系统。

笔者偶然看到《2011 年上海市研究生暑期学校论文集》，其中有一篇文章题目是"对于国医大师何任教授'扶正祛邪'法治疗肿瘤思想的理解"，提到"扶正祛邪"的内涵是"不断扶正，适时祛邪，随证治之"，提示了扶正和祛邪的关系，扶正是主要的；但不等于不要攻癌，要根据具体情况找机会出击；两者互补要灵活机动，没有定式。毛泽东的 16 字游击战术"敌进我退，敌驻我扰，敌疲我打，敌退我追"，就是在敌强我弱态势下（临床有症状的癌症病人基本上处于敌强我弱态势）的取胜之道，即"保存自己"（扶正），"适时出击"（攻邪）。

5 "堵杀"与"疏导"互补

"堵杀"与"疏导"互补，笔者以为也是中西医可以互补的十分重要的方面。粗看两者似乎是矛盾而难以相容的，而实际上倒是可以相互补充的极好案例。拿治水而言，我国都江堰的水利工程，包括岷江分水"鱼嘴"（下页图）、分洪排沙的"飞沙堰"和引水工程"宝瓶口"等，以"疏"为主，即无坝引水为特征。既可防洪，又可灌溉。而埃及 20 世纪 60 年代兴建的阿斯旺大坝，则以"堵"为主，虽然也可防洪、灌溉，还可发电等，但出现的生态

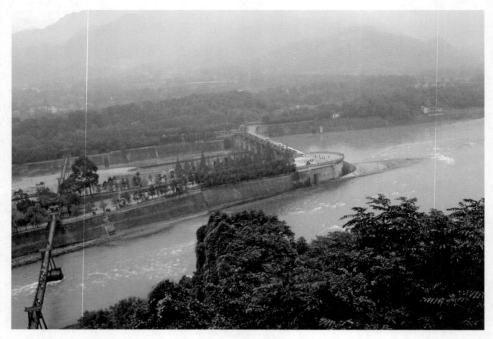

笔者摄都江堰水利工程中的分水"鱼嘴"照片

和环境弊病日益明显。笔者以为，都江堰之所以至今两千多年仍能应用，成为世界水利工程的奇迹，是其思维上采取顺应自然（疏导）的结果。这是古今中外少见的，与自然和谐、改善自然环境的范例。诚然，两者不能简单而论，仍各有利弊。急的时候"堵"（对抗自然）仍然是一个办法；而从长远看，"疏"（顺应自然）更能持久。为此两者是有互补空间的。

微故事

　　那是20世纪90年代初，笔者老伴因通宵给研究生赶改论文，吃了一袋核桃仁，感到腹部剧烈疼痛，被送到医院。不巧笔者出国开会，等到回国已经是第5天。笔者刚出机场便感到异常，看到几位院校领导都来接机，并径直将笔者送到医院重症监护室。一眼看到老伴痛苦不堪，赶忙检查其腹部，竟扪到几个大的肿块。笔者搞癌症研究，首先想到怎么可能几天便出现如此大的腹部肿瘤。当即进行磁共振成像检查，报告称是炎性肿块，加上淀粉酶的明显增高，"急性坏死性胰腺炎"的诊断便又多了证据。

由于笔者在国外，无人签字，无法做外科引流。而当年又没有可抑制胰腺分泌的药物，老伴是研究"癌症疼痛"的，她不断用自己研究出的吗啡类含片来止痛。另外就是中医治疗，因为她也学过中医，便和主诊中医共商，用牛黄醒消丸加上辨证论治中药，笔者记得其中有中药"大黄"。一个多月后居然基本缓解而出院。医生嘱咐3个月后再来手术，以解决胰腺炎后假囊肿问题。

老伴胆子很大，出院不久便出国参加会议，在飞机上她要求"法航"空姐给她少油饮食，居然得到满足。回国后不久她便和笔者参加冬泳，那时已是秋季，水温已较凉。奇迹居然出现，3个月后腹部肿块完全消失。直到21世纪初，发现胆囊有多个小结石，并因此导致胰腺炎轻度复发。这第二次住院时，已有抑制胰腺分泌的药物"善宁"（奥曲肽），用此治疗获得缓解而出院。但笔者记得，老伴用药后主诉很多，主要是腹痛和腹胀，大便也9天不通。2003年做了腹腔镜胆囊切除，胰腺炎就再也没有复发过。后来每年体检，超声检查看到胰腺外形已光滑，饮食也从不忌油。直到2017年因肺部感染离世，也未见胰腺炎复发。

笔者小议

这个例子在前面已经说过，并讨论了"侵入"（引流）与否的问题，其实此例还涉及"疏"与"堵"的问题。我们先看看奥曲肽对消化系统的部分作用：奥曲肽可抑制胃肠道蠕动和减少胰腺分泌。因此，用于治疗急性坏死性胰腺炎是"有的放矢"，符合机制的。如果用一句话来概括，就是采取"堵"的方针。然而也因此出现一些副作用：如食欲缺乏、恶心、呕吐、腹痛、腹胀，罕见类似急性肠梗阻伴进行性腹胀、严重上腹痛等，这些在老伴身上（胰腺炎复发）均已呈现。

而中医治疗则采取"疏导"的方针。如第一次急性坏死性胰腺炎用牛黄醒消丸，其成分是牛黄、麝香、乳香、没药、雄黄，其作用是清热解毒，消肿止痛；而大黄的作用则是泻实热、破积滞、行瘀血。中医认为："不通则痛，通则不痛。"而这些中药都有"通"的作用。尽管中医的"疏"和西医的"堵"都能治好病，但至少从笔者老伴的情况看，"疏"的办法似乎副作用较小。但由于西药发挥作用较快，中药发挥作用较慢，这样两者互补就有了可能。

治病的"堵"与"疏"，也可以延伸为对付癌症的"消灭"与"改造"。过去近200年的抗癌战，基本上是"消灭肿瘤"的战略，虽功不可没，但未全胜，如果加上"给出路"的政策，也许会有新的效果。这如同整治犯罪问题，光有"死刑"不够，还需有"徒刑"（给予改造的出路）。这就是孙子兵法所说的"围师遗阙"。

6 "单一"与"综合"互补

"单一"与"综合"互补，也是中西医可以互补的重要方面。西医治病，大多严格针对病因治疗，不同的细菌感染用不同的抗菌药物；癌症适合手术者则手术，适合放疗者则放疗；当前分子靶向治疗也大多针对1个靶分子。而中医则不同，强调"辨证论治"，针对病人阴阳、虚实、表里、寒热等方面的偏胜，采取不同治则。如果用中药治疗，基本上都是"复方"（综合治疗）。就癌症而言，如果承认是全身性疾病，则单一的局部治疗显然不够，综合治疗应是长远战略方向。其实很多疾病，包括传染病在内，多是全身性疾病。因为中医认为"邪之所凑，其气必虚"，外因通过内因起作用，所以仅针对外因不够，还需要针对内因。

 微故事

那是1986年的事，一位姓郑的中年女病人来看病，发现验血甲胎蛋白升高达920微克/升（正常值为低于20微克/升），超声波检查看到肝内有多个大肿瘤，因为病人有多年乙型肝炎感染背景，所以诊断为中晚

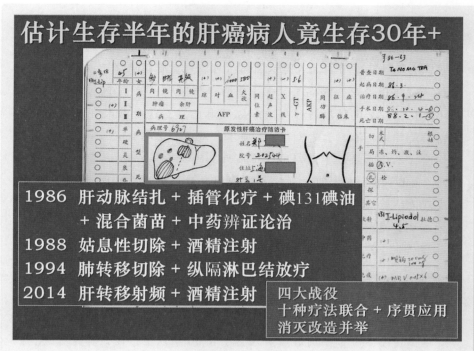

郑姓女病人原预期生存半年,经四次治疗后竟生存30+年

期肝癌入院。那时凡是病人身体状况还好、没有手术禁忌，都尽量开刀，看看能够给病人做些什么。手术果然见肝内有多个肿瘤（如上图红色框框所示），分别为9厘米×8厘米、6厘米×5厘米，还有1～3厘米直径肿瘤7个。肿瘤太多，切除是不可能了，我们取下组织标本经病理检查证实为肝细胞癌。既然不能切除，只好做肝动脉结扎合并肝动脉插管。肝动脉结扎的目的是减少肿瘤的血液供应使肿瘤坏死，而肝动脉插管是准备术后通过导管灌注杀癌的药物，这种办法好比"地道战"，直通敌巢，杀灭肿瘤较多而机体损伤较小。因为这是不大的手术，病人恢复顺利。术后便在动脉内注入碘131-碘油（[131]I-Lipiodol，是一种能较多进入肿瘤血管的制剂，由于油剂堵塞肿瘤的动脉供应使肿瘤坏死，加上放射性核素碘131，可以通过内放射进一步杀伤肿瘤）。患者还合并应用顺铂肝动脉内灌注化疗、混合菌苗（MBV，源于Coley毒素）免疫治疗、辨证论治的中药治疗。由于随访过程中超声波检查看到肿瘤缩小，甲胎蛋白也降至62微克/升（提示仍有残癌），于1988年（第一次手术后1年4个月）再手术，

切除已缩小的肝右前叶和左内叶的肿瘤，因未能全部切除肿瘤，故属于"姑息性切除"，但切除部分病理检查未看到残癌。对肉眼看到的未能切除残癌，再在肿瘤结节内注入无水酒精（可以产生凝固性坏死以杀灭残癌）。这样的"综合治疗"给病人带来 8 年的和平环境。但"好事多磨"，1994年（8 年后）发现肝癌转移到肺和纵隔淋巴结，这时病人并没有悲观失望，而是积极处治。于是又动了大手术，做了右上肺和纵隔淋巴结转移癌的切除，术后再做放射治疗。这样较彻底的"综合治疗"，竟给病人带来又一个 10 年的和平时期。该病人没有因此放松警惕，2014年（28 年后）又发现左右肝各有 1 个小癌灶复发，于是又行射频消融和无水酒精注射。没有想到，这样晚期的肝癌病人竟生存 30 年以上！

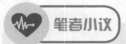

笔者小议

　　这位预期生存半年的肝癌病人竟生存 30 年以上，应该算是奇迹。如果要问，这位病人用了什么灵丹妙药，倒真难回答。的确，她之所以获得长期生存，绝不是一次手术、一种疗法、一种灵丹妙药所能达到的。以笔者管见，可以归纳在上页图中所示红框内的"四大战役""十种疗法联合与序贯应用"和"消灭与改造并举"的方针。

　　（1）"四大战役"（上页图紫色背景内所示）：病人获得长期生存是"四大战役"的结果，绝不是"一榔头"治疗的结果。现在很多疾病的治疗，无论医生与病人很多都寄希望于"一榔头"，例如小肝癌，寄希望于手术切除，而手术成功后便以为万事大吉。这位病人当年既然无法手术切除肿瘤，如果不治疗，这么多的肿瘤病灶，预期只能生存半年。

　　而当年（1986 年）采取了肝动脉结扎＋肝动脉插管，通过肝动脉插管先后灌注碘 131-碘油（其杀伤力比化疗药大）和顺铂化疗，这些治疗虽不能根治肿瘤，却能大量杀死癌细胞，因为在后来二次切除的肿瘤标本中已看不到活的癌细胞。这样病人生命便从半年延长到两年，这是第一个战役。

　　如果 1988 年不抓住肿瘤缩小的时机将肿瘤大部切除，再对未能切除的肿瘤采用无水酒精注射，病人就难以生存至 1994 年，这是第二个战役的结果。

1994 年病人遇到癌症的重大反扑，出现了肺转移和纵隔淋巴结转移，如果那时病人和医生都采取放弃的态度（甚至当前，对于这样严重复发转移的情况，采取放弃态度的仍不属少数），病人最多只能生存 8 年。但医生和病人当年采取了非常积极的态度，既做了肺转移癌和纵隔淋巴结转移癌的手术切除，又在术后进行了放射治疗，这样积极的治疗又使病人能够生存至 28 年，这是第三个战役。

由于病人警惕性很高，所以能够在 2014 年及时发现肝内较小的复发转移灶，并又一次采取积极的治疗，这时用的是肝内射频消融（用热的方法来消灭肿瘤）和无水酒精注射。第四个战役的成功，使病人生存至今 30 多年，所以绝非"一榔头""一种疗法"的结果。

（2）"十种疗法的联合与序贯应用"，即"综合治疗"：在这 30 多年中，病人曾经使用过的疗法至少有 11 种，不是吗？① 肝动脉结扎。② 肝动脉插管碘 131-碘油灌注。③ 肝动脉插管顺铂化疗灌注。④ 混合菌苗（MBV）。⑤ 中医辨证论治。⑥ 姑息性肝癌切除。⑦ 肝癌瘤内无水酒精注射。⑧ 肺转移癌切除。⑨ 纵隔淋巴结转移癌切除。⑩ 纵隔癌转移术后外放射治疗。⑪ 肝内复发转移癌灶的射频消融。这 11 种疗法是根据不同的情况单独、联合或序贯应用的。其实最新的医学发展动态，也已出现"多学科诊疗团队模式"，分子靶向治疗也出现综合应用的趋势，例如最新的针对两个不同的免疫检查点（CTLA4 和 PD-1）制备的分子靶向治疗剂，是对付黑色素瘤的重大进展，如果两种合用就比单一应用要好（详见本书第七章，202 页）。

（3）"消灭与改造并举"：有一点也许容易被忽视，过去说要综合治疗，往往想到的是不同的消灭肿瘤疗法的综合治疗，例如手术后加放化疗。其实综合治疗有两大类，即"消灭＋消灭"的综合治疗，以及"消灭＋改造"的综合治疗，后者往往被忽视，因为"改造"没有直接杀死癌细胞的作用，但这确是综合治疗中不可或缺的。在上述 11 种疗法中的免疫治疗和中医辨证论治多属于"改造"的办法，因为这两类办法大多不是直接杀灭肿瘤的。这就好比以前说过的，对待犯罪问题，光有死刑不够，还需有徒刑。徒刑就好比"给出路"的政策，因为癌细胞是正常细胞变来的，不是外敌入侵，是有可能被改造好的。再者，现代医学虽然也已注意到综合治疗的重要，然而中西医在这方面的互补仍有很大空间，因为西医的综合治疗常根据病因去找线索，而中医的"综合治疗"则是从另外一个角度去寻找线索。例如中医从实证与虚证（又可分为阴虚与阳虚），热证与寒证，等等（这些都是西医所不注意的），似乎是从更高层次调控的角度，而不是从疾病局部的角度去找线索。为此互补将不是重复，而是增添了新途径。

总结一下，病人能够生存 30 多年，是在不断消灭肿瘤有生力量的基础上保存自己，而消灭肿瘤和保存自己是靠灵活的"综合治疗"。

7 "精准"与"模糊"互补

老子在《道德经》中说："有无相生，难易相成，长短相形，高下相倾，声音相和，前后相随。"说明任何事物都是对立统一的，没有"长"，就谈不上"短"；没有"前"又何来"后"。任何事物都是一分为二的，我们不能说"长"一定比"短"好；不能说"前面"就一定比"后面"好；"精准"与"模糊"也一样，前者也不一定比后者好。任何事物都是相对的，没有绝对的"精准"，也没有绝对的"模糊"。为此，所谓"精准"只是相对的。当前医学的趋势是继续向"精准"发展，这个精准主要是分子水平的"精准"，这固然可以发现更多的未知世界，然而忽视了"模糊"，也将使一个统一体不够完整。中医千百年来建立在实践和经验的基础上，没有现代医学的"精准"，却可能在"模糊（宏观）"方面占优势。这里打算举一个医学科研的例子。

微故事

话说 1993 年，笔者即将卸任上海医科大学校长之职，在脑海里思考的是仍未卸任的肝癌研究所所长的任务。从 20 世纪 70—80 年代攻克肝癌的"早诊早治"；80—90 年代通过"综合治疗"使大肝癌缩小，再行缩小后切除，使不能切除肝癌实现5年生存率"零的突破"；尽管肝癌生存率有了实质性提高，然而又出现术后癌复发转移这个"瓶颈"。于是下决心将整个研究所的研究方向，转到"肝癌转移复发"上。为了研究肝癌转移，不能在病人身上做试验，需要有"酷似病人的动物和细胞模型"。所谓"酷似病人"，是指模型能够体现如同病人所出现的癌转移现象。笔者尽管在1982年便建成人肝癌裸鼠模型，然而那个动物模型不出现癌转移。不巧的是，20世纪90年代，正处于分子生物学"热"，笔者指导的博士研究生中，大多热衷于这个热点，因为这体现了"精准"，体现了"水平"。几乎没有人愿意做建动物和细胞模型这类较旧的课题，认为和"精准"相比，是属于较"模糊"的，"水平"较低的。然而没有这个平台，肝癌转移研究就难以进行，从需求出发，少数博士研究生终于勉强接受了这个课题。说句老实话，他们很辛苦，因为国外没有，无法借鉴。光就建成高转移人肝癌裸鼠模型，在30次实验中只获得1次成功，文章在1996年《国际癌症杂志》（*Int J Cancer*）发表。建成高转移人肝癌细胞系，更是在78次失败后才得以建成，文章在1999年的《英国癌症杂志》（*Brit J Cancer*）发表。后来又有新的博士生将这个课题进一步深入，建成不同转移潜能和不同转移靶向的人肝癌细胞系。因为病人肝癌的转移潜能有高有低，转移的靶器官也不同（例如可转移到肺，也有转移到淋巴结的）。我们终于能用这个"模型系统"来研究肝癌转移的机制，寻找预测肝癌转移的分子指标，筛选能防治癌转移的药物和新疗法。

　　这个经过13年努力的课题，看来没有分子生物学那么"精准"，似乎"水平"也没有那么高，却获得了国家科技进步一等奖。首先是这项研究使病人受益，例如通过用模型筛选，发现原先用于治疗乙型肝炎的干扰素，还有预防肝癌术后转移复发的作用。因为我们是首次发现，所以能够刊登在当年肝病杂志中最高档的《肝脏病学》（*Hepatology*，2000）杂志。后来这个结果在随机对照临床试验中也得到证实，终于能够用到病人身上，使病人受益。其次，直接和间接从事这个课题的博士生中有3人的博士论文被评为"全国优秀博士论文"。值得一提的是，全球已有二百多家科研机构来索取这个模型。在我们第一篇论文发表后的20年，即2016年，仍有6家国外机构来索取，其中包括在全球大学中排名第四的英国剑桥大学; 2018 年 1 月, 世界最大的美国安德森癌症中心（MD Anderson）, 一位病理和实验医学教授仍来索取。提示 20 年来国外还没有这样的模型。相比之下, 从事"分子生物学"这个热点的博士生中, 虽然发表的论文数目要多得多, 但只有 1 人的博士论文被评为"全国优秀博士论文"; 相关研究最终只获得国家自然科学奖二等奖; 尽管也发现了不少"靶分子", 但一时还谈不上使病人受益; 更没有形成"我们有"而"国外没有"的东西。

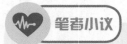

笔者小议

上面这个微故事, 将分子水平研究归到"精准", 而将癌转移裸鼠和细胞模型系统的建立归到"不太精准（模糊）", 是否妥当, 姑暂不深究。因为本节的目的并不是去界定"精准"与"模糊"的定义, 而是从思维上, 看看两者是否有互补的价值。读者千万不要误解, 以为笔者反对"精准"。笔者对"精准医学"的态度, 首先是要"学习", 不学习就要落后, 因为这几十年分子生物学研究到了收获期。然而笔者以为, 既要学习, 又要"质疑", 因为不质疑就会盲从。其实现在对"精准医学"质疑的声音首先是来自国外, 例如很有名的《柳叶刀-肿瘤学》（*Lancet-Oncol*）2016 年的一篇文章（左图）说: "精准肿瘤学按目前的办法可能是不成功的, 在做出重大调整并证实前, 不能确认。因为一种设想是需要经过严格检验的。"被认为是影响度极高的《新英格兰医学杂志》（*N Engl*

> ### 精准肿瘤学
> 按目前的办法可能是不成功的
> 在做出重大调整并证实前 不能确认
> 因为一种设想是需要经过严格检验的
> Precision oncology: origins, optimism, & potential
> Prasad V et al Lancet Oncol. 2016
>
> ### 精准肿瘤医学的限度
> Limits to Precision Cancer Medicine
> Clark JW Chabner BA N Engl J Med 2017

《柳叶刀-肿瘤学》和《新英格兰医学杂志》刊登的对精准肿瘤学进行质疑的文章

J Med）2017 年的一篇文章，其题目索性就用"精准肿瘤医学的限度"（上页图）。笔者以为，质疑是一分为二地看问题，而不是全盘否定。只有质疑，看到其不足之处，才可能去寻找补救办法，才可能进一步提高。

就上述微故事而言，"精准"和"模糊"是可以互补的。我们从事模型系统的研究，并未排除对分子生物学的学习与应用，我们确实通过分子生物学的方法，找到一些与肝癌转移相关的靶分子，例如用蛋白质组这样先进的方法，通过这个模型系统，找到细胞角蛋白 19（CK19）与肝癌转移有关，而且也发表在不错的国际杂志上。但是我们如果没有创立这个肝癌转移模型系统，就难以获得这样的结果。总之，如果我们只立足于"精准"，就不容易获得首创性的东西，因为国外在分子生物学方面的起步比我们要早得多。反之，如果我们从需求出发，从国外目前不太重视的方面入手，例如所谓"模糊"的方面，我们倒可能搞出人家还没有的东西，肝癌转移模型系统就是一个小例证。当前医学科研上的一个时病就是"跟风"，紧跟高影响因子 SCI 杂志之风，而缺少从我国需求出发，缺少从我国的基础出发，缺少立足于自己独立思维的探索。总之，从中医与西医互补的角度，"精准"和"模糊"的互补，是大有可为的，实际上这也是"局部"与"整体""微观"与"宏观"互补的延伸。

8 "多益"与"复衡"互补

《孙子兵法》中有这样一句话："兵非多益，惟无武进，足以并力，料敌，取人而已。"意思是，不是兵力越多越好，只要不盲目冒进，能够集中兵力，了解敌情，就能取胜。现代医学上的一个时病是"过度诊治"，就是犯了以为"越多越好"这个毛病。这里不妨节录拙著《中国式抗癌——孙子兵法中的智慧》（上海科学技术出版社，2014 年）中的一段话：

前不久印尼来的一位病人，肝癌已不能切除，在国内多家医院都看过，做过介入治疗。笔者问他现在用些什么治疗，他打开拎包倒出来给笔者看：口服化疗药（希罗达 / 卡培他滨片），两种提升白细胞的药和针剂，一种分子靶向治疗剂（多吉美 / 索拉菲尼），一种抗乙型肝炎病毒的药，一种提高免疫功能的针剂（日达仙／胸腺肽），两种治疗药物副作用的对症药，氨基酸、维生素 B 和维生素 E，还有斑蝥素和化瘀胶囊类中成药等，共有 15 种针和药。笔者看患者脸色灰暗，舌苔厚腻，头发掉光，他说东西吃不进，整天出虚汗，一点力气都没有。实际上任何事物都是一分为二的，少了不好，多了也不一定好，而现在的大问题倒是"过度治疗"。

下面举一个中国思维和外国思维不同的例子，来说明"多益"与"复衡"互补的重要。

2015 年，我们在一本国际杂志《癌基因》（Oncogene）上发表了题为"适度游泳抑制裸鼠移植性肝癌的生长与转移——与神经系统的关系"的文章（见下图）。这本杂志当年的影响因子是 8.5 分，算是不错的。然而这篇文章从最初投稿到刊出竟经历了一年半的时间，笔者最后悟出其原因就是东西方思维上的差别。

ORIGINAL ARTICLE

Moderate swimming suppressed the growth and metastasis of the transplanted liver cancer in mice model: with reference to nervous system

Q-B Zhang[1,2,6], B-H Zhang[1,6], K-Z Zhang[1,3,6], X-T Meng[4], Q-A Jia[1,2], Q-B Zhang[1,5], Y Bu[1], X-D Zhu[1], D-N Ma[1], B-G Ye[1], N Zhang[1], Z-G Ren[1], H-C Sun[1] and Z-Y Tang[1]

Physical activity has been shown to suppress tumor initiation and progression. The neurotransmitter dopamine (DA) is closely related to movement and exhibits antitumor properties. However, whether the suppressive effects of physical activity on tumors was mediated by the nervous system via increased DA level remains unknowns. Here we show that regular moderate swimming (8 min/day, 9 weeks) raised DA levels in the prefrontal cortex, serum and tumor tissue, suppressed growth, reduced lung metastasis of transplanted liver cancer, and prolonged survival in a C57BL/6 mouse model, while overload swimming (16 and 32 min/day, 9 weeks) had the opposite effect. In nude mice that were orthotopically implanted with human liver cancer cell lines, DA treatment significantly suppressed growth and lung metastasis by acting on the D2 receptor (DR2). Furthermore, DR2 blockade attenuated the suppressive effect of moderate swimming on liver cancer. Both moderate swimming and DA treatment suppressed the transforming growth factor-beta (TGF-β1)-induced epithelial–mesenchymal transition of transplanted liver cancer cells. At the molecular level, DR2 signaling inhibited extracellular signal-regulated kinase phosphorylation and expression of TGF-β1 in vitro. Together, these findings demonstrated a novel mechanism by which the moderate exercise suppressed liver cancer through boosting DR2 activity, while overload exercise had the opposite effect, highlighting the possible importance of the dopaminergic system in tumor growth and metastasis of liver cancer.

Oncogene advance online publication, 21 December 2015; doi:10.1038/onc.2015.484

笔者团队在《癌基因》刊出的"适度游泳"文章

那是 2011 年，笔者出版了《消灭与改造并举——院士抗癌新视点》（上海科学技术出版社，2011 年）科普读物，其中有这样一个题目"游泳和买菜能否作为处方"。因为我们看到有一些肝癌手术后的病人，长期生存而没有复发，他们的治疗和其他病人一样，唯独多了一项，就是游泳（不会游泳的就每天去买菜）。为此我们猜想游泳也许有助减少肝癌术后癌转移复发。但我们没有自己的实验证据，所以题目用了"能否"字样。于是笔者的一位博士生选择了这个题目，经过艰苦的实验，终于获得很有意义的结果，这就是前面说过的："笔者领导的研究小组已证实，患了人肝癌的裸鼠生存时间为：不游泳的活 60 天，适度游泳的活 70 天，过度游泳的活 50 天。为什么会有这样的差别呢？原来适度游泳时，血中多巴胺（一种神经递质）升高，而过度游泳的则下降。多巴胺既有直接抑癌作用，也有提高免疫功能的作用，从而减少术后癌的复发与转移（见前文第 31～32 页图）。"

由于这个办法是病人自己能够做到的，符合"多快好省"的原则，论文很快便写好投到国际上较好的杂志《癌症研究》（*Cancer Res*）。不久审稿意见来了，认为"尚未有流行病学证据提示运动有抗癌作用，另外怀疑游泳 32 分钟是否属于过度"。我们回复时也引用了该杂志在 1994 年刊登的汤普森（Thompson）的文章，该文章认为："运动强度越大、时间越长，抑制乳腺癌发生的作用越明显。"然而该作者也承认文献中也有不同意见。我们陈述了自己的观点，关于界定游泳的"适度"与"过度"，是根据我们对所选用鼠的预实验结果；而且认为任何事物都是一分为二的，运动强度和时间一旦超过上限，结果将不一样。很遗憾，修改的文章没有被接受。只能另投，结果也一样。一位审稿人说"我们的结果是运动量越大越好"。如是连续另投了几本杂志都因此而退稿。直至 2015 年末，这篇文章才得以刊出。

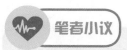
笔者小议

在我国古代，对于"过犹不及"有过不少论述。例如老子在《道德经》说"知止可以不殆"，是说凡事适可而止，就不会有危险；又说

"持而盈之，不如其已"，也是提倡"知足知止"，过犹不及。就医学而言，《黄帝内经》主张"阴平阳秘，精神乃治"，所以治病的目的是恢复平衡，"不足则补，有余则泻"，就是少了要加，多了要减，不是越多越好。然而我们在日常生活保健和医疗中，却常常自觉和不自觉地认为"越多越好"。

记得多年前提到维生素C，通常是100毫克，后来增加至1 000毫克；维生素E也不例外，增加到400毫克；对于现代的"保健品"，也同样认为如"微量元素硒"也是越多越好；等等。其实世界上没有绝对好和绝对坏的东西。砒霜可以毒死人，却有助癌症治疗；现在对于过去研究很多抗氧化剂，也已经出现一分为二的看法。例如2014年《科学》（Science）刊登了凯泽（Kaiser）的一篇文章，题目就是"抗氧化剂作用于癌有关基因而促癌（Antioxidants could spur tumors by acting on cancer gene）"。

在疾病治疗上，对待细菌性感染疾病，业界常主张用超量抗菌药物。笔者老伴离世前反复肺部感染，多次住院，几乎每次在出院前都追加一个疗程的抗菌药物，以求彻底，以防再发。但事与愿违，出院2～3个月便又出现严重感染而再住院。相反，后来一次感染控制后便立即出院，未追加抗菌药物，出院后用中药扶正，却稳定了大半年。最近看到《参考消息》，说"疗程过长或引发细菌耐药性"（见前文第115页上图）。

对待癌症，也曾一度出现"超根治手术""强化化疗"等。这些都是"越多越好"思维的反映。笔者曾在多处引用了《黄帝内经》的论述："大毒治病，十去其六；常毒治病，十去其七；小毒治病，十去其八；无毒治病，十去其九。谷肉果菜，食养尽之，无使过之，伤其正也。"大家注意，即使"无毒治病"，也主张"十去其九"。为什么这样主张呢？就是怕过多会伤正气。所以运动也不例外，也要掌握"度"。记得笔者60～70岁这个十年曾参加"冬泳"，第一年冬泳后经常出现咳嗽。后来老冬泳者说，少游一点，最冷的时候游50米即可。照这个办法，后来就不再出现咳嗽。然而"度"是因人、因地、因时而异，没有绝对的界限。"多益"只是在一定"度"的范围内是正确的，而超过"度"就可能适得其反。

为此，"多益"与"复衡"不仅可以互补，而且也需要互补。

9 "速效"与"缓效"互补

通常病人的心理，总是希望治疗的效果能够立竿见影，越快越好。确实西医的治疗常能药到病除，而中医的治疗则常常是缓慢见效。笔者是肿瘤外科医生，对于早期小的肝癌，一刀下去肿瘤即被切除，多数病人便因此长期相安无事；而如果用中药治疗，一年半载连肿瘤缩小也未必看到，更不用说"消失"。于是便出现"速效"与"缓效"孰优孰劣的问题。

微故事

这里说的微故事不得不重复前文"咳嗽的痛楚"（本书第 24～25 页）中提起过的。笔者因为两次甲状腺手术，可能是部分神经损伤，导致声带闭合不全。每到秋冬季便容易咳嗽，每次总要持续 1～2 个月。做学术报告超过半小时即出现声音嘶哑，由于炎症常引起咳嗽，咳嗽又难愈，恶性循环，所以前面用了"咳嗽的痛楚"这样的题目。

记得 78 岁那年（2008 年）的秋冬，先后在天津和北京召开的国际和国内会议演讲和相关访问，出差一周内做了 4 次学术报告，在此前后又有本院研究生学术活动周的 60 分钟报告，还有应同济大学附属同济医院邀请做了 80 分钟的报告。加上在从天津到北京的路上，又由两位已毕业和未毕业的博士生陪同，在寒风凛冽之际，徒步游览了黄崖关长城，历时两小时。加上北方天气干燥，室内有空调与室外温差大，很快便出现声音嘶哑、咽痛和咳嗽，不久又合并发热，卧床不起，进而出现吞咽困难。

2008 年 11 月 22 日晚，不得不到就近的五官科医院急诊，检查发热 38.5℃，咽部水肿有脓，尽管静脉滴注了抗菌药物（头孢拉定）和相关处理，但病情继续加重，导致咽喉水肿加重。第二天便急诊住到自己所在的医院。

记得住院不久，医院便组织了大会诊。检查看到咽喉水肿，扁桃体肿大，颌下淋巴结明显肿大。验血白细胞 15 700/ 毫米^3，中性粒细胞比例 91%，炎症明显。记得笔者曾建议不要用激素，但会诊认为，为了避免气管切开，还是决定用激素。立即用地塞米松 10 毫克，然后每天 5 毫克，连用 2 天。抗菌药物则选用大剂量青霉素，每天 640 万单位静脉滴注。再加上普米克（布地奈德气雾剂）和庆大霉素的局部雾化治疗。记得那天晚上大汗淋漓，湿透几件衣服。第二天体温便明显下降，喉咙的感觉明显减轻，好像病已好了一大半，下床进食都没有困难。就这样在医院住了一周便出院。出院时仍有轻度的咽痛和咳嗽，但感到人很虚弱，容易出汗。

应该说，这次所以能转危为安，迅速缓解，激素和大剂量抗菌药物起了决定性作用。然而出院后还是要用中药才得以巩固收尾。笔者老伴是西医学习中医出身，她开了这样的中药：黄芪、当归、黄精、白芍、生地、甘草、知母、麦冬、玄参、杏仁、瓜蒌仁、冬瓜子和鱼腥草。她后来告诉笔者，前面 4 味药可以调补气血，生地、甘草、知母则可以取代激素的撤出，后面几味则根据"肺与大肠相表里"通过缓泻和消炎治疗呼吸道的残余感染。确实，服用 14 帖后，感到已基本恢复正常，咽痛和咳嗽消失，出汗减少，胃口也增加。

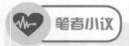 **笔者小议**

笔者虽然每年秋冬季都咳嗽不断，但导致险些需做气管切开的则仅此一次，教训深刻。打算小议两点。

（1）"生病起于过用"，这是《黄帝内经》的名言。此次病痛确起于"过用"。短期内连做 6 次学术报告，对笔者而言已属"过用"，导致声带炎症和抵抗力下降；更不自量力游长城，既受风寒，再添劳顿；加上北方干燥和室内外温差。这就应了《黄帝内经》所说"夫百病之始生也，皆生于风雨寒暑，清湿喜怒"以及"风雨寒热，不得虚，邪不能独伤人"。既有内因，又有外因，外因通过内因起作用。

（2）"速效"与"缓效"理应互补，而不宜对立。老子在《道德经》中说"有无相生，难易相成，长短相形，高下相倾，声音相和，前后相随"，提示任何事物都是对立统一的，相互依存。为此，"速与缓"也不例外，是互相依存的统一体。在大多数治病的过程中，既需要有"速效"的办法，也不能缺少"缓效"的措施。本例便是如此，如果没有西医激素等速效的药物，就难以避免做气管切开；但急性期控制后，遗留的体虚和咳嗽的收尾，看来所用中药还是起了作用。因为在此后的一段较长的时间内便不再出现咳嗽的反复。根据笔者的有限认识，中医也有速效的东西，例如针灸对某些疼痛可立竿见影，麝香保心丸之于心绞痛也可见速效。然而总体而言，西医由于较多从局部出发，所以较快看到局部的效果（例如手术治疗）；而中医则重视从全身出发，通过全身来调控局部，作用较缓慢是可以理解的。再者，"速效"与"缓效"之需要互补，还因为"速效"往往伴随"短效"，而"缓效"则常伴随"长效"。

10 "侵入"与"非侵"互补

现代医学的突飞猛进，很重要的一个因素是与现代科技相结合。从西医重视局部病变的角度，过去无法进入的部位，现在都有办法进入，从而可以采取局部的措施来治疗。例如心房颤动容易导致脑梗，除了应用华法林以预防血栓形成外，还可以用局部射频消融的办法来恢复心律。为此，"侵入"性的办法越来越多。从最早的外科手术，到微创，到腔镜，到支架，等等。然而《孙子兵法》有句名言："百战百胜，非善之善者也；不战而屈人之兵，善之善者也。"对现代医学而言，侵入性诊疗技术如果比喻为"战"，则可理解为应该尽可能少用，而不是多用。这一节打算列举一些笔者亲友和笔者自身的事例。

微故事

取以下9个病例故事来说明，包括笔者自己。

笔者母亲：91岁时患急性阑尾炎穿孔弥漫性腹膜炎，医生到家诊视，嘱住院手术。病人拒绝住院，因笔者出国，无人签字，也无法进行手术引流。在家行针刺足三里穴，每天两次，加少量抗生素和补液（病人只同意吊一瓶）。不接受放置胃管，每天仍进流质，大小便仍自行起床。9天治愈，未遗留残余脓肿。96岁因心脏问题去世，阑尾炎一直未再复发。毫耋之年发现甲状腺多发结节，未手术，96 岁去世前如常。

笔者老伴：20 世纪 70 年代的一个春节，突发急性阑尾炎未手术，针刺阑尾穴三天治愈。至 2017 年去世前未见复发。1992 年患急性坏死性胰腺炎，腹部出现几个梨子大小肿块，磁共振成像检查提示为炎性肿块。也因笔者出国，未做手术引流，当时还没有诸如"善宁"（醋酸奥曲肽注射液）一类药物，只做对症治疗。老伴原先从事"癌症镇痛"研究，不断使用她自己研制的止痛含片，再加牛黄醒消丸和中药辨证论治，在重症监护室一个半月便基本稳定出院。原先打算 3 个月后做假囊肿手术，由于老伴出院不久即跟随笔者冬泳，3 个月后腹部肿块消失而免除手术。此外，老伴过去因骑车跌倒出现膝关节痛，20 年前骨科主任建议换关节，老伴未做，在游泳后疼痛消失。

笔者儿子：7 岁时患急性阑尾炎，未手术，针刺阑尾穴三天治愈，至 59 岁未见复发。

笔者家兄：2009 年脑梗全身瘫痪合并肺炎，医生建议气管切开，笔者老伴根据"肺与大肠相表里"开中药缓泻，至 3 年后去世仍无须气管切开。

笔者三弟：甲状腺多发结节术后复发，未再手术，9 年后如常。

笔者四妹：21 世纪初，因吞咽不适发现食管下端肿物，穿刺活检为良性肿瘤（神经纤维瘤），医生建议手术，未做，十余年后如常。甲状腺多发结节，未手术，10 年后如常。

笔者五弟：腰椎椎管狭窄，20 年前留德医学博士建议手术，未做。减少骑车，改为走路，20 年后症状未见发展。

笔者亲家公：因颈动脉严重狭窄（80%），出现神经症状，医生建议做血管手术，未做，用活血药后稳定，十年后肺癌去世，神经症状未再出现。

笔者博士生之父：心脏问题，医生建议置起搏器，未做。笔者老伴给予中药治疗＋太极拳，20 年后如常。高龄仍来参加笔者老伴的告别仪式，红光满面，精神抖擞。

笔者：胆囊结石未手术，通过"两动两通（动脑动腿，二便通和血脉通，下页图）"，近 40 年如常，超声复查，增大不多。同事同样胆囊结石，10 年后癌变，去世已 20 多年。臀部肿物，直径 2.5 厘米类囊性，已安排门诊手术，怕感染未做，服用"生姜＋大蒜＋柠檬＋醋＋蜂蜜"汁，大半年后消失。面部黄豆大"疣"，拟激光气化，未做，吃薏苡仁稀饭后半年消失。

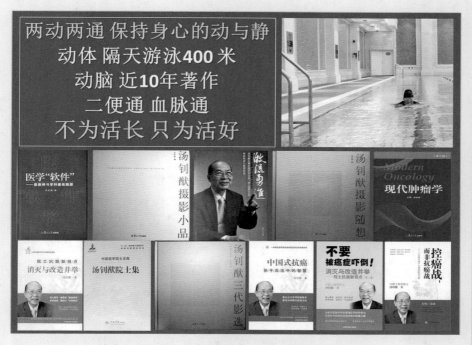

笔者在近年出版的著作中皆倡导"两动两通"保健防癌

笔者小议

　　笔者是肿瘤外科医生，半个世纪为无数病人手术切除肿瘤（"侵入"），也使无数病人得以康复。读者千万不要误解，写了上面的微故事，以为笔者反对手术、反对侵入性诊疗技术。2016年笔者一位高中同窗，86岁高龄，体检发现右肝小肝癌，笔者看他身体尚可，建议立即手术。手术顺利，术后建议他少吃药，多走路。一年后说体重增加了几千克。2017年，笔者已87岁耄耋之年，仍决定施行"疝修补"手术（"侵入"）。

　　其实《孙子兵法》对战争也是一分为二的，例如说："故用兵之法，十则围之，五则攻之，倍则战之，敌则能分之，少则能守之，不若则能避之。"意思是战与不战要根据双方力量对比和具体情况而定。笔者这位同窗，应该属于"五则攻之，倍则战之"的范畴，所以主张手术。然而如果有朝一日，小肝癌也可以用非手术来解决，其效果和手术一样，那笔者也会主张选择非手术。毕竟"非战取胜"总比"百战百胜"要好。北平的和平解放就是非战取胜的实例。孙子说即使打仗，也主张"全国为上，破国次之"，也就是尽可能少破坏。战争的为害，孙子有这样一段话："凡兴师十万，出征千里，百姓之费，公家之奉，日费千金；内外骚动，怠于道路，不得操事者，七十万家。"笔者想无须译成白话，大家也能理解。

本节"不战而屈人之兵"的例子都是个案。然而必然常寓于偶然中，提示很多情况下，战与不战的选择，要尽可能选择非战取胜。尤其是当前"过度诊治"已成为时病，如何正确对待"侵入"与"非侵"的选择，更值得重视。上述"微故事"中涉及多种疾病，有些在前面曾经介绍过（第一章中的"针刺治疗急性阑尾炎"通过"肺与大肠相表里"避免气管切开；"治疗急性坏死性胰腺炎要改变观念"中的保守治疗，等等），笔者只打算议论其中两种。

（1）胆囊结石的"侵入"与"非侵"选择：上文有关于笔者胆囊结石不手术的例子，作为医生也清楚，当前胆囊结石微创手术风险已很小。但在 20 世纪 60—70 年代，正处于"文革"时期，笔者目睹（还参加了抢救），本院一位副院长（高干子弟），只因胆囊结石做胆囊切除，还请了医院手术最好的外科教授主刀，术后因引流不畅，导致腹膜炎和一系列并发症丢了性命。这好比不上街不会遇车祸，尽管概率很小，但要上街就难以保证。

记得当年笔者同事，因胆囊结石癌变伴肝转移去世，研究所里凡有胆囊结石的医生都纷纷切除了胆囊，唯独笔者没有手术，笔者所以选择非手术治疗是有一定根据的。那就是笔者和那位去世的同事比较，有四点不同：一是笔者不吸烟，而那位同事烟不离手，进他办公室总是烟雾腾腾；二是笔者每顿都有青菜，而那位同事则只喜欢吃烧烤；三是笔者经常游泳，而那位同事从不运动；四是笔者一直服用丹参片（如下页图）。前面三点与癌变的关系已人所共知，无须细说；而丹参是否有防癌作用尚无定论，不过笔者近年的实验研究提示，丹参的一个组分"丹参酮ⅡA"，可促进"血管内皮正常化"，改善缺氧，减轻杀癌疗法（手术）的促转移作用（参见本书第69页）。换言之，缺氧可使癌细胞变得更加疯狂；而改善缺氧，即使癌细胞也变得较为安稳。

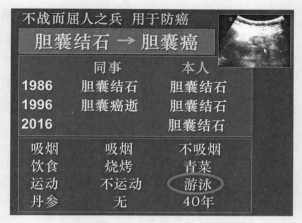

不战而屈人之兵 用于防癌		
胆囊结石 → 胆囊癌		
	同事	本人
1986	胆囊结石	胆囊结石
1996	胆囊癌逝	胆囊结石
2016		胆囊结石
吸烟	吸烟	不吸烟
饮食	烧烤	青菜
运动	不运动	游泳
丹参	无	40年

笔者决定不手术的理由（与同事作比较）

（2）甲状腺多发结节的"手术"与"保守"问题：笔者家中多人有此病，只有笔者处理最为"积极"，然而却因此出现一些负面问题。40年前甲状腺多发结节间变，大部切除后复发，再做全切除，结果终身需服用甲状腺激素类药物。更由于长期过量服用甲状腺激素类药物，引起骨质疏松"微骨折"，导致腰椎骨折，并曾因此误诊为前列腺癌全身骨转移，引起一场不小的"风波"。还因部分神经损伤，遗留声带闭合不全，做学术报告即嘶哑，每年秋冬季都咳嗽，曾导致咽喉严重炎症差一点需做气管切开。而家中其他人未做手术者均安然无恙。当前甲状腺多发结节的发病明显增多，治疗上对于"侵入"与"非侵"已有共识，然而由于诊断的粗糙而做手术者仍屡见不鲜。

毛泽东说："指挥员的正确部署来源于正确的决心，正确的决心来源于正确的判断，正确的判断来源于周到的和必要的侦察，和对各种侦察材料的联贯起来的思索。"所以要正确选择"侵入"与"非侵"的诊疗手段，首先要弄清情况。而在弄清情况的基础上，还要根据方方面面的分析与权衡，审慎地选择。作为外科医生，最难的决策往往是"不开刀"。上述笔者亲家公颈动脉狭窄出现神经系统症状，当年考虑到耄耋之年做血管手术的风险，病人还从未使用过活血化瘀疗法，决定选择"非侵"，从最终结果来看是正确的。

本节的目的是提倡"侵入"与"非侵"互补，没有否定"侵入"之意，而是提倡一分为二地看问题。之所以提出对"侵入"的选择要慎重，是因为"侵入"破坏了机体的完整性；增加了感染的风险；常因卧床不活动，影响了病人主观能动性的发挥，降低了机体抗病能力，增加了次生疾病的发生（如肺炎、尿路感染等）；还给病人增加了心理负担，等等。然而在仔细分析的基础上，需要"侵入"的，仍需果断决策，以免延误。上文中说的（本书173页），对86岁同窗的小肝癌主张手术，对自身87岁高龄仍决定做疝修补手术，就是典型的两例。

11 "治病"与"治人"互补

"治病"与"治人（治病人）"的互补，也许是各种互补中重要的互补之一。这也是东西方精华可以互补的重要内容之一，实际上是属于"局部"与"整体"互补的一个方面。如前面所说，现代医学的发展，已逐步由宏观走向微观，走到分子水平。对于疾病，也不由自主地从这个角度去看问题。一旦明确是哪个部位、什么原因引起的疾病，便重点针对这个部位、这个病因进行治疗。即所谓"头痛医头，脚痛医脚"。例如癌症的最新治疗手段——分子靶向治疗，就是通过弄清与癌症有关的"靶分子"，再针对这个靶分子设计药物，这些药物已经成为继化疗药后的新一代治癌药物。然而国外也出现了一些负面的评论，如2014年《柳叶刀》（Lancet）的一篇文章（右图）说："40年的抗癌战并未获得成功，靶向治疗也非根治和持久的，因癌被攻击而产生对抗。如同现代战争，抗癌战也需要全方位的新视野。"以笔者的管见，重"治病"而轻"治人（治病人）"可能是问题的关键。

习近平总书记在2016年曾说过："在绵延五千多年的文明发展过程中，

抗癌战–战略

抗癌战的反思
Rethinking the war on cancer
Hanahan D. **Lancet 2014**
40年的抗癌战并未取得成功
靶向治疗也非根治和持久的
因癌被攻击而产生对抗
如同现代战争 抗癌战也需全方位的新视野
包括 个体化 综合 和 动态 治疗

《柳叶刀》2014年发表的一篇对分子靶向治疗持负面评价的文章

中华民族创造了闻名于世的科技成果，我们的先人在农、医、天、算等方面形成了系统化的知识体系。"而"医"就包括中医中药。中医中药的代表作就是《黄帝内经》，里面有不少关于治疗病人的论述。例如《黄帝内经》说"精神不进，志意不治，故病不可愈"，提示病人的精神状态和主观能动性能否发挥，关系重大。这又从一个侧面反映，西医偏于"治病"（精细地修理"机器"），中医则重视"治病人"，两者互补当更强。

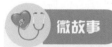

微故事

下面举两个病例故事加以说明。

（1）不能切除肝癌，病人知病情后三周去世。20世纪60年代末，笔者服从国家需要，由血管外科改行从事癌症临床。1969年，医院将"工农兵病房"改为消化道肿瘤病房，组织了一个新班子（几位年轻内外科医生），响应周恩来总理的号召"癌症不是地方病，而是常见病，我国医学一定要战胜它"。那时笔者还不到40岁，全身心投入"战斗"。一天，病房来了一位年轻病人，走着进来，有说有笑，还不时帮助旁边病人做点小事。经过详细检查，诊断是"不能切除肝癌，属中期偏晚"。那时很重视"保护性医疗制"，我们没有把实情告诉病人，只说肝脏有些不大的问题，需要住院，病人听了也就安心治疗，每天也有说有笑。然而过了几天，忽然看到病人卧床不起，少吃少动，问他不理不睬，眼睛看着天花板。我们纳闷，便向护士了解。后来才知道，一天晚上，病人趁护士不在办公室，私下看了病史，知道了实情。尽管我们采取了各种积极的治疗，但病情还是每况愈下，进展迅速，三周便离世。

而差不多时期的另一位病人，是一位中年的工人，诊断也是"不能切除肝癌"，住院后每天还帮助打扫病房，治疗后便到医院门口散步，东看西看，有时还忘记吃药，从不打听自己的病情。那时对中晚期肝癌没有太多的治疗，吃点中药，口服一点化疗药。住院一个阶段后，病情不好不坏，带了一点中药便出院。没有想到，这位病人竟又生存了3年。

（2）肺癌"治愈"，三月后死于广泛转移。记得20世纪90年代初，笔者担任上海医科大学校长期间，一位新疆的高干因患肺癌来找笔者，由笔者介绍到复旦大学附属肿瘤医院。那时肿瘤医院还没有专门的高干病房，当年还专门为他临时腾出房间安排了高干病房，组织了相关的教授给他会诊，为肺门区肺癌，不适合手术，制定了放化疗的治疗方案。其间笔者去看他，他很满意。3个月后病人出院，回新疆前专门到校长办公室来告辞。说经过放化疗后，肺癌已经消失，对医院和学校的精心安排和诊治表示感谢。但笔者看到的病人，头发掉光（后来了解到放化疗后，病人白细胞降得很低），脸色晦暗无华，双目无神，并有虚汗。顿时笔者的感觉很不是滋味。果然出院3个多月后收到唁电，说病人去世了，笔者很惊讶，后来知道是死于全身广泛癌转移。

❤ 笔者小议

这一节是讨论"治病"与"治人"。顾名思义，所谓"治病"，从西医的角度，就是局部病变治疗后的效果，其衡量标准有"完全缓解"（肿瘤完全消失至少4周以上）、"部分缓解"（肿瘤大小减少50%或以上至少4周）等。所谓"治人（治病人）"，笔者体会主要包括病人的精神状态和身体状况等。国外有卡氏（Karnofsky）评分法，国内也有一个肿瘤病人生活质量评分，这个评分应该说是较全面的，包括食欲、精神、睡眠、疲乏、疼痛、亲友配合、对癌的认识和对治疗的态度、生活状况、治疗副作用、表情等。然而这些和中医对病人的观察和整体的评价仍有不同。

（1）先说第一位年轻病人：大家都会同意，这位病人之所以三周便离世，关键是精神因素。但精神因素作用如此之大，笔者当时还是第一次遇到。如前面所说，两千多年前的《黄帝内经》，已十分强调病人的精神状态和治病效果的关系。其中有这样一句："病不许治者，病必不治，治之无功矣。"另外还有一句说："精神不进，志意不治，故病不可愈。"上述那位年轻病人知道病情后悲观失望，放弃治疗，所以很快便去世；《黄帝内经》还强调医生和病人要相互配合，否则疗效也差。即《黄帝内经》所说"病为本（病人为本），工为标（医生为标）；标本不得，邪气不服"，强调医生能否成功劝导病人与疾病斗争，根本问题是取决于病人"能否勇战疾病"。

　　总之，病人的主观能动性能否发挥，关系重大。相比之下，那位工人看来精神比较振作，对于这样的重症并不过分介意，还不时走动，吃点中药，居然生存了三年。当然两者没有可比性，但也在一定程度上看到精神因素的重要。

　　精神的作用，由于难以量化，也难以研究，所以很难下结论。这里，笔者又得引用钱学森的一段话："中医讲究意识、情绪的重要性，这又是西医论者的大忌！他们以为讲科学就不能讲意识，不能讲精神，这也是个误解。现在科学早已证明意识和精神不过是物质的大脑活动的表现而已，也因此意识和精神可以作用于人体。"〔1983 年 11 月 29 日致邹伟俊，钱学森书信选（上卷），国防工业出版社，2008 年 6 月，0052 页〕然而不久前笔者看到一些国外文章，已经注意到精神因素对癌症的影响。我们知道，人发脾气、精神紧张、悲伤失望、过劳等，都带有"应激"性质，这时交感神经系统处于激活状态。而现在发现，激活交感神经（应激）可以促癌，因为这些心理社会因素，可以调控癌细胞的基因组演变。

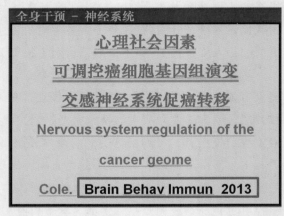

《大脑、行为和免疫》杂志2013年发表的一篇文章

　　（2）下面说说肺癌病人：上面说到笔者看到病人，有这样的描述：病人头发掉光，脸色晦暗无华，双目无神，并有虚汗。其中"脸色晦暗无华，双目无神"，是中医关注整体"精气神"的表述，西医很少注意。就拿"双目无神"来说，《黄帝内经》中对眼睛有这样的论述："目者，五脏六腑之精也，营卫魂魄之所常营也，神气之所生也。"提示眼睛是否有神，可反映全身整体的"精气神"状况。《黄帝内经》还说："夫心者，五脏之专精也；目者，其窍也，华色者，其荣也。"提示病人的眼睛是否有"神"和脸色是否有"华"，可以反映出病人五脏六腑的状况。《黄帝内经》最后还说："失神者死，得神者生矣。"笔者老伴离世前的眼神和脸色（见前文

第85页图），已提示结果。中医对病人"神"的重视，由此可见一斑。

笔者没有这位肺癌病人死亡前的资料，但可以估计，病人全身状况极差，估计免疫功能也极低。残余肿瘤在放化疗后可能不多，但在全身免疫功能极差的情况下，可以说是如入无人之境，才导致全身广泛癌转移。这好比经过一次惨烈的阵地战，虽然取胜，但损失惨重，后勤也已瘫痪，获胜幸存回来的战士，无处休息，饥寒交迫；而敌方残敌很快集结便卷土重来，反败为胜。

如果西医在基本消灭局部的肿瘤后（"治病"），注意提高病人抵抗力（"扶正"），改善病人全身状况（"治人"），后果也许会好得多。这可能就是"治病"与"治病人"相结合的重要。当然读者也会说，西医也很重视提高病人全身的状态，例如给予"营养液"，输血、白蛋白、球蛋白，白细胞低还可给"升白药"，等等。笔者之所以强调"互补"，主要是看到西医的"治人（扶正）"和中医的"治人（扶正）"不完全相同。

笔者没有系统学习过中医，不敢妄议，但感觉到西医的"治人"仍然没有脱离把病人当作一部机器来修理，将人体各部的损坏分别进行处理。然而较少注意到病人的精神状态，较少注意如何发挥病人的主观能动性（如创造条件，鼓励病人自己进食和适度活动），较少注意如何维持人类日常生活所必需的"活动"（避免长期卧床带来的负面问题等）。而中医的"治人"则注意到西医很少关注的方面，在"扶正"上，西医更少注意调控自主神经系统的治疗。例如《黄帝内经》说："阴阳者，天地之道也，万物之纲纪，变化之父母，生杀之本始，神明之府也，治病必求其本。"强调治病首先要重视"阴阳"，重视阴阳哪方面偏胜，从而通过治疗恢复"失衡"。《黄帝内经》又说："阳气者，若天与日，失其所则折寿而不彰。"而阴阳中，阳气是重中之重。在治疗原则上，也首先强调："一曰治神，二曰知养身，三曰知毒药为真，四曰制砭石大小，五曰知腑脏血气之诊。"还说："治病之道，气内为宝，循求其理。"

中医"扶正"重视"精气神"的治疗，由于中医强调"辨证论治"，所以很难说清楚其机制，然而从所用的扶正药物来看，虽同样有促进免疫的治疗，但似乎不同于西医的营养补充。根据笔者有限的认识以为，中医的"扶正"，似乎离不开神经系统的干预，尤其是对自主神经系统的调控，这方面西医是极少关注的。

笔者再引用一下前文曾经引用过的一段，2016 年 11 月 30 日《中国科学报》的一篇报道（本书第 86 页图）："用扶正中药调理，提高患者心肺功能，慢慢调整呼吸机参数，逐渐脱离呼吸机。"提示对离不开呼吸机的危重病人，如果合并应用适宜的中医治疗，是有可能脱离呼吸机并转危为安的。

这里再重复前面引过的一段，笔者老伴因吸入性肺炎长期发热，靠呼吸机维持，病危之际，一位外地教授的来信："我刚读到《长寿养生报》里，中央保健局北京保健基地中医老专家赵建成（北京万国中医医院）撰文说：'我在许多大医院参加抢救高热病人，有的不仅昏迷不醒甚至没有自主呼吸，我发现大多是阳虚发热的病人，人们最不易理解的，最易忽略的就是阳虚发热，致使许多老人、老干部就是这样悄然死亡。这是因为没有找到好的中医用甘温除热法治疗。'"后来笔者了解到，甘温除热法是中医补法之一，用味甘性温的药物治疗气虚或血虚发热的病人。常用补中益气汤加减，如人参、黄芪、当归、白术、甘草、升麻、柴胡等。

扶正中药正是改善"精气神"为目标的治疗，这在现代医学似乎并不很重视。为此，中西医结合，"治病"与"治人（治病人）"互补，也许是进一步提高疗效的一条途径。

12 "重刚"与"重柔"互补

前面讨论了东西方医学可能互补的 11 个方面，本节打算从哲学思维的角度，议论一下"刚柔相济"的问题。现代医学治病，应用"刚"的思维和方法较多，而应用"柔"的思维和方法较少。例如对付癌症，在最近的两百年，基本上采取了"消灭"（刚）的战略（手术、放疗、化疗等局部治疗，以及分子靶向治疗），而很少考虑补充"改造"（柔）的战略（对残癌的分化诱导，使之改邪归正；对"微环境"的改造，改善滋生癌症的"土壤"；对机体的改造，增强病人自身的抗病能力）。又例如中医倡导"扶正祛邪"，即通过增强机体以抗衡疾病，重视自身建设；而西医实际上是"祛邪复正"，同样对付癌症，通过消灭肿瘤来恢复机体受到抑制的免疫能力（故称"复正"），重视打击对方。

老子的《道德经》，关于刚柔方面有不少论述。如"柔弱胜刚强"；又如"天下之至柔，驰骋天下之至坚，无有入无间"；又说"守柔若强""弱者道之用"，都提倡以柔克刚。从而提出"兵者，不祥之器，非君子之器，不得已而用之"；提出"以硬碰硬"的结果是"师之所处，荆棘生焉；大军之后，必有凶年"。为此老子提出"善为士者不武"，即善为将者不示强动武；"善胜敌者不与"，即善取胜之将不与敌硬拼。《孙子兵法》则更明确提出："百战百胜，非善之善者也；不战而屈人之兵，善之善者也。"在敌强我弱态势下，当年毛泽东的游击战十六字诀，第一句便是"敌进我退"，然而这不是示弱，不是败退，而是"以柔克刚"；因为后面的 12 个字，仍然提示在对我有利的情况下打击敌人，即"敌驻我扰，敌疲我打，敌退我追"。"以柔克刚"在中国人的思维中已有很大影响，例如过去常说西洋拳不敌太极拳。

笔者在本节想强调的是"刚柔相济"，两者互补。读者不要以为从中可以找到一些治疗肝癌的具体办法，因为笔者只是肿瘤外科医生，制备新药不是笔者擅长之事，笔者只是想强调对付癌症，不仅需要硬件（杀癌利器），也需要软件（战略战术——如何用好已有的硬件），两者应相辅相成。

微故事

笔者改行搞癌症临床的头几年，几乎天天都是与死亡打交道，"战斗"惨烈，永生难忘。短短几年，便送走了几百条生命。那时以为，能治好一位肝癌病人只是一种奢望。因为 1971 年美国最大的癌症中心库鲁切特（Curuchet）的一篇报道，统计了 1905—1970 年的 65 年间全世界的资料，只找到 45 位肝癌病人生存 5 年以上，平均每年不到 1 人。

下文中这个故事的主人公是一位患了肝癌经多方治疗后活了 43 年（2018 年）的百岁（103 岁）老人（第 184 页图）。

1975 年 8 月，一位 60 岁姓沈的男病人，因肝大扪到肿块一个月来诊。检查发现，肝肿块在剑突下五指，医生用手很容易扪到，而且质地坚硬。那时诊断肝癌没有现在这么多办法，只有验血和放射性核素扫描。验血发现，甲胎蛋白琼脂扩散法阳性（这是当年检查甲胎蛋白的一种化验方法，阳性表示甲胎蛋白浓度很高），γ谷氨酰转移酶（GGT）升高（通常表示肿瘤较大）。放射性核素扫描看到左肝有大片"占位性病变"。那时根据这些便可诊断肝癌。病人虽已60岁，但一般情况尚可，决定手术。记得笔者为病人做了手术，发现左肝有直径12厘米大的肿瘤，将左半肝切除。病理检查证实为肝细胞癌；分化Ⅲ级，属恶性程度较高者；肿瘤包膜不完整，提示有侵犯他处的可能；肝内血管已看到癌栓，提示已可能通过血路播散；伴有轻度肝硬化。手术后一个多月，复查甲胎蛋白已转为阴性，提示切除较彻底。

病人术后曾用卡介苗（当年一种非特异主动免疫治疗剂）和异肝瘤苗接种3次，还用了免疫核糖核酸（I-RNA），以提高病人的免疫能力。此外，还每半年（不是每月）用一个疗程5-氟尿嘧啶（抗代谢类抗癌药）和塞替派（Thiotepa，当年常用的一种细胞毒药物）化疗。一年后因胃溃疡入院，将胃大部切除，术中没有看到肝癌复发。

然而好事多磨，1979年10月（肝癌切除4年后）发现甲胎蛋白又增高，X线肺部检查，发现左上肺有直径5厘米的球形病灶，拟诊为肝癌肺转移，请胸外科医生做了左上肺叶连同肿瘤切除，病理证实为肝癌肺转移。术后出现胸水，曾抽取胸水400毫升。当年的免疫功能尚可，旧结核菌素皮试（OT试验）阳性（皮疹直径10毫米，提示病人免疫功能尚可）。术后又采用了比较积极的综合治疗，包括每周（不是每天）用小剂量（500毫克）5-氟尿嘧啶化疗，用自体瘤苗和卡介苗的免疫治疗，还加用"消积软坚"的中药。

21世纪初的随访，称已不用任何治疗，正常生活，对于癌症，没有思想负担，安度晚年。病人的养生之道是：相信科学，正确对待疾病，积极配合治疗，保持健康心态，乐观开朗，不偏食，不忌口。2017年8月，即肝癌手术切除后的42年，笔者刚好到昆明开会，顺便拜访了病人（下页图右下照片）。没有想到当时已经是102岁的寿星，竟耳聪目明（笔者87岁已重听明显，只能靠近对话），牙齿也好，思维敏捷，对答清晰，可以在室内走动，精气神都不错，仍无瘤生存。给笔者印象最深的是"泰然处事"的精神状态，笔者送了他一本刚出版的《突破——88例肝癌患者手术后20～48年长期生存》，因为其中便有关于他的记载。

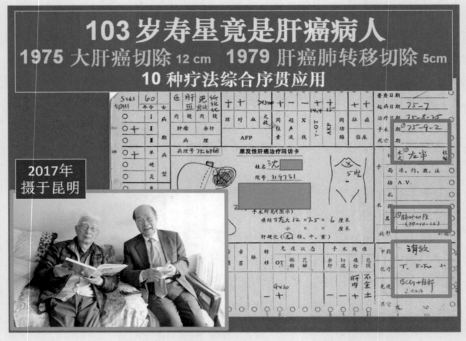

肝癌术后43年（2018年）百岁老人当年卡片与近照

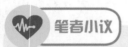 笔者小议

前面说过，当年"战斗"惨烈，不会想到几十年后居然有一位百岁老人是我们治愈的肝癌病人。这也是我们研究所/医院治疗的肝癌病人中，迄今仍生存的最长寿（已过103岁生日，2018年）病人，从第一次肝癌手术切除算起已是治后43年，从肺转移切除后算起也已39年，无瘤生存。这无疑是一个极其少见的偶然事例。之所以说偶然，是因为根据我们研究所的随访资料，1968年1月至1977年12月间（病人是1975年手术的，属于这个时段），有53位病人接受了肝癌的姑息性切除，生存10年以上的只有2人，这位病人便是其中之一。此外，这位病人属于肿瘤恶性程度较高者。因为当年病理检查，细胞的分化属于Ⅲ级，通常Ⅰ/Ⅱ级恶性程度较低，Ⅲ/Ⅳ级恶性程度较高；还看到血管内有癌栓，即癌细胞已

侵入血管内，提示已可能通过血管转移到他处。4 年后果然出现肺转移，因为病理证实为肝细胞癌，提示是 4 年前漏网的癌细胞。所以当年那个手术属于"姑息性切除"，即手术没有切除干净，尚有残癌。病人有肺转移，虽然获得切除，但能如此长期生存亦属罕见。

尽管是偶然事例，但"必然常寓于偶然中"，为此分析一下与这位病人长期生存可能有关的因素也许对今后有帮助。尤其是当年治疗肝癌的疗法远没有现在多，而且也不是早期病人，却长期活了下来。笔者以为"刚柔相济"也许是其中重要因素。如果我们将能够直接杀灭肿瘤的疗法归纳为"消灭"；而将不能直接杀灭肿瘤，但能直接或间接（通过使癌细胞改邪归正，通过改善癌赖以发展的"土壤"，通过强化机体的抗病能力）削弱肿瘤的疗法归纳在"改造"中，则"消灭"可属于"刚"的方面，"改造"可属于"柔"的方面。这位病人之所以能长期生存，"刚柔相济"（软件）起着重要作用。换言之，即使在治癌利器（硬件）非常缺乏的条件下，应用合适的"战略战术"（软件）也是有取胜可能的。所谓"刚柔相济"，是指"刚"的思维与办法和"柔"的思维与办法相互补充，而且恰到好处。

（1）"刚"用于消灭肿瘤：毛泽东在《抗日游击战争的战略问题》中说："战争的基本原则是保存自己、消灭敌人。"用于控癌战，那就是"保存机体、消灭肿瘤"。其中一个要点是"进攻是消灭敌人的唯一手段，也是保存自己的主要手段"。我们从病人的整个过程中可以看到，"刚"的办法用了两次，一次是最早的左半肝切除，另一次是四年后的肺转移癌的手术切除。这两次手术，估计消灭了 99% 的肿瘤。为什么不说 100% 呢？因为第一次手术后四年出现了肺转移，说明有漏网的癌细胞；第二次手术也不能说 100%，因为肺转移是通过血液播散的，理论上还可能有漏网的"循环中的癌细胞（CTC）"。应该说这是两次对决定胜负有重要影响的"阵地战"，如果没有第一次肝切除，这样大的肝癌，病人预期只能生存不到一年；同样，已有 5 厘米大小的肝癌肺转移，如果不治疗，恐也难以生存一年。那么能不能说病人之所以能够长期生存只是这两次手术的功劳呢？我们说：不能。因为"姑息性肝切除"，在 1968—1977 年那个时段的 53 例中，5 年生存率只有 11.3%，10 年生存率仅 5.3%。这样看来，我们不得不研究一下"柔"的方面是否起了相辅相成的作用。

（2）"柔"用于保存机体：毛泽东在《和英国记者贝兰特的谈话》中说："军事上的第一要义是保存自己、消灭敌人，而要达到此目的，必须采用独立自主的游击战和运动战，避免一切被动的呆板的战法。"在两次手术后，属于"柔"（游击战）方面的治疗包括：① 5-氟尿嘧啶和塞替派化疗，每半年一个疗程（不是每个月）和每周小剂量（5-氟尿嘧啶 500 毫克），这些治疗对残留的少量癌细胞可能也起到一定的抑制作用，但不影响机体的免疫功能。② 免疫相关的治疗有 4 种和多次（免疫核糖核酸 I-RNA，异肝瘤苗，自体瘤苗，卡介苗），这些带有主动免疫（非特异与特异）治疗性质的措施，当有助提高机体的免疫功能来对付少量残留的癌细胞。③ 还有属攻补兼施的中医中药"消积软坚"方（主要药物：白花蛇舌草、柴胡、黄芪、当归、三棱、莪术、地鳖虫、鳖甲等的加减），这个处方既有助提高机体免疫功能，也有助改善炎症微环境，还有助抑制残癌细胞。④ 笔者以为还有一个方面就是上述的"病人养生之道"（本书 183 页末段）。

（3）"刚"中有"柔"：这里笔者之所以将化疗也放在"柔"的范畴，因为这种化疗的用法，既可能消灭（或抑制）肿瘤，又不导致机体不可逆的损害。尤其是在两次手术消灭了主瘤后，对付可能存在的少量残癌，采取极温和的化疗方案，如每半年一个疗程的 5-氟尿嘧啶和塞替派，和每周一次 500 毫克 5-氟尿嘧啶的小剂量化疗。笔者记得《黄帝内经》有一段话："大毒治病，十去其六；常毒治病，十去其七；小毒治病，十去其八；无毒治病，十去其九……无使过之，伤其正也。"化疗应属大毒，至少也算常毒，为此"过犹不及"，过头就伤正气。通常白细胞的明显降低，也提示免疫功能的明显降低。这位病人化疗的用法，好比游击战中的"敌驻我扰，敌疲我打，敌退我追"的打法，而不同于将化疗作为主攻药物的大剂量应用。这种"不正规"的打法，歼敌不多，但我方损失不大，最后积小胜为大胜。实际上"刚"与"柔"也不是绝对的，本应属于"消灭"疗法中的化疗，如果用一个较小的剂量，是否就属于"刚中有柔"呢？

（4）"柔"中有"刚"：和"刚"中有"柔"相反，"柔"中也可有"刚"。水是最柔弱的，但激流之水可以穿石。如同太极拳的柔中有刚一样，就看我们如何去运用。笔者想强调的是，这位病人采取了多种"改

造机体 / 改造微环境"的"游击战"。尤其是应用了多种主动免疫性质的免疫治疗剂;而黄芪、当归等扶正中药也有提高免疫功能的作用;另外,"病人养生之道"也不能忽视,尤其是好的心态,前面多次说过"心理社会因素可调控癌的基因组"。改善微环境也属于"柔"的一个手段,因为它没有直接杀灭癌细胞的作用,例如中药白花蛇舌草就有清热解毒作用,有助改善炎症微环境。此外,在所用的中药中,从莪术提炼出的榄香烯已证明有抑癌作用,因为其作用也较微弱,所以也放在"柔"的范畴。总之,就是通过多种不同疗法的联合与序贯应用,比较彻底地贯彻了"消灭与改造并举"的方针,达到"刚柔相济"的目的。目前临床上的趋势是重"刚"轻"柔",只关注杀癌利器,而忽视所谓"小打小闹"的"游击战"。

当然,所有这些之所以能够实施,是有前提的。前提是病人虽然已届60岁,但身体状况尚可(如当年旧结核菌素皮试阳性,提示免疫功能尚可);虽有肝硬化,但不严重。换言之,病人还有回旋余地,可以经得起打"持久战"。最新的文献也认为,有效的癌症免疫治疗需要好的全身免疫状态(见右图),提示注意保持适度的健康状态的重要性:一位病入膏肓的病人,再好的药也难以奏效。

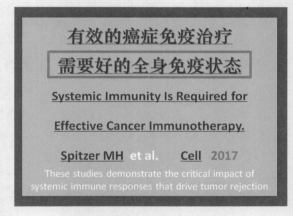

《细胞》杂志2017年发表的一篇文章

读者也许会说,按目前的标准衡量,其中很多疗法都没有循证医学证据。将这些方法用到别的病人身上,也很难复制出相同的结果,毕竟病人还有很多个体差异。然而,谁也无法否认这个活生生的病例。这位病人并没有给我们明确的答案,只是反映出控癌战是一个复杂的系统工程,其中包括"刚"与"柔"的互补,是一门复杂的"艺术",值得进一步研究。这显然也是东西方思维可以互补的又一个方面。

第七章

形成中国新医学需分两步走

一、第一阶段
——"洋为中用"，力求超越

习近平同志在 2014 年两院院士大会上指出："不能总是指望依赖他人的科技成果来提高自己的科技水平，更不能做其他国家的技术附庸，永远跟在别人的后面亦步亦趋。我们没有别的选择，非走自主创新道路不可。"

我国由于过去的闭关自守，远离了世界潮流，尤其在现代科学技术方面落后于西方。为此，预期未来百年乃至更长的时间，"洋为中用"将成为主流，成为常态。然而有几千年文明历史的中华民族，而且正处于实现中华民族伟大复兴"中国梦"的历史时期，理应有更多有中国特色的东西贡献于世界，其中就包括"中国新医学"。中国有完整的医学理论，中国医学与西方医学不是矛盾对立的，而是互补的，不能长期成为西方医学的延伸。

笔者以为，中国新医学的核心是"符合国情＋中国思维"。关于中国国情，2017 年中国共产党十九大通过的新党章有这样的表述："我国正处于并将长期处于社会主义初级阶段。这是在原本经济文化落后的中国建设社会主义现代化不可逾越的历史阶段，需要上百年的时间。我国的社会主义建设，必须从我国的国情出发，走中国特色社会主义道路。"符合国情就要便宜、简便、易推广，同时是具有原创的治疗模式，能体现中国思维、包含传统经验，能多快好省地治病救人。为此，近期我国医学发展需要"多快好省和高精尖并举"，一方面要赶上世界先进水平，另一方面也要考虑我国国情的需求。

既然"洋为中用"将成为一个时期的常态，那么"能否超越，如何超越"，成为我们能否将有中国特色的东西贡献于世界所必须思考的问题。笔者的管见，"能否超越，如何超越"需要有"中国思维"。中国思维可以通过"质疑西方"去找，可以从"中医理念"中去找，可以从"孙子兵法"中去找，还可以从"中国崛起"中去找，等等。归纳起来就是"洋为中用＋古为今用＋近为今用"的三结合。

诚然，笔者只是普通肿瘤外科医生，难以全面掌握现代科技的发展潮流；笔者没有系统学过中医，难以准确抓住中医的核心理念；笔者更不是研究中华文明的历史学家，难以准确凝炼出可以古为今用的精华；笔者虽亲历了我国社会经济的变革，但也难以准确洞悉"中国崛起"的全部奥秘。以下只是一家之言，供参而已。

1 学习西方＋质疑西方

"洋为中用，重在超越"，需要我们创新实干，提升理性质疑精神。习近平同志指出："我们要引进和学习世界先进科技成果，更要走前人没有走过的路。科技界要共同努力，树立强烈的创新自信，敢于质疑现有理论，勇于开拓新的方向，不断在攻坚克难中追求卓越。"笔者以为，理性质疑精神是科学精神的重要内容，是推动创新的重要动力，也是我国科技赶超世界先进水平的关键。我们要敢于质疑现有理论，在存疑、解疑中不断推动创新。理性质疑精神不是否定一切，而是一分为二地看问题。因此，理性质疑精神不是拆台，而是补台，目的是为了进一步推进创新。

笔者以为，在"洋为中用"中，要辩证处理好"学习"与"质疑"的关系。对世界先进科技成果，如果采取"不学习＋只质疑"，将导致闭关自守，这正是过去几百年落后于世界先进水平的根本原因；如果"只学习＋不质疑"，结果是全盘西化，我们永远只能当老二；如果能够"既学习＋又质疑"，才能真正做到"洋为中用"，并可能达到超越的目的。下面举几个笔者亲历的例子。

（1）质疑"肝癌绝症"，创"早诊早治"：20 世纪 60 年代末，笔者刚进入肝癌临床之初，病房肝癌病人可以用六个字来概括："走进来，抬出去。"短则几周，长则几个月，病人便离世。"肝癌是急转直下的绝症"是符合当年实际的。笔者领导的一个小组，先后质疑了"肝癌是绝症"，质疑了"诊断肝癌靠四大症状和放射性核素扫描"，质疑了"肝癌切除必须是肝叶切除"，质疑了"癌复发转移不宜手术"。经过十几年细致的实践和随访，终于取得了肝癌早诊早治的突破，提出"亚临床肝癌"的新概念，大幅度提高疗效（见下页图），提升了我国的国际话语权，获得国家科技进步一等奖。直到半个世纪后的今天，美国、意大利、日本都得出同样的结论：肝癌预后的改善，主要由于早诊早治。现代肝病学奠基人汉斯·波普尔（Hans Popper）认为："亚临床肝癌的概念是认识和治疗肝癌的重大进展。"我国为此成为 1990 年和 1994 年两

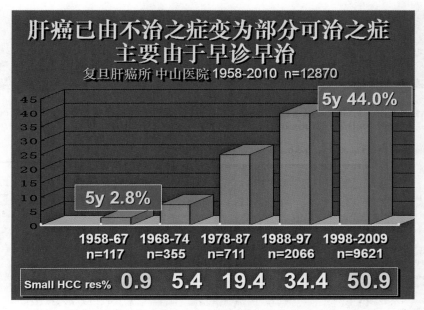

肝癌已由不治之症变为部分可治之症
主要由于早诊早治
复旦肝癌所 中山医院 1958-2010 n=12870

	1958-67 n=117	1968-74 n=355	1978-87 n=711	1988-97 n=2066	1998-2009 n=9621
Small HCC res%	0.9	5.4	19.4	34.4	50.9

5y 2.8%　　5y 44.0%

早诊早治导致肝癌病人 5 年生存率提高至 2009 年的 44.0%

届国际癌症大会肝癌会议的主席国。连续三版为国际抗癌联盟主编的《临床肿瘤学手册》撰写肝癌章，提示有十几年的时段，肝癌诊疗规范由我国制定。他们认为我们的办法简便易行、疗效显著、便于推广。肝癌早诊早治是"洋为中用"后实现超越的一个小例子，通过"应用国外技术（甲胎蛋白）＋质疑过去理论＋细致实践"达到超越。

　　（2）质疑"转移理论"，建"转移模型"：鉴于肝癌治疗后复发转移是进一步提高疗效的瓶颈，20 世纪 90 年代初，笔者将整个研究所的研究方向，调整到研究肝癌转移方面。然而开展癌转移研究需有高转移潜能的肝癌动物和细胞模型，但这些模型建立的难度很大，国外没有，只好自己建立。对癌转移，1889 年佩吉特（Paget）提出了"种子与土壤"学说，认为种子需要在合适的土壤才能生长，我们质疑并补充了这个理论，从逆向思维的角度，认为不同的土壤是否也可影响种子的性能。在此基础上创建了三项新技术，经十几年的实践，克服了无数次失败，终于建成不同转移潜能的人肝癌转移模型系统。用此模型发现了肝癌转移相关的基因，筛选出有助防控肝癌转移的药物，其中干扰素经临床随机对照研究证实，已用于临床，使病人受益。动物模型已在全球二百多家科研机构推广，在论文发表后的 20 年，仍有英国剑桥大学等

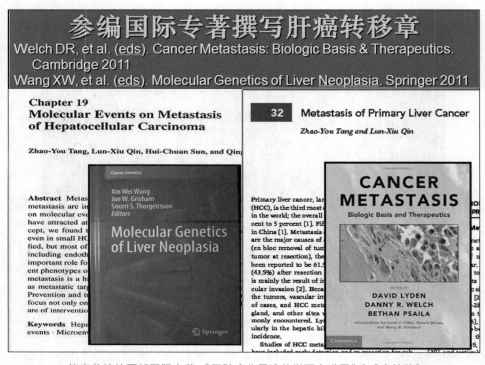

参编国际专著撰写肝癌转移章
Welch DR, et al. (eds). Cancer Metastasis: Biologic Basis & Therapeutics. Cambridge 2011
Wang XW, et al. (eds). Molecular Genetics of Liver Neoplasia. Springer 2011

笔者参编的两部国际专著：《肝肿瘤分子遗传学研究进展》和《癌转移》

来索取，2018 年世界最大的安德森（MD Anderson）癌症中心病理和实验研究的教授也来索取。此项研究同样使我们获得了一定的国际话语权，2011 年我们应邀在国际上最著名的《癌转移》专著中撰写肝癌转移内容（见上图）。参与研究的博士生中，有 3 篇博士论文被评为"全国优秀博士论文"。我们因此又获得又一个国家科技进步一等奖。为此，肝癌转移模型系统的建立也是"洋为中用"后实现超越的另一个小事例。它是"应用国外技术（细胞培养）+ 质疑 / 补充过去理论 + 细致实践"，建成世界上至今尚无的转移模型。

（3）质疑"杀癌疗法"，补充"改造疗法"：现代抗癌史，基本上就是一部"消灭"肿瘤的历史。尽管进展不小，但癌症仍远未攻克。我们质疑"杀癌"战略，是希望一分为二地看待这个战略，找出其不足之处，寻找对策。将近十年的实验研究，发现所有当今常用的"杀癌"疗法，包括手术、放疗、化疗、肝动脉结扎、射频消融和抗血管生成治疗，都可通过缺氧、炎症和免疫抑制，导致癌细胞的"上皮–间质转化（EMT）"和不同的基因改变，促进未被消灭的残癌转移（下页左上图）。下页右上图提示患了肝癌的裸鼠，不彻底的手术

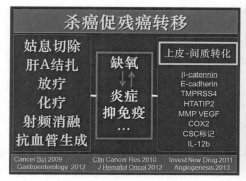

杀癌促残癌转移的机制

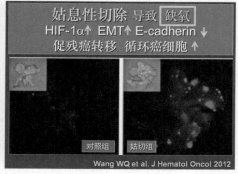

2012年《血液学和肿瘤学杂志》发表的一篇文章

切除后，肺转移明显增多（姑切组），而未做手术者（对照组），则肺转移少。

当前最新的分子靶向治疗，用于肝癌者为索拉菲尼，我们的实验发现，如左下图所示，虽能使肿瘤缩小，但促进了癌的转移。有趣的是，我们另一个实验发现，如果索拉菲尼与阿司匹林合用，则可以减轻这种促癌转移的作用。由于通过质疑当前常用的"杀癌"疗法，发现了一系列有助防控癌转移的"改造"疗法（右下图）的苗子。诚然，所有这些都需要通过进一步的临床随机对照研究加以证实。

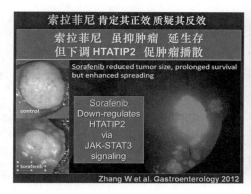

《胃肠病学》杂志2012年发表的一篇文章

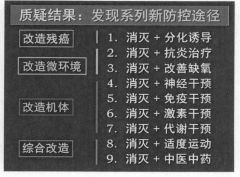

通过质疑发现"改造"疗法新思路

笔者以为，质疑"杀癌"疗法，可能是"洋为中用，实现超越"的新途径。通过"找到杀癌疗法的负面问题＋寻找克服其负面问题的办法＋细致实践"是提高杀癌疗法疗效的捷径。

（4）质疑"精准肿瘤学"，修正"控癌战略"：对于当前很热的精准肿瘤学，国外已出现一些质疑的评论。2013年《自然》（Nature）刊出马尔泰（Marte）关于肿瘤异质性的文章说："癌症不是一种疾病，而是多种疾病，不同病人各异。而且随着环境的变迁，继续演变成复杂的相互影响的不同细胞。"2015 年麦格拉纳亨（McGranahan）和斯旺顿（Swanton）在《癌细胞》（*Cancer Cell*）的文章也认为："基于基因靶向的精准医学，因肿瘤的异质性而受限。"2015 年《自然》（*Nature*）刊登科玛洛娃（Komarova）的文章，题目便是"癌症：一个移动的靶"。现在已经有报道，应用靶向治疗获得完全缓解后，一旦停用，半年左右便复发。2016 年《自然》（*Nature*）的一篇文章，其题目便是"精准肿瘤学的幻想（*Perspective: The precision-oncology illusion*）"。2016 年《新英格兰医学杂志》（*N Engl J Med*）也有类似的文章，如坦诺克（Tannock）和希克曼（Hickman）的"个体化癌症医疗的限度（*Limits to personalized cancer medicine*）"。《柳叶刀–肿瘤学》（*Lancet-Oncol*）普拉萨德（Prasad）等的文章索性认为："精准肿瘤学按目前的办法可能是不成功的，在做出重大调整并证实前，不能确认。因为一种设想是需要经过严格检验的。"笔者以为，精准肿瘤学，既要学，不学就落后，因为这是分子生物学研究的收获期；但也要质疑，不质疑就会盲从。

2 学习西方 + 中医理念

习近平总书记在 2016 年 5 月 30 日作了题为"为建设世界科技强国而奋斗"的讲话中有一段这样的话："在绵延五千多年的文明发展过程中，中华民族创造了闻名于世的科技成果，我们的先人在农、医、天、算等方面形成了系统化的知识体系。"其中"医"是一个方面，其中就包括中医中药。

2016 年 9 月，上海市科学学研究所主办的智库新媒体"三思派"创办一周年，要笔者写寄语，笔者写了如下的文字：

硬件固然重要，软件却不能少。就医学而论，学习西方，如火如荼，理应肯定，但如何"洋为中用"，略欠思考；"能否超越"却少提及；更谈不上"古为今用"。几千年中华文明积累，体现在医学上的精髓，似已束之高阁，要形成中国特色医学，就缺少重要栋梁。为此，思维先导值得重视。

当今我国的现状，西医基本上是主流。而我国西医界的医生中，系统了解中医的甚少。20 世纪 50—60 年代的"西医离职学习中医"者，多已年迈或离世。现代的中医学教育，中医医者却学了不少西医的东西。然而在短短的大学教育期间，既要学中医，又要学习西医，时间有限，两者都难以深入。加上中医的医院毕竟是少数，不是主流。为此要达到"学习西方 + 中医理念"实现超越，确有不少难处。其关键就是缺少有深厚西医功底同时又较系统学习过中医的学者。这也是为什么笔者认为"通过中西医结合，创建有中国特色的医学"，可能需要几百年的时间。

　　那么在此之前，我们是否还有路可走呢？这就是本节打算讨论的问题。笔者以为，作为中国特色医学的第一阶段，从"学习西方 + 中医理念"仍然是一个过渡办法。笔者是西医，在前面之所以写了一些"临床小故事"，写了"东西方医学可能互补的若干方面"，就是在六十几年临床实践中，质疑了西医的某些不足，对照并学习了中医的某些长处而写的。当然能够这样做，离不开笔者老伴是"西医离职学习中医"者，也因为笔者对中医略有所知。

　　所谓过渡办法，是将中医的有益"理念"弥补西医的不足。例如中医的"整体观"可以弥补西医的"局部观"；中医的"重扶正"可以弥补西医的"重攻邪"；中医的"重疏导"可以弥补西医的"重堵杀"；中医的"复方"可以弥补西医的"单一"；中医的"非侵入"可以弥补西医的"重侵入"；等等。这里所谓弥补，只是"理念"的弥补，而不是方法的弥补，因为要求西医能开中药方是不现实的。但西医可以参考中医的理念，研究这些理念，应用西药 / 西医的方法来弥补。换言之，就是"西医的硬件 + 中医的软件"。中医的理念，如能用西医的办法来实现，可能也是一条新路子。

　　笔者毕竟不是中医，如前面所说：笔者没有系统学过中医，难以准确抓住中医的核心理念。为此，需要有造诣的中医，凝炼出有特色的"中医理念"，西医可作为参考。而有造诣的西医，也需要学习一点中医的基本理念。笔者以为，作为中华民族的一员，对祖先几千年的积累一无所知，也说不过去；为此，在学习西方的同时，学一点中医的精髓也有必要。

　　这一节不打算进一步深入，因为在前面的"重读《黄帝内经》有感"（见本书第 89～99 页）和"东西方医学可能互补的若干方面"（见本书第139～187 页）中已有较详细的论述。

3 学习西方 + 孙子兵法

为发展有中国特色的医学，在实现中西医结合前，还可以在学习西方的同时，应用中华文明的精髓。本节打算探索《孙子兵法》有没有可用于医学领域的"大思维"。孙子是论战争，战争的目的是消灭敌人，保存自己；而医学的目的雷同：控制疾病，保存机体。由于笔者曾在 2014 年出版了《中国式控癌——孙子兵法中的智慧》，已较详细论述了《孙子兵法》用于癌症防控方面，故本节只打算重复《孙子兵法》中与发展"中国新医学"有关的要点，例如"慎战"（百战百胜，非善之善者也）、"不战"（不战而屈人之兵）、"易胜"（胜于易胜者也）、"全胜"（以十攻其一也）和"奇胜"（以正合，以奇胜）等。尽管在前面"《孙子兵法》中的智慧"（见本书第 99~108 页）已有所论述，还是准备重复一下，以强调笔者的管见。

（1）"不战而屈人之兵"隐喻预防为主与"非侵入诊疗"：《孙子兵法》既然是论战，理应是强调战争如何取胜，而孙子却首先说最好是非战取胜，这不很值得我们思考吗？孙子说："百战百胜，非善之善者也；不战而屈人之兵，善之善者也。"为什么这样说呢？孙子说："凡兴师十万，出征千里，百姓之费，公家之奉，日费千金；内外骚动，怠于道路，不得操事者，七十万家。"所以主张："上兵伐谋，其次伐交，其次伐兵，其下攻城，攻城之法为不得已。"又说："用兵之法，全国为上，破国次之。"

我国当前医疗的现状，仍然是"重治轻防"。简单的"戒烟少酒"，难之又难；而遇重病，阖府上阵，不惜挥金，寻医找药，但常违愿，人财两空；连普通伤风感冒，也要到医院去打"吊针"。非战取胜的思维用于医学，笔者以为重点是强调疾病的预防，主要是在"我强敌弱"的态势下防微杜渐。孙子说"上兵伐谋，其次伐交"，但是弱国无外交，所以预防疾病，要强调"健身防病"。亦即《黄帝内经》所说"风雨寒热，不得虚邪，不能独伤人"，有了健康的身体，才能通过谋略去预防各种疾病。包括王克明教授的"用体育促医学革命"，也是"健康中国"的主旨。这是整个卫生工作的重中之重，也是主张医学的重点要前移，克服"重治轻防"，克服单纯依靠战争取胜的倾向。这和《黄帝内经》主张的"圣人不治已病治未病"是一脉相承的。总之，从"治疗为主"转变为"预防为主"，再转变为"健康为主"，是实现"健康中国"的关键。

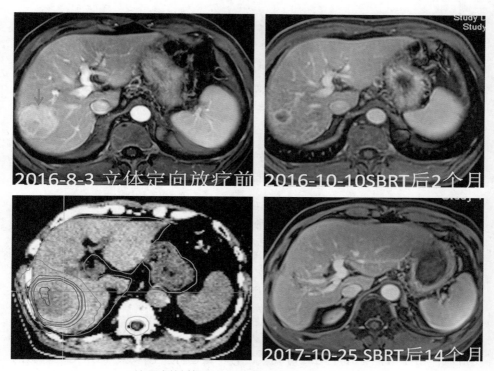

曾昭冲教授提供的立体定向放疗（SBRT）个案

再回顾现代医学，由于显微镜和现代科学技术的应用，使医学越来越向"局部"深入，越来越多采用"侵入（战）诊疗"来解决问题。例如内镜的发展，已几乎可进入人体内任何部位进行"修理"；分子生物学的发展，还可"精细"到分子水平。癌症的治疗，从外科根治术、放疗、化疗和局部治疗的消灭肿瘤，到分子水平的"消灭"，都是希望通过"战争"达到消灭肿瘤，所以名之为"抗癌战"。然而笔者近年的实验性研究提示，所有能直接消灭肿瘤的疗法，都是一分为二的，既可消灭肿瘤，也可促进未被消灭肿瘤的转移。近年医学尽管也注意到向微创发展，但"侵入诊疗"仍日益增多。媒体报道也多是"战争取胜"的故事，特别是"大战取胜"。实际上医学发展提示一些"侵入性诊疗"已逐步向"非侵入诊疗"转变。如笔者从事的肝癌治疗，最早是开腹肝叶切除；因早诊早治变为开腹局部切除；因微创出现变为腹腔镜下切除；因局部治疗兴起，小肝癌射频消融效果已接近手术；近年的立体定向放疗也可能成为非侵入性的疗法（如上图）。乳腺癌的治疗也一样，由乳腺癌根治术、扩大根治术，到保乳手术。笔者老伴心房颤动曾两次脑梗，用小剂量华法林＋丹参片后，6 年未再出现脑梗；而曾一起冬泳的另一壮汉，心房颤动行三次射频消融，却比老伴早 3 年离世。关于"侵入诊疗"与"非侵入诊疗"互补，在前文（本书第 171～176 页）中已有论述。

为此，"不战而屈人之兵"当隐喻着预防为主与"非侵入诊疗"的发展方向。

（2）"善战者，胜于易胜者也"隐喻早诊早治与简易诊疗："胜于易胜"是孙子兵法中对医学有重要意义的另一重点。孙子说："善战者，胜于易胜者也。"笔者体会，在医学上是强调"早诊早治"。所谓早诊早治，实质上是强调仍在"我强敌弱"态势下抓紧治疗。因为孙子说"十则围之，五则攻之，倍则战之，敌则能分之"。当"我强敌弱"达到以十对一时，完全可以围而不战，这就是"预防"；当比势达到五比一时，就应抓紧治疗，这就是"早诊早治"，因为这是最容易取胜而代价较小的时机。笔者单位针对肝癌的早诊早治，据不完全统计，已有 88 例肝癌患者生存 20～45 年，其中 59.1% 来自小肝癌切除。

值得一提的是，"胜于易胜"的另外一层含义是，通过较简易的手段取得胜利。由于肝癌早诊早治取得成效，有幸被国际抗癌联盟（UICC）主编的

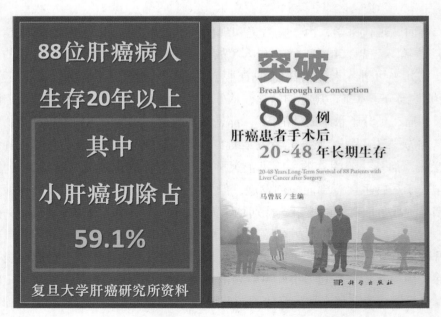

笔者单位治疗后的长生存肝癌病人多来自早诊早治

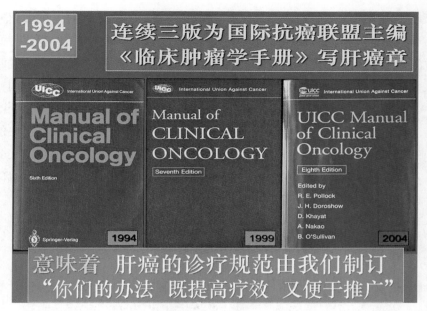

笔者被邀撰写是因为早诊早治易于推广

《临床肿瘤学手册》连续 3 版邀请撰写肝癌章，当年国际肝癌诊疗规范由我国执笔（上图）。笔者曾询问主编"为何要我们撰写"，对方回答很简单："你们的办法，既提高疗效，又便于推广。"的确，在历史长河中，不少复杂价昂的技术，多是昙花一现，因为它只能给少数人带来好处。

为此，"善战者，胜于易胜者也"隐喻着早诊早治和发展简易诊疗的方向。

（3）"以十攻其一也"隐喻集中兵力与综合处治：《孙子兵法》中，如何取胜是核心问题。笔者体会"以众击寡"是取胜的重要诀窍。孙子说"知胜有五"，即有五点可以预知胜负，其一是"识众寡之用者胜"。即知道如何运用"众寡"的，也就能做到"以众击寡"而取胜。孙子还有一句话："我专为一，敌分为十，是以十攻其一也。"即使总体属敌强我弱，但如能对每个局部创造以众击寡的态势，就可能取得局部的胜利；多个局部的胜利也许就能彻底改变总体上敌强我弱的态势，从而取得最后的胜利。这如同解放战争，经辽沈、淮海和平津三大局部战役的胜利，彻底改变了敌我力量对比的全局态势，这也是"集中兵力打歼灭战"的结果。笔者以为，孙子所说的"以十攻其一也"可隐喻综合处治的重要。

现代医学的发展，得以解决了传染病的问题，主要是针对一种细菌，采用一种抗菌药物（如结核病用链霉素），基本上是"一病一方"的模式。而当今危害人类的疾病已逐步转变为癌症、心脑血管病、呼吸系统疾病和代谢系统疾病（如糖尿病）等，是慢性、全身性疾病。对付这类复杂疾病采用"一病一方"模式显然已不合时宜，为此，孙子"以十攻其一也"的综合处治思维，应受到更多重视。即使传染病，也同样需要综合处治的思维，过去的战略只针对细菌和病毒，对如何增强机体方面考虑较少。笔者等早年的实验研究曾发现，对癌症而言"放疗＋化疗＋免疫治疗"，比单一应用不仅有量的改变，即"1+1+1>3"，而且有质的变化。

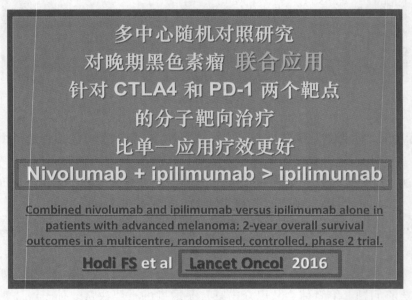

多中心随机对照研究
对晚期黑色素瘤 联合应用
针对 CTLA4 和 PD-1 两个靶点
的分子靶向治疗
比单一应用疗效更好
Nivolumab + ipilimumab > ipilimumab

Combined nivolumab and ipilimumab versus ipilimumab alone in patients with advanced melanoma: 2-year overall survival outcomes in a multicentre, randomised, controlled, phase 2 trial.
Hodi FS et al Lancet Oncol 2016

《柳叶刀-肿瘤学》2016年的一篇文章对最新的免疫治疗剂也主张合用

近年对疾病的综合处治已日益受到重视，如对付癌症最新的免疫治疗剂，也认为合用比单一应用要好（见上图）。笔者以为，综合处治不仅可采取同类疗法、不同药物的综合治疗（例如联合化疗），更重要的是针对疾病的不同方面，采取不同类型疗法的综合治疗（例如抗菌/抗癌药物＋免疫治疗）。请读者注意，笔者不用"综合治疗"而用"综合处治"，是因为前者只是医生"给予"病人（只发挥一个积极性），而后者则还包括发挥病人的主观能动性，例如适度运动等（发挥两个积极性）。

因此，"以十攻其一也"当隐喻集中兵力与综合处治的战略战术。

（4）"以正合，以奇胜"隐喻既重规范更需创新以取胜："以正合，以奇胜"是孙子的名言。当前医学界广泛制定和推行各种疾病的"诊疗规范""临床路径"，这是"以正合"，是杜绝不正规之风，提倡按章办事，是使大小医院都能努力达到当前最好的诊疗水平。然而，即使严格按"诊疗规范"办，至今仍有不少疾病的诊疗结果远差人意。为此在"以正合"的同时，需重视"以奇胜"。只有不断"以奇胜"，医学水平才能不断提高。孙子说得很好："奇正相生，如环之无端。"笔者体会，"以奇胜"是建立在"以正合"的基础上，两者并不矛盾。世间新的发明创造，离不开前人工作的基础。基本功打好，更有助创新。在有扎实基本功的基础上，创新的前景是不可穷尽的。

为此，"以正合，以奇胜"当隐喻既要重视规范，更需不断创新以取胜。

4 学习西方 + 近代经验

前面说过，中华文明精髓有古代的，也有近代的。我们要汇东西方精华，还可参考近代成功的经验。最现成和最突出的就是"中国崛起"。如果说"学习西方 + 孙子兵法"是"古为今用"，则"学习西方 + 近代经验"便可说是"近为今用"。

1978 年，笔者第一次出国，出席在阿根廷召开的 12 届国际癌症大会，在其首都布宜诺斯艾利斯拍了不少照片，尤其是"高楼大厦"，羡慕不已。而 40 年后的今天，在笔者书房窗外所看到的景色，比当年的阿根廷，有过之而无不及（下页上图）。中国崛起，国际公认，国人亲历，永世难忘。这不禁使笔者想起前不久看到张维为著的《中国震撼》，其中有这么一段使笔者夜不能寐："今天 21 世纪中国的崛起，其人口是十亿级的……是一个五千年文明与现代国家重叠的'文明型国家'的崛起，是一种新发展模式的崛起，是一种独立政治话语的崛起，它给世界带来的可能是新一轮的'千年未有之大变局'。"（下页下图）

笔者不是历史学家，只能从中国共产党九十多年的历史来看，笔者也已是耄耋之年，可以说亲历了其中的大部分。中国崛起也许可以分为三个阶段：建立中华人民共和国——和平发展——共奔中国梦。

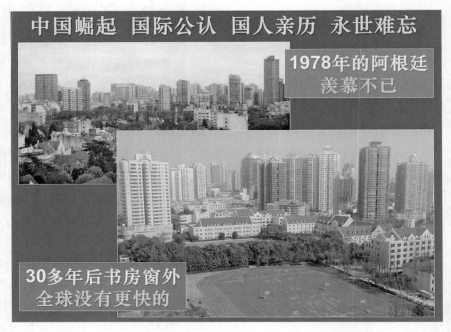

笔者住所窗外景色照片

中国震撼 中国崛起
一个"文明型国家"的崛起 新大变局
张维为 著

18、19世纪世界上崛起的第一批国家，如英国、法国等，其人口都是千万级的；20世纪崛起的第二批国家，如美国、日本等，其人口是上亿级的；而今天21世纪中国的崛起 其人口是十亿级的，超过前两批国家的人口总和。这不是人口数量的简单增加，而是一个不同质的国家的崛起，是一个五千年文明与现代国家重叠的"文明型国家"的崛起，是一种新的发展模式的崛起，是一种独立政治话语的崛起，它给世界带来的可能是新一轮的"千年未有之大变局"。

张维为著《中国震撼》一书中的相关文字

中国共产党 1921 年建立，从"星星之火，可以燎原"，到 1949 年中华人民共和国成立，只用了不到三十年的时间，这是中外历史上所鲜有的。笔者以为，起核心作用的就是毛泽东思想。其特点就是没有照搬苏联的经验（城市暴动），而是根据国情，采取"农村包围城市"的道路；同样结合国情，提出"持久战"的战略，取得抗日战争胜利，以及其后解放战争的胜利。

从 1978 年中国共产党十一届三中全会开始，也只用了三十年左右的时间，实现了中国的和平崛起。笔者以为，起核心作用的是邓小平理论。他提出"改革开放"，但没有全盘西化；他强调"实践是检验真理的唯一标准"，摸着石头过河，而不同于苏联解体的"休克疗法（全盘西化）"，逐步形成建设有中国特色社会主义的强大思想武器。

当前我们正处于"共奔中国梦"阶段，有着实现中华民族伟大复兴的美好前景。习近平同志在 2016 年 5 月 30 日"为建设世界科技强国而奋斗"的报告中说"中国实现现代化，是人类历史上前所未有的大变革"，到建国一百周年，我们要成为世界科技强国（右图）。

为建设世界科技强国而奋斗
习近平　2016年5月30日

中国实现现代化
是人类历史上前所未有的大变革
2020年　进入创新型国家 行列
2030年　进入创新型国家 前列
建国100年　成为　世界科技 强国

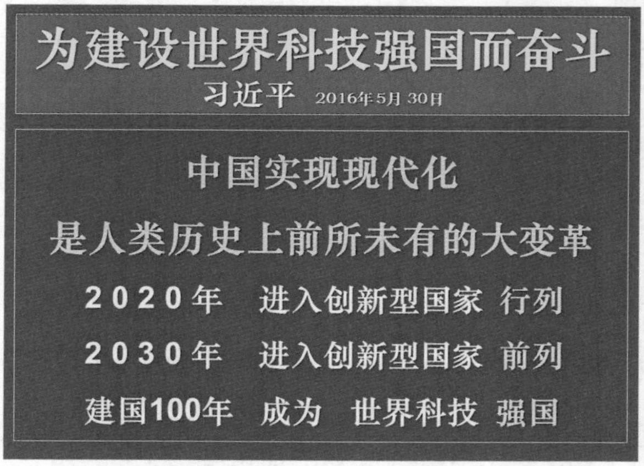

"共奔中国梦"的重大目标

我们提出"一带一路"倡议，同样具有鲜明的中国特色。

总之，中国崛起的途径中，可以作为发展有中国特色医学借鉴的思路很多。笔者以为：洋为中用，但没有全盘西化；结合国情，走自己的路；通过实践，检验真理，修正发展战略；发扬中国哲学精髓，古为今用，等等。所有这些，都是无价之宝啊！

笔者所以认为，中国崛起的成功思路，当有助发展有中国特色的医学。由于中国崛起，在政治上，中国已显示其特色，并拥有一定的国际话语权；在经济上，中国已成为世界第二大经济体；在科技上，差距在快速缩小，振奋人心的消息不时在报刊涌现。为此，中国崛起所包含的新思维，也当有助

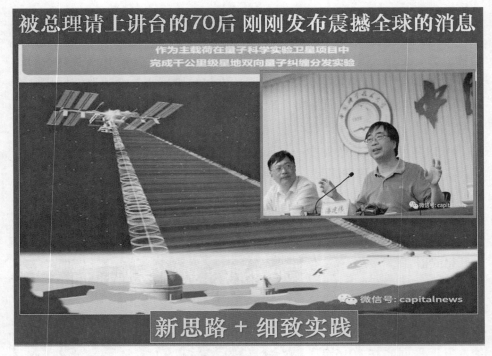

被总理请上讲台的70后 刚刚发布震撼全球的消息

作为主载荷在量子科学实验卫星项目中
完成千公里级星地双向量子纠缠分发实验

微信号: capitalnews

新思路 + 细致实践

我国量子科学的进展

形成有中国特色新医学，以贡献于世界。例如：从结合国情出发，我们是否应实行"多快好省 + 高精尖"两条腿走路的方针；从洋为中用出发，我们是否应"忌全盘西化 + 重在超越"；从战略战术新思路出发，我们是否能通过"打持久战 + 人民战争"思维加速医学上的"转弱为强"；从实践检验真理出发，我们是否可发掘几千年实践的积累，加速发展的步伐；从中国传统哲学思维出发，我们是否可探索"以柔克刚"等哲学思维的运用，等等。

关于"学习西方 + 近代经验"，笔者不考虑、也无能力全面展开。只打算结合笔者所从事的癌症研究，例如寻找和毛泽东军事思想相左的思路进行简单论述。作为临床肿瘤医生，每天所见到的病人大多是"敌强我弱"态势下的癌症病人。在这种情况下，毛泽东主张打持久战，而我们往往犯急性病，希望"一榔头"（如一次手术、一个疗程放疗）解决问题；毛泽东主张把"游击战"提高到战略高度，而我们往往只重视"阵地战"，认为小打小闹不成气候；毛泽东主张"全民战"，而我们常常只重视外力（手术、药物等），而轻视调动病人的积极因素；毛泽东认为决定胜负的是人而不是物，而我们常寄

从《持久战》出发的控癌战

要重视消灭敌人保存自己
　　　　重消灭敌人　轻保存自己
要重视游击战的战略意义
　　　　重阵地战　轻运动战　忽视游击战
敌强我弱更要重视人的因素
　　　　重杀癌利器　轻战略战术
要重视根据地建设
　　　　重消灭　轻改造残癌/微环境/机体
持久战要有进有退
　　　　强调只进不退

与《论持久战》思维相左的倾向

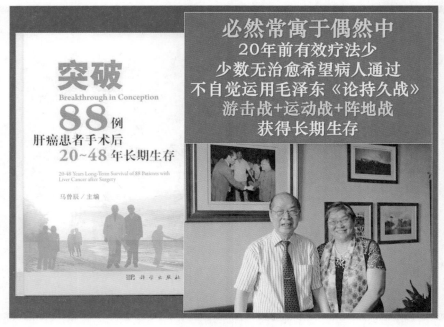

必然常寓于偶然中
20年前有效疗法少
少数无治愈希望病人通过
不自觉运用毛泽东《论持久战》
游击战+运动战+阵地战
获得长期生存

突破
Breakthrough in Conception
88例
肝癌患者手术后
20~48年长期生存
20-48 Years Long-Term Survival of 88 Patients with
Liver Cancer after Surgery
马曾辰／主编

坚持"持久战"转败为胜的病人

希望于精准杀癌利器；毛泽东主张在敌强我弱态势下采取"敌进我退"方针，而我们往往采取"敌进我进"（勉强手术、大剂量化疗）；毛泽东强调战术上以十对一，而我们常不重视综合序贯治疗；等等。为此，从"持久战"出发的"控癌战"，同样有别于当前的主流倾向（前页上图）。前面说过的一个例子（前页下图中的女士，前文第 159 页），估计只能生存半年的病人，在当年没有多少有效治疗办法的条件下，通过"持久战"（包括四大战役）和"消灭与改造并举"的综合与序贯治疗，竟生存了 30 年。

作为这一节的结语，笔者以为：中国医学不能长期成为西方医学的延伸，中国有几千年文明与实践的积累，有完整的医学理念；通过东西方思维互补，必将出现有中国特色新医学，中国政治和经济的成功，已证实了这一点。诚然，这将是一项十分艰巨的任务，需要几代人甚至几百年的时间。作为第一阶段，通过"学习西方 + 质疑西方 + 中医理念 + 孙子兵法 + 近代经验"等，力求超越，是完全有可能的。笔者已是耄耋之年，相信年轻一代，必将为实现"中国梦"做出更加辉煌的业绩，谨奉上两个寄语，并预祝成功！

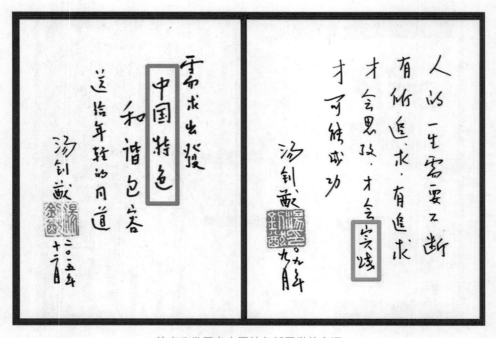

笔者为发展有中国特色新医学的寄语

二、第 二 阶 段
——"中西医结合新医学"

笔者以为，前面一节"第一阶段——'洋为中用'，力求超越"实际上是一个过渡阶段，而不是最终目标。因为作为当前主流的西医学，绝大多数都没有中医基础。不深入了解中医，就谈不上中西医结合。为此，这个过渡阶段，最多只可能使中国医学达到比西方医学略高一些的水平。然而，如果"中国新医学"的核心是"符合国情＋中国思维"，则这两点在第一阶段仍不可能完全达到。笔者以为，中国新医学的最终目标，其主线似乎应该是"中西医结合新医学"。

因为"符合国情＋中国思维"，当然也可以从前面说过的第一阶段中去找、去贯彻。但在我国医学上，"符合国情＋中国思维"，最集中体现的应该是在中医中药方面。因为中医中药是在我国大地上几千年土生土长的东西，自然就是通过中国思维发展起来的，那些不符合国情的东西很多已在不断实践中被淘汰。1954 年毛泽东就说过："中国人口能达到六亿，这里面中医就有一部分功劳嘛。西医到中国来，也不过百把年。"［《毛泽东年谱（1949—1976）》第 2 卷，中央文献出版社，2013 年，258 页］为此，只有融合了"中医思维和中医实践的精髓"，才能说有"中国思维"。其实关于"中西医结合新医学"这个目标，早在 1954 年 7 月，毛泽东便已提出来："西医要跟中医学习，具备两套本领以便中西医结合，有统一的中国新医学、新药学。"（出处同上）

1 "创中国新医学"是实现"中国梦"的重要历史使命

笔者体会，实现"中国梦"，就是实现中华民族的伟大复兴，这是在中国崛起基础上全国人民的伟大梦想。2017 年 7 月，在省部级主要领导干部"学习习近平总书记重要讲话精神，迎接党的十九大"专题研讨班开班式上，习近平同志发表了重要讲话，强调高举中国特色社会主义伟大旗帜，为决胜全

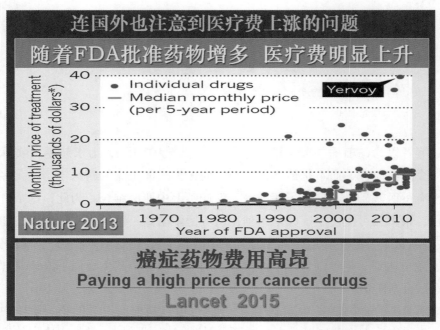

西方也注意到医疗费明显上升

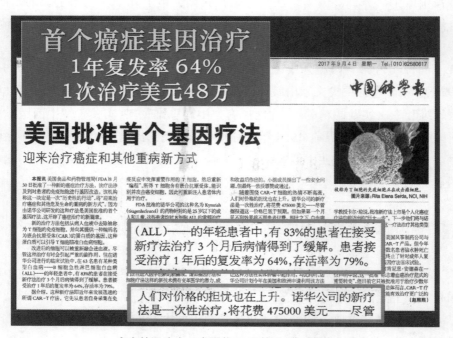

癌症基因治疗一次要花48万美元，费用昂贵

面小康社会实现"中国梦"而奋斗。笔者以为，要决胜全面小康社会，实现"中国梦"，当然也离不开保障人民健康的医学，特别是有中国特色的医学。从国情出发，要解决"看病难、看病贵、看好病"等问题，涉及诸多方面，如体制、政策、经济、舆情、医学教育、人才培养等。笔者以为，医学的发展方向是其中重要问题之一。我们无法想象"学习西方，全盘西化"能够解决"看病难、看病贵、看好病"这个问题。笔者舍妹久居美国，近年被乳腺癌、卵巢癌困扰，然而约看专科医生竟要等 2 个月，做个特殊检查又要等 2 个月；本来说需手术，但 4 个月后说已经太晚，只好用化疗。随着新技术、新药问世，医疗费直线上升（前页上图），连西方也感到难以承受。美国最新批准的癌症基因治疗一次需 48 万美元（人民币三百多万元，前页下图）。

"创中国新医学"，之所以成为我国医务界实现"中国梦"的重要历史使命，是因为中国有这个条件。1954 年毛泽东说过："我们中国的医学，历史是最久的，有丰富的内容，当然也有糟粕。在医学上，我们是有条件创造自己的新医学的。"[《毛泽东年谱（1949—1976）》第 2 卷，中央文献出版社，2013 年，258 页] 2016 年 5 月 30 日，习近平同志在"为建设世界科技强国而奋斗"的报告中，也指出："在绵延五千多年的文明发展过程中，中华民族创造了闻名于世的科技成果。我们的先人在农、医、天、算等方面形成了系统化的知识体系。"实际上，这也带有中华文明复兴的意义。我们说复兴，就是说过去曾有过辉煌，有过值得恢复的东西。那么在医学上有哪些值得我们去恢复的东西呢？例如毛泽东就说过："中国古书上这样说：'上医医国，中医医人，下医医病。'这意思就是强调人的整体性，和巴甫洛夫学说是一致的。"（出处同上）"上医医国，中医医人，下医医病"这几句话是唐代医家孙思邈在《备急千金要方》中所归纳的。其中，关于"中医医人，下医医病"，就是强调医者要医治"病人"，而不单单是医治"疾病"。关于人的整体性，笔者在前文"'局部'与'整体'互补"（本书第 140～145 页）中已有论及，而且也在本册子诸多例子中涉及这个问题。这确实是值得和西医局部观互补的重要方面。

1956 年，毛泽东在"同音乐工作者的谈话"中曾说："你们是'西医'，但是要中国化，要学到一套以后来研究中国的东西，把学的东西中国化。"[中共中央文献研究室编.《毛泽东文集》第七卷，"中国医药学是一个伟大的宝库"，人民出版社，1996 年，1 页、81 页] 这实际上也强调我国西医的历史使命，要"符合国情，有中国思维"。说到这里，不禁使笔者想起中华医学会的首任会长颜福庆（也是复旦大学上海医学院的创始人），他在1924年2月中华医学会第五届大会的演讲中提道："西医必须大众化，必须中国化。大众化和中国化不应依靠外国医生，而应该由中国的医生自己来实现。"将近一百年前老前辈的愿望，将落到今后几代的中国医务工作者身上，这是实现"中国梦"的历史使命。

2 "中西医结合"是创中国新医学第二阶段的重要内涵

据说明代西医已开始传入中国，至今虽有几百年，但由于长期的闭关自守，中国医学与世界医学也疏远了几百年。中西医结合实际上是中华人民共和国建立后才正式提出来的。

1954年7月，毛泽东说："西医要跟中医学习，具备两套本领，以便中西医结合，有统一的中国新医学、新药学。"［《毛泽东年谱（1949—1976）》第2卷，中央文献出版社，2013年，258页］1956年8月又说："就医学来说，要以西方的近代科学来研究中国的传统医学的规律，发展中国的新医学。"（出处同上）1958年，毛泽东具体落实了西医离职学习中医的关键举措："我看如能在一九五八年每个省、市、自治区各办一个七十至八十人的西医离职学习班，以两年为期，则在一九六〇年冬或一九六一年春，我们就有大约二千名这样的中西医结合的高级医生，其中可能出几个高明的理论家。这是一件大事，不可等闲视之。"并提出："中国医药学是一个伟大的宝库，应当努力发掘，加以提高。（出处同上）"就在那个时候开始，掀起了轰轰烈烈的西医学习中医和中西医结合的热潮。

笔者老伴响应号召，参加了上海市第二届西医离职学习中医研究班，从此成为中西医结合内科医生；笔者也投入了这个热潮，从事针灸治疗急性阑尾炎的临床与研究，并作为上海市针灸经络研究组的秘书向针灸老中医陆瘦燕教授学习。那个阶段国内中西医结合研究确实出了不少成果，例如中西医结合治疗急腹症，中西医结合治疗骨折，通过活血化瘀等研究治疗心血管疾病，以针刺麻醉为代表的针灸机制研究，中医"肾本质"的研究，等等。尤其是近年的砒霜治疗一个类型的白血病及其分子机制的研究，已引起国际学术界更多的关注。

（1）"中西医结合"是中国医学有可能对世界做出贡献的突破口：这里不妨再引用毛泽东的一些论述。1954年毛泽东说："对中医问题，不只是给几个人看好病的问题，而是文化遗产问题。要把中医提高到对全世界有贡献的问题。"［《毛泽东年谱（1949—1976）》第2卷，中央文献出版社，2013年，245页］从前文已经简单叙述过的内容看：中医有可能补充更多"多快好省"的疾病防治办法（如前文第一章中的一些临床小故事，14～41页）；中医有可能补充西医在思维方式方法上的一些缺陷（如第六章的"东西方医学可能互补的若干方面"，139～187页）；中医对某些疾病的疗效可能优于西医；中医还可能为现代医学提供崭新的研究方向。这也就是为什么1958年毛泽东曾总结说："中国医药学是一个伟大的宝库，应当努力发掘，加以提高。"

2015年中国终于取得了诺贝尔生理学或医学奖零的突破，屠呦呦因青蒿素治疗疟疾获奖，李克强总理的贺信中就有这么一句："是中医药对人类健康事业做出巨大贡献的体现。"确实，根据世界卫生组织的材料（下图），2000年起，非洲约2.4亿人受益于青蒿素联合疗法，约150万人免因疟疾致死；

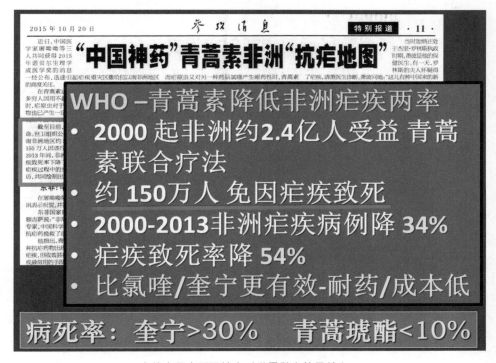

青蒿素是中西医结合对世界做出的贡献之一

2000—2013 年非洲疟疾病例降低 34%，疟疾致死率降低 54%；青蒿素比氯喹 / 奎宁更有效、耐药 / 成本低。屠呦呦的演讲题目就是"中国医药学是一个伟大的宝库"，她指出研发的关键是中国古代文献给予了灵感，它是与现代科技结合的产物。笔者的管见，中西医结合可能对世界做出的贡献中，中药只是其中一部分，而"中医理念的现代化"可能是更为重要的方面。

（2）"中西医结合"有助提高民族的自信心：2017 年 7 月，在省部级主要领导干部"学习习近平总书记重要讲话精神，迎接党的十九大"专题研讨班上，习近平同志有这样一句话："全党必须高举中国特色社会主义伟大旗帜，牢固树立中国特色社会主义道路自信、理论自信、制度自信、文化自信，确保党和国家事业始终沿着正确方向胜利前进。"我们在实现中华民族伟大复兴的重要时刻，十分需要增强多方面的"自信"，其中就有"文化自信"。"文化自信"不仅涵盖我国古代和近代文化的精华，还包括了我国的传统医药。这里再引毛泽东 1954 年的一句话："中医问题，关系到几亿劳动人民防治疾病的问题，是关系到我们中华民族的尊严、独立和提高民族自信心的一部分工作。"[《毛泽东年谱（1949—1976）》第 2 卷，中央文献出版社，2013 年，258 页] 这就需要克服对待"中医中药"的民族虚无主义，实事求是地"去粗取精"，实现中西医结合，形成有中国特色的医学。

（3）国际有识之士也注意到以"中西医结合"为内容的"整合医学"：笔者记得，2010 年 11 月《文汇报》曾刊出一篇题为"安德鲁·魏尔：'整合医疗'不走寻常路"的文章（下页图）。这位美国哈佛大学医学院毕业的学者说："美国的医疗体系已经碰到很多问题，如果中国想要变为美国，问题会更大。""这些问题的解决方案可能仍旧是'整合医疗'：中国有非常强大的中医体系和传统，这些传统应当和西医结合起来使用。"有时旁观者清，的确中国的现状中，"过度诊疗"比美国有过之而无不及。笔者儿子，幼时几乎从未用过抗菌药物，发热咳嗽常常用点针灸就好（笔者老伴是西医离职学习中医者）；儿子后来久居美国，他说伤风感冒发热，通常不用抗菌药物一周内就好了。而笔者的一位友人，一点点发热就去医院"打吊针"（静脉滴注抗菌药物）。

总之，要形成有中国特色新医学，看来离不开对"中西医结合"的研究。

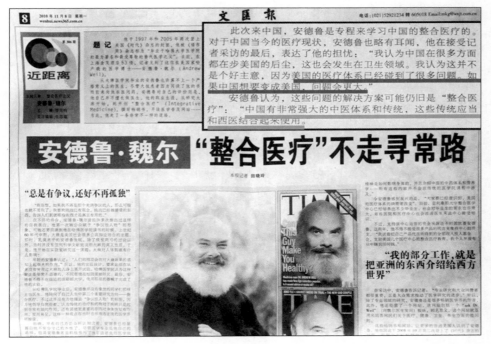

《文汇报》2010年8月11日刊登的国外关于"整合医疗"的思路

3　"中西医结合"要重视中医理论精髓，防止废医存药

为什么笔者说"中西医结合"需要几代人的努力，甚至需要几百年的时间？这是因为实现中西医结合有一个前提，这个前提 1956 年毛泽东曾经说过："要以西方的近代科学来研究中国的传统医学的规律，发展中国的新医学。"［中共中央文献研究室编.《毛泽东文集》第七卷，"同音乐工作者的谈话"，人民出版社，1996 年］其实他在 1954 年就已经说："掌握中医中药，必须要有西医参加，也要吸收有经验的中医，靠单方面是不够的，单有西医没有中医不行，有中医没有西医也不行。"［《毛泽东年谱（1949—1976）》第 2卷，中央文献出版社，2013 年，258 页］这就是说，"中西医结合"既需要中医，也需要西医，而西医又必须学习中医。然而西医学习中医又存在若干具体问题，例如体制问题（现在没有固定的西医离职学习中医制度），职称晋升问题，机构问题，舆论导向问题，等等。其中在学习西方的大潮中，"民族虚无主义"是一个重要障碍。这个问题，毛泽东在 1954 年就已指出："西医要

向中医学习。第一，思想作风要转变。要尊重我国有悠久历史的文化遗产，看得起中医，也才能学得进去。第二，要建立研究机构。不尊重，不学习，就谈不上研究。不研究，就不能提高。"[《毛泽东年谱（1949—1976）》第2卷，中央文献出版社，2013年，245页] 所有这些问题解决之前，提出"中西医结合"研究，就容易犯忽视中医理论精髓，出现"废医存药"倾向。

（1）需要凝炼出最主要的中医理论精髓：笔者已是耄耋之年，对当前西医与中医的医学动态有所疏远，但仍有一些总体印象。

1）关于国内中西医关系现状的管见：西医学界中，早年曾经参加"西医离职学习中医班"，并曾从事中西医结合研究者，多已年迈或离世。当前西医临床中曾系统学习过中医者已寥寥无几，大多对中医中药知之甚少。西医的临床医生，正以大部分精力追赶西方医学的进展，加上求职和晋升的压力，不少正致力于追求发表高影响因子的SCI论文，而中医或中西医结合研究的相关论文又很难刊登在高影响因子的SCI杂志中。西医的医科大学或大学的医学院，虽也有一些中西医结合的研究机构，但从事研究者也大多是没有深厚中医功底的西医。西医的医院中，虽也都有中医科，但越是高层次的西医医院，越不倾向临床使用中医中药；即使使用，也往往是您用您的，我用我的，互不联系。在舆论场，听到看到批评中医中药的多，而能够一分为二地看待中医中药者少，而且批评者大多都是没有深入学习过中医者。

中医学界中，倒是有不少"中医学习西医"的。目前中医药大学的学习课程中，西医相关学科的比例远大于西医大学中的中医相关学科比例。短短几年的大学课程，既有中医课程，又有不少西医课程，可以想象，两者都难以深入。笔者遇到不少曾到中医医院看病的患者，其病历资料中，西医相关的检查诊断资料，一点也不比西医医院少。由于笔者老伴（大学同窗）曾参加两年的"西医离职学习中医班"，跟随20世纪50—60年代上海最有名的老中医，如黄文东、裘沛然、张耀卿、张伯臾等，笔者也有幸跟随老伴拜访过这些老中医。给笔者印象深刻的是，这些老中医所开处方的药味一般都不超过10味。笔者老伴后来开的中药处方也大多6～7味。笔者也知道过去"经方"只有4味药。前不久一位癌症友人来访，说他去看中医，所配中药要用麻袋去装。确实，笔者看到一些给癌症病人开的处方，竟有30～50味中草药。几乎所有所谓"有抗癌作用"的中草药都收录在内。再者，中药的质量也大不如前。笔者祖籍广东新会，新会陈皮是有名的，放一小片便满屋香。而现在中药陈皮，看似晒干的橘/橙皮，毫无异香可言。关于中医药的现代化研究，笔者多年前曾参与国家自然基金资助项目的评审，曾看到过用最新的基因组、蛋白质组研究中医的课题，然而目的性不明，思路不清，似乎只是赶时髦。提示这些懂中医者，未能深入学西医。

总的印象是，"西医没有中医化"，而"中医已明显西医化"。不过近年国家已出台一些中医药相关的政策，相信这些政策将有助于中医药的复兴。

2）中医的理论精髓是中医中药精华中更重要的组成部分：笔者不是中医，不敢妄议。中医学有四大经典著作：《黄帝内经》《难经》《伤寒杂病论》和《神农本草经》。前三本论医，最后一本论药，四者不可分割。这好比前三者带有"软件"性质，后者带有"硬件"性质。一台电脑，如果只有硬件，没有软件，那电脑就无异于一堆废铜烂铁，因为无法操作，无法产生效益；当然，如果没有硬件，再好的软件也无法运作。如同下棋，如果双方都有车马炮，兵力（硬件）相当，则胜败决定于棋手的棋艺（软件）。同理，如果承认电脑的"硬件"是基础，"软件"是灵魂，那么在中医中药精华中，中医的理论精髓便是更为重要的东西。我们说中医的理论精髓，也可理解为中医的"核心理念"。随着屠呦呦获诺奖，一时掀起中药热，不少人以为"传统中药+现代科技"，就是传统医学可能为世界做出贡献的切入点。笔者承认，"传统中药+现代科技"是值得研究的，而且存在巨大空间。然而，这只是中医中药精髓中的一部分，而更重要的部分则是"指导药物应用"的"中医理念（软件）。"

3）中医的理论精髓需要有深厚功底的中医去凝炼：笔者在本书第四章的"重读《黄帝内经》有感"部分写了8点读后体会（本书第89～99页），不过这8点倒也反映一名西医医生的理解，尤其是感受到很多不同于西方医学理念的方面。在第六章"东西方医学可能互补的若干方面"（本书第139～187页）中，更具体地罗列了笔者认为有助弥补西医理念不足的一些"东方医学理念"。然而所有这些都不足为据，因为笔者作为西医，对西医不足之处有所认识，但对"中医的核心理念"则认识不深。这就是为什么笔者提出"中医的理论精髓需要有深厚功底的中医去凝炼"。正像前面曾说过的，"洋为中用，力求超越"，其中也可以从"中国崛起"中去寻找，去凝炼。中国崛起已是世界公认的事实，所以能够崛起，必有其奥秘，但需要凝炼。尤其是需要曾经参与"中国崛起"实践的人去凝炼。笔者以为，凝炼出"中医的核心理念"，也是现代中医学界的一项历史使命，也是提振中华民族自信的重要内涵。诚然，在当前学习西方的大潮中，提出让一部分人重回到故书堆里，是否有点本末倒置呢？但笔者以为，正是因为中医药是中华民族几千年实践的凝炼与积累，而且"中医的核心理念"也反映了中国古典哲学，是仍有现实意义的、深刻的思维方式和方法，所以这项工作只能抓紧，而不能放松。

4）中医的理论精髓需要有深厚中医功底的西医去研究："中医的核心理念"即使得到了进一步的凝炼，但仍将是一个内容广阔的范畴。根据笔者的有限认识，"中医的核心理念"有很多与现代医学的理念迥异。即使如同笔者在第六章"东西方医学可能互补的若干方面"介绍的那样，也有 12 项内容（本书第 139～187 页），而且每项都是一个十分巨大的领域。我们不能再犯"一哄而起，一哄而散"的弊病。而要扎实地，一步一个脚印地去研究，才能为创建"中国新医学"这所大厦增砖添瓦。以笔者管见，这项任务需要有深厚中医功底的西医去研究。所谓有深厚中医功底的西医，就是既有扎实西医基础又有较好中医功底的西医医生。这样才能站在比较客观的立场上去评论、去取舍。例如很多西医所公认的评价指标，就很不适合中医方面的研究。这也是为什么自中华人民共和国成立以来从中药中筛选出的"抗癌药"寥寥无几的缘由。因为西医的评价指标只看肿瘤大小，凡肿瘤没有缩小的都不认为有效；重"无瘤生存"，不重"带瘤生存"，而后者常是中医中药的长处。

5）中医的理论精髓可能给"中国新医学"带来关键特色：所谓"中国新医学"，其核心就是"中国特色"。就拿 2017 年 7 月习近平同志的讲话来说，他强调"中国特色社会主义是改革开放以来党的全部理论和实践的主题，全党必须高举中国特色社会主义伟大旗帜，牢固树立中国特色社会主义道路自信、理论自信、制度自信、文化自信，确保党和国家事业始终沿着正确方向胜利前进。"我们可以自豪地说，"中国特色社会主义"已经在政治上、经济上显示了特色，这个特色的一个关键就是没有"全盘西化"。现在就看我们医务界能否显示中国医学的"特色"。笔者坚信，"中医的理论精髓"可能给"中国新医学"带来"关键特色"。其中如"整体观""扶正祛邪""疏堵结合""复衡（适度）取代多益""非战取胜""以柔克刚"等理念，可能有重大意义。当然，所有这些都要等待细致实践的结果。

（2）"废医存药"最终将使"中西医结合"走进歧途：在我国有限的"中

西医结合"研究历史上，曾经出现过"废医存药"的偏向，这是值得警惕的。这主要是由于研究"中西医结合"者没有深入了解中医，尤其是中医的精髓，从而导致用西医的思维、方法、评价标准等去研究中医中药。诚然，屠呦呦获诺奖提示中药也是一个伟大的宝库，有大量处女地需要去开发。通过最新的现代科技，必将挖掘出更多有用的现代化药物。然而这绝不是"中西医结合"的全部，更不是"中西医结合"的核心。"废医存药"最终将导致"中西医结合"走进歧途，让这个意义深远的使命半途夭折。要解决这个问题，关键是更多西医学习中医、了解中医。

（3）中药西药化只是一个方面，不是全部：接着屠呦呦获诺奖的话题。青蒿素之所以获诺奖是由于有重大社会效益，如世界卫生组织资料所说，非洲150万人免因疟疾致死。而青蒿素是源于中医中药古代的线索，秦汉时期的《神农本草经》便已有"青蒿杀虫"的记载；明代《本草纲目》载青蒿加味可治疗虚疟、温疟、截疟。青蒿素在研发的关键时刻也是中国古代文献给予了灵感，晋代葛洪的《肘后备急方》载"青蒿一握，以水二升渍，绞取汁，尽服之"，《本草纲目》也说要"捣汁服""煎酒服"，提示不耐高温，水煮无效，可溶于酒精，从而得以应用现代科技，通过乙醚提取等技术，研制出可静脉注射的青蒿琥酯、可肌内注射的蒿甲醚和口服的青蒿素衍生物，所以青蒿素的最终研发成果是我国古代医药与现代科技相结合的产物。

这一成果证实了毛泽东所说："中国医药学是一个伟大的宝库，应当努力发掘，加以提高。"也提示"学了西医的人，其中一部分又要学中医"的正确。笔者管见，这一成果还提示：在西医向"微观"继续深入的同时，在"宏观"领域也同样可以出成果（青蒿素并没有因为在分子水平发现了什么而获奖）；提示在西医强调的"由理论到实践"（如搞清癌的靶基因，再设计分子靶向治疗）的路线，应该和"由实践到理论"（我国几千年积累了大量经实践验证的资料）的路线两条腿走路，这样我们可走的路子就更宽；还提示要重视"高精尖"与"多快好省"并举的方针。

诚然，从上述这条"中药西药化"路线图出发，我们有可能继续研发出更多有现代医药价值的药物，以贡献于世界。然而，如果从"发展有中国特色的医学以贡献于世界"出发，则"中药西药化"只是其中的一个部分，更不是全部。其理由前面已说过，不再赘述。

4 "中西医结合"不同于"中西医并用"

"中西医结合"的精髓在于中西医互补长短，目的是进一步提高疗效，完全不同于"中西医并用"。在老百姓的脑子里，常以为用了西医治疗，再加中医治疗会更好。而笔者从医六十余年所看到的结果，"中西医并用"虽有时会提高疗效，但有时却会降低疗效，甚至还不如不用。

（1）"中西医并用"对付癌症降低疗效的实例：在前文第二章"中西医结合治疗原发性肝癌的临床体会"这一节中有这样一段（本书第 53 页）："出血率与中西医结合攻与补的关系：当西医攻中医也攻，出血率达 39.8%；西医攻中医改为攻补兼施，出血率降至 20.2%；西医攻中医用补法，则出血率仅 12.2%。生存率与中西医结合攻与补的关系：中西医适当的配合在降低出血率的同时，可以看到生存率的提高，但只看到晚期病人治后半年生存率的提高，而未看到一年生存率的提高。西医攻的剂量大小，以及是否合并免疫治疗也有同样影响：如应用化疗的一年生存率，小剂量者为 25.9%，中剂量者为 16.8%，大剂量者仅为 4.3%。合并与不合并免疫治疗者，一年生存率分别为 26.0% 与 11.3%。"这一节说明，有时会"好心办坏事"。当年基于救治病人心切，那时没有深入学习中医理论，以为在西医应用化疗攻癌的同时，再加中医的"攻癌"（清热解毒、活血化瘀、软坚散结等），效果会更好，然而事与愿违，结果更差，比不用中药更坏。

（2）"中西医并用"对付感染降低疗效的实例：前面一段是关于对付癌症"中西医并用"和"中西医结合"的异同。这里打算再举一例，说明在对付感染方面"中西医并用"和"中西医结合"的异同。其实这在前文第一章"肺与大肠相表里"（本书第 19～20 页），以及第三章"老伴最后的日子——西医的奇迹与反思"（本书第 80～86 页）中已述及。2016 年笔者老伴因尿路小结石感染住院，不幸并发吸入性肺炎，医生提出需做气管切开。由于老伴是"西医学习中医者"（几年前当笔者家兄因脑梗瘫痪合并肺炎时，监护室医生也曾提出需做气管切开。而老伴认为可以通过中医"肺与大肠相表里"的理论，用中药缓泻，可以减少肺部痰液量而减轻肺炎。果然，只花了十几元钱的缓泻中药，都不是苦寒之品，煎好立即从胃管灌入，第二天大便 4～5 次，痰液立即减少，从而免去气管切开。直到 3 年后家兄离世，也无须做气管切开），于是笔者便提出能否请中医会诊，参照"肺与大肠相表里"的理论，试一下合并中药，看能否避免气管切开。这个建议自然被采纳。很快高年资中医教授来会诊，开了如下处方：炒莱菔子 18 克，南葶苈子 45 克，鱼腥草（后下）45 克，光杏仁（后下）9 克，光桃仁 10 克，白前 10 克，制半夏 12 克，浙贝母 18 克，金银花 20 克，黄芩 30 克；外加安宫牛黄丸。但服用后大便次数一天十余次，出现明显的机体混乱，几天后西医建议停用中药，最终自然免不了做了气管切开。笔者不是中医，不敢妄议。如果单独请中医来看没有经过西医治疗的肺炎，笔者估计这个处方是无可非议的，然而在西医已用了大量抗菌药物（应属十分苦寒之品）基础上，中医再重用"清热解毒"之剂，是否值得商榷？笔者以为，从治疗肺炎角度，中医和西医都没有错，然而两者合用，效果并不理想，问题可能出在不是互相取长补短，而是不必要的"重复"。如同前面对付癌症，西医"攻癌"+中医"攻癌"，效果反而更差。

后来笔者又看到一些报道，一些知名老中医认为，对老人、老干部肺炎等发热，多属"阳虚发热"，此时应该用扶正的中药，所谓"甘温除热法"，如补中益气汤，常用人参、黄芪、炙甘草、当归等；认为气虚或血虚发热，应以益气养血为主，不可妄用苦寒药物，以免耗伤人体的阳气。笔者体会，这些老人、老干部的肺炎，西医大多都已用大量抗菌药物（苦寒之品）治疗，所以如果合并中医治疗，则中医宜"补"而不宜"攻"；应用"肺与大肠相表里"时，也只宜缓泻，不宜峻泻。

其实笔者老伴在离世前，对"中西医结合"和"中西医并用"也有过正反两方面的经历。上面所述的是反面的经历。而在此前曾有过正面的经历，那就是老伴 2015 年末次肺炎后，没有接受追加的抗生素治疗，而是出院停用抗菌药物，使用"生脉饮"（人参、麦冬、五味子），有大半年的时间病情稳定。相反，前几次肺炎、丹毒、败血症，虽然都追加了抗菌药物，但 2～3 个月后便又严重感染复发。提示《黄帝内经》所说："大毒治病，十去其六；中毒治病，十去其七……无使过之，伤其正也。"作用强烈的抗菌药物，至少应属"中毒"（因为曾导致明显黄疸、凝血机制下降等肝肾功能障碍），过犹不及。此时如能合并应用中医"补"法，疗效就可能提高。

为此，"中西医并用"，一旦疗效不好，就会导致否定"中西医结合"这条道路。这也是为什么笔者认为要实现"中西医结合"，需要几代人的努力，甚至需要几百年的时间。因为关键在于西医学习中医，在西医没有系统学习过中医之前，这个目标是无法实现的。

5 要梳理用最新科学技术研究中医的思路和方法

笔者之所以热衷于"中西医结合"，是由于六十多年西医生涯，既看到西医的长处，也看到西医的不足；又因为笔者老伴是"西学中"，看到不少中西医可以互补的实例（第一章中"值得思考的临床小故事"，本书第 14～41 页）；还因为笔者晚年也从事了少量中西医结合的研究（第二章"中药小复方'松友饮'延长人肝癌模型生存期及其机制"，本书第 61～76 页），看到存在的问题，真是"难之又难"！

从发展中国新医学出发，笔者想来想去，在学习西方医学的基础上，只有从中医中药中找思路、找方法，才是康庄大道。前面说过，所谓中国特色，就是"符合国情＋中国思维"。而中医中药就是医学上"中国思维"的集大成者，其中主要的精髓，已经千百年实践的检验，无须我们另外去找。当然限于过去的历史条件，中医中药中既有精华，也必有糟粕。

我国著名科学家钱学森说过："中医理论是经典意义的自然哲学，不是现代意义的自然科学。"［1983 年 3 月 17 日致黄建平，《钱学森书信选（上卷）》，国防工业出版社，2008 年 6 月，0044 页］为此，要把中医理论变成自然科学，就像毛泽东所说："要以西方的近代科学来研究中国的传统医学的规律，发展中国的新医学。"为此，需要梳理用最新科学技术研究中医的思路和方法，这是中西医能否有机结合的核心难题。

（1）循证医学如何解决"复方"（综合）的研究方法：中医中药的精髓之所以难被现代医学所接受，原因很多，最终的关键恐怕是哲学思维的异同。2009 年 6 月 17 日《参考消息》有一篇题为"东西方思维大比拼"的文章（下页图），这篇由美国密歇根大学教授写的文章说："东亚人在大背景下观察物体，西方人则更关注眼前；东亚人在判断时对周围环境的依赖性更强，西方人在判断时则更独立；东亚人更倾向于整体思维，西方人则更善于分析。"笔者认为，这也大体上反映了东方医学与西方医学明显区别的渊源。但笔者以为重要的是他的结论："谁把握了东西方两种世界观的长处，谁就会在 21 世纪获得更大的成功。"这也是笔者写这本册子的初衷。

（2）"复方"研究不能单从化学上研究，要与临床研究结合起来。回到本节的主题：循证医学如何解决"复方"（综合）的研究方法。最近 10 年，笔者领导的小组针对杀癌疗法的负面问题，寻找干预对策，做了不少干预相关

2009 年 6 月 17 日　　参考消息　　大千世界 ·13·

东西方思维大比拼

在研究者尼斯比特看来，谁把握了东西方两种世界观的长处，谁就会在 21 世纪获得最大成功

【美国《福布斯》双周刊 5 月 11 日一期文章】题：东西方大比拼（记者 哈娜·艾伦蓝）

理查兹·尼斯比特是一名普遍主义者。和许多认知科学家一样，这位密歇根大学的教授认为，所有人——从游牧在南部非洲的沃族人到纽约的编辑师——都以相同方式处理感觉信息。但是在 1982 年参加北京大学并与一名亚洲学者合作之后，尼斯比特发现自己的信仰受到了挑战。

思维过程的差异

于是他着手开展一个项目，研究东亚人和欧洲裔美国人的思维过程。他在试验过程中向被试者展示电脑屏幕上的一个虚拟水族箱。

尼斯比特解释说："美国人会说，'我看到了三条大鱼左右游去。它们的鳍粉色的。'他们会注意最大、最亮的物体，并关注这些物体及其特征。同为研究对象的亚洲人一开始就会说：'嗯，我看到的像是一条溪流、水是绿色的。底部有岩石和贝壳。有三条大鱼往左游去。'"

尼斯比特在其他研究中发现，在考察对物体的记忆力时，如果最终给东亚人与第一次见到的背景相同的背景，他们就更容易想起那个物体。相比之下，背景似乎并不影响西方人对某一物体的识别。

东亚人在大背景下观察物体，西方人则更关注眼前；东亚人在判断时对周遭环境的依赖性更强；西方人在判断时则更独立；东亚人更倾向于整体思维，西方人则更善于分析。这些差异在社会领域也有体现：亚洲人持集体主义观念，西方人则持个人主义观念。

文化差异的影响

《参考消息》2009 年 6 月 17 日刊登的文章

的实验。我们发现，如果只研究一个药有没有作用，则我们只要安排两组动物就够了（A 对照组，B 治疗组）；如果要看两个药合并应用能否增效，则要安排 4 组动物实验（A，B1，B2，B1+B2）；如果要看 3 个药合用的结果，则要安排 8 组动物实验（A，B1，B2，B3，B1+B2，B1+B3，B2+B3，B1+B2+B3）；如果要研究一个含多味药的复方，那随机对照研究就很难安排，不仅工作量大，而且也还未能解决它们之间相互作用的复杂问题。更不用说一味中药本身就含有多种成分。再者，笔者过去有限的实验研究发现，有的中药越提纯，效果越差。为此，要弄清机制，就要降低疗效，这也是一个矛盾。因为不是行家，但也听到网络药理学与生物信息学应用于中药复方机制的研究，并成功发表在影响因子较高的杂志上（亦即为西方学者所接受）的报道。

1954 年毛泽东曾说："对中医的'汤头'不能单从化学上研究，要与临床上的研究结合起来，才能提高中医。"［《毛泽东年谱（1949—1976）》第 2 卷，中央文献出版社，2013 年，258 页］钱学森不仅在"系统科学"方面有重要贡献，他在我国医学发展方向方面也有诸多论述。笔者从网上摘录了这

些语句："我们要在马克思主义哲学指导下，把中外医学的好东西结合起来，用系统科学来促使中医现代化，即医学现代化。"[1983年11月29日致邹伟俊，《钱学森书信选（上卷）》，国防工业出版社，2008年6月，0052页]他又进一步说："既然人是一个开放的复杂巨系统，我们研究人体科学，就要应用'从定性到定量综合集成法'，这是一个根本的观点和方法论。"[钱学森.对人体科学研究的几点认识，《中国人体科学》，1991，1（2）：53页]这里提到"从定性到定量综合集成法"，也许是解开这个难题的钥匙，实际上也提示要将宏观与微观结合起来。

（3）"复方"研究，要允许"黑箱"与"白箱"并存：由于疾病的复杂性，"综合治疗"已成为多数疾病治疗的必由之路，即使中医的"经方"，也有数味药。尤其是当前发病率呈上升趋势的很多慢性病，更是复杂多变。如癌症就是内外环境失衡（相关因素多得不可胜数）导致的机体内乱；其基因组的改变不仅限于癌细胞（而且是多基因的改变），还影响到微环境；而微环境又受到全身的调控，全身调控又包括神经、免疫、内分泌、代谢、遗传等；从而难以用单一的治疗来解决。中医治疗以复方为主，也是千百年实践积累的结果。为此，解决综合治疗（复方）的研究方法，不仅是中医的需求，西医也应有此需求。

现代医学强调"由机制到实践"的路线，即弄清机制后再针对机制设计实践方案，然后进行实践。这和中医"实践有效，有条件再弄清机制"（如三氧化二砷治疗一种类型白血病有效，再研究弄清其分子机制）刚好相反。笔者以为，西方更强调要弄清"黑箱"里面的东西才能用，这就丢失了大量经过实践有效的苗子。可以说，现代人类对自然界的认识，已从过去的"知之不多"到"知之增多"，但还不能说"知之较多"。人类周边的事物，大量的仍处于"黑箱"状态。大家都喜欢花草，尽管现在已进入基因水平，但为什么不同的花颜色各异，千姿百态，恐怕谁都说不清。仰望星空，尽管已注意到黑洞、暗物质，但仍然是谜团万千。为此，应允许"黑箱"与"白箱"并存，实际上两者并存早已是事实。

（4）循证医学如何解决"辨证"（动态）治疗的问题：前不久，一位笔者早年的学生从美国回来，说他想做一件事，就是看到国内很多病人和家属，走了不少弯路，付了不少冤枉钱。他想根据美国的循证医学指南，编写一些通俗读物供国内病人和家属参考。笔者说这是好事，又婉转地说不过要考虑两个问题：一是美国的循证医学结论是否符合国情；二是循证医学的结论是否也有些是值得商榷的。其实，这两个问题恰好涉及中国特色医学中"符合国情＋中国思维"的核心。

1）"循证医学"也要一分为二地去看：笔者虽已耄耋之年，但仍不时参加大查房。每遇到结直肠癌术后肝转移的病人，笔者都要问病人："您手术后做过什么治疗吗？"几乎每位病人都回答说："每月一次6个疗程的化疗都已用过。"笔者对跟随查房的医生说，看来术后化疗至少对这些病人是无效的。而跟随的医生说，术后化疗是有循证医学证据的。2017年8月，笔者曾在昆明召开的"中国器官移植大会"上，做了题为"质疑是超越的前提"的报告。我们看看科学发展史，从牛顿、爱因斯坦到霍金，如果没有质疑就不会有科学的进步。那么"循证医学"是否也需要质疑呢？笔者以为，质疑不是否定一切，而是"一分为二"地看问题。世间任何事物既有其正面，也有其负面。这包括任何新生事物、任何最新的科学成果、任何所谓公认的"评价标准"。只有找到该事物的负面问题，并找出解决的办法，我们才可能继续前进。

前面曾经说过，笔者看到国际上一本权威杂志的一篇文章，讲的是结肠癌术后辅助治疗随机对照研究的10年随访，结果发现，对少量残癌，生物治疗（卡介苗）未必比化疗差。关键是如果只随访5年，则化疗的无瘤生存率优于卡介苗；但如果随访10年，则卡介苗的总生存率较好。所谓总生存率，意味着包括"带瘤生存者"（见前文第一章第三节图，本书第36～37页）。近年又看到另外一篇文章，也出自有名的《柳叶刀》（*Lancet*）杂志，是关于用三苯氧胺（内分泌药物）作为雌激素受体阳性（ER+）乳腺癌术后辅助治疗的随访结果。其结论是"连续用10年比用5年者，10年后死亡率减半"（见下页图）。换言之，如果这个临床随机对照研究只定在5年，其结论很可能是阴性的。为此，所谓"循证医学"的结论，也受到诸多因素的影响，而不一定正确反映客观事物的规律。例如，当前很多癌症相关的临床随机对照研究的结论，受到设计者思维的很大影响，如"终点（end point）"定在"总生存率（overall survival, OS）"，还是"无瘤生存率（disease free survival, DFS）"，结论可能就不一样。中医中药治疗的优势可能在总生存率，而且用药和观察时间要长，如果用西医的观点去设计，就可能获得阴性的结果。

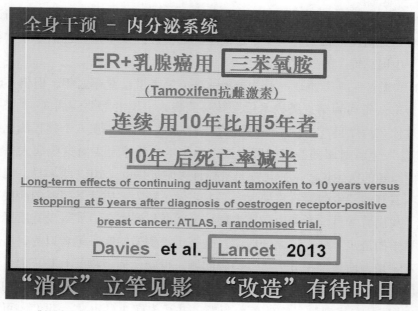

全身干预 - 内分泌系统

ER+乳腺癌用 三苯氧胺

(Tamoxifen抗雌激素)

连续 用10年比用5年者

10年 后死亡率减半

Long-term effects of continuing adjuvant tamoxifen to 10 years versus stopping at 5 years after diagnosis of oestrogen receptor-positive breast cancer: ATLAS, a randomised trial.

Davies et al. Lancet 2013

"消灭" 立竿见影 "改造" 有待时日

《柳叶刀》杂志2013年的一篇文章认为,内分泌干预需观察更长时间

笔者之所以提倡对付癌症要"消灭与改造并举",就是因为癌症不同于传染病的"外敌(病原体)入侵",而是机体的"内乱",因为癌细胞是由正常细胞变来的。这好比抗日战争和解放战争性质上是不同的一样,不同性质的矛盾,就要用不同的方法去解决。然而过去近200年,西医对付癌症是建立在病理学的基础上,即一旦显微镜下看到"癌细胞",就千方百计把它当作敌人去"消灭",而较少想去"改造"它。在这样的思维指导下,"临床随机对照研究"的指导思想、评价标准等,自然都围绕着"消灭"这两个字。然而从辩证法的角度,既然正常细胞可以变成癌细胞,那么癌细胞也应能变回为正常细胞。要达到这个目的,可以从《孙子兵法》中的"用间篇"找出路,如策反敌营(即分化诱导治疗等);可以从毛泽东《论持久战》中找出路,如将"游击战"(如改变不良生活方式)提到战略高度,重"根据地"建设(强化机体的抗病能力),等等。显然,其评价标准就不能用打"阵地战"的评价标准(消灭多少敌人,攻占多少城池等)来衡量。

2)"辨证论治"需要用创新的循证医学去评价:我们再回到正题,循证医学如何解决"辨证"(动态)治疗的问题。"辨证论治"是中医治疗的"精

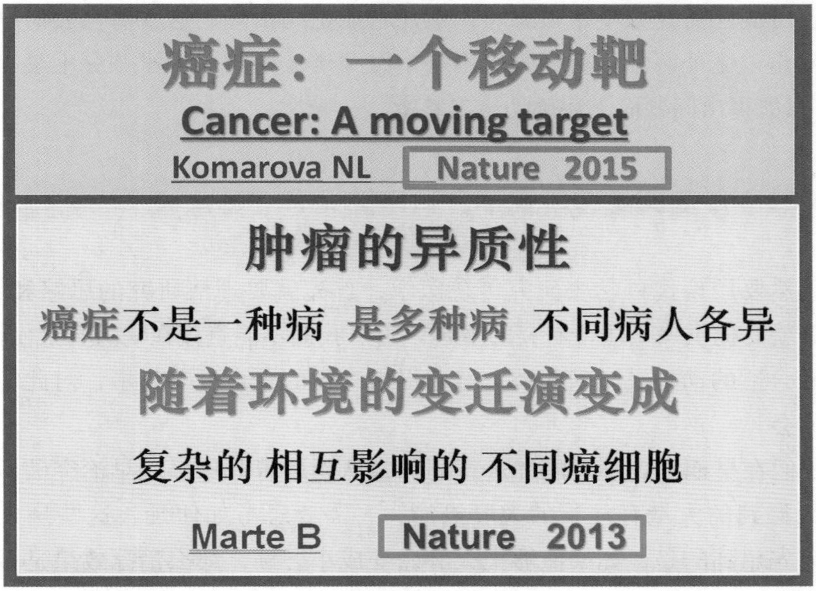

癌症：一个移动靶

Cancer: A moving target

Komarova NL | **Nature 2015**

肿瘤的异质性

癌症不是一种病 是多种病 不同病人各异

随着环境的变迁演变成

复杂的 相互影响的 不同癌细胞

Marte B | **Nature 2013**

《自然》杂志2013年、2015年的两篇文章皆认为癌细胞处于不断动态变化的过程中

髓"，就是说中医治疗因人、因地、因时、因病情变化而异。笔者老伴对急性病开的中药方一般只有2～3帖，然后根据病情变化更改处方。实际上所有疾病都是处于不断动态变化的过程中，即使癌症，国际上也已认识到是一个"移动的靶"（见上图）。这好比打仗，不能应用一种固定不变的战略战术，而要根据战场上瞬息万变的态势来调整我们的打法。这种不断变动的打法有多少呢？孙子说"奇正相生，如环之无端"，就是说，办法是不可穷尽的。然而也不是完全"无迹可寻"，因为之所以能取胜，是"奇正相生"的结果。其中"正"是已知的，是基础。例如现在大家都在重视的"诊疗规范"就是"正"，而所不知的是"奇"，就是不同的医者如何灵活运用"诊疗规范"，则各有奇招。反正最终能把病治好，都离不开"正"。中医的"正"，在《黄帝内经》已有诸多论述。例如说"善诊者，察色按脉，先别阴阳"，如果把阴阳也搞错了，就谈不上"正"；又如说"实则泻之，虚则补之"，如果把补和泻都搞错，也谈不上"正"；对付肿瘤，《黄帝内经》说"大积大聚，其可犯也，衰其大半而止，过者死"，如果用药不能适可而止（过度治疗），也同样谈不上"正"。

总之，中医的"辨证论治"，比起固定的复方，有更多的"变量"，这是难题，可能还需要数学家去思考，然而它能把病治好，这就值得去研究。笔者既不是"循证医学"行家，也不是中医"辨证论治"行家，更不是"数学家"，只能提出问题而无法确切给出答案。

6 要建立中西医结合研究平台和评价标准

既然要用现代科学去研究传统医学，首先就要理清研究的思路和方法，接下来就要提供一个适合研究的平台。由于我们不能直接在病人身上做试验，需要有合适的动物模型来代替。然而提供这样的平台又非易事，对此笔者有切身体会。

我们在早期发现小肝癌并进行切除，从而取得肝癌早诊早治突破后，面临每天遇到的大量有症状的大肝癌病人，需要思考如何延长这些病人的生命。首先想到的是，如果能够把大肝癌变成小肝癌，那么治疗效果是否就会好一些。问题是如何才能使大肝癌变成小肝癌，这就需要进行实验研究。而实验研究的前提就是要有酷似人肝癌的动物模型。于是作为外科医生的笔者，不知天高地厚，到美国引进"裸鼠"。因为只有这种先天性胸腺缺如导致免疫缺陷的动物，才能将人肝癌移植上去而不被排斥。但这种"裸鼠"又很娇气，需要在特殊环境下才能生存。克服种种困难，终于在 1982 年建成国内首例裸鼠人肝癌模型（下图）。通过实验，证明多种方法的综合应用可

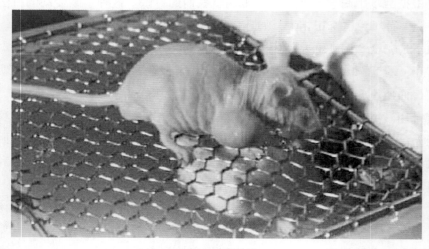

裸鼠人肝癌模型

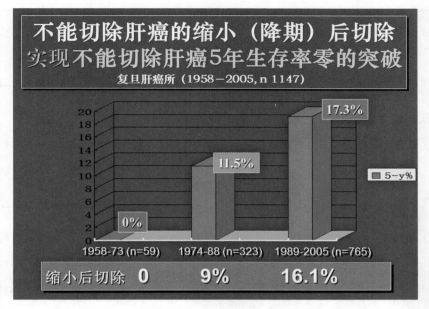

不能切除肝癌的缩小（降期）后切除
实现不能切除肝癌5年生存率零的突破
复旦肝癌所（1958—2005, n 1147）

	1958-73 (n=59)	1974-88 (n=323)	1989-2005 (n=765)
5-y%	0%	11.5%	17.3%
缩小后切除	0	9%	16.1%

肝癌所实践证明,综合治疗使不能切除肝癌疗效提高至 17.3%

能使大肝癌变成小肝癌，从而得以用于临床，实现不能切除肝癌病人 5 年生存率零的突破（上图）。

20 世纪 90 年代，为了进一步提高疗效，我们不得不将研究方向改为研究肝癌转移，因为这是进一步提高疗效的"瓶颈"。开展这项研究，首先遇到的仍然是平台的建立。然而转移性人肝癌裸鼠模型国内外都没有，还得自己建立。于是又得从头做起，因为上述人肝癌裸鼠模型，不出现肺转移和其他部位的转移。没有想到这个转移模型的建立比上述模型的建立要难百倍。我们经过 12 年的努力和无数次失败，终于建成了至今世界上仍没有的高转移人肝癌裸鼠模型（下页上图）和高转移人肝癌细胞模型。应用这些模型发现了一些肝癌转移相关分子，筛选了一些有助减少肝癌转移的药物，其中干扰素已成功用于临床，使病人受益（下页下图）。建立这个研究平台，使我们意外获得又一个国家科技进步一等奖。

进行中西医结合研究，也同样需要适合这项研究的平台，从而也是发展有中国特色医学所必须逾越的障碍。诚然，这些平台包括诸多方面，笔者不是这方面行家，只能就笔者曾从事研究的范畴，提出以下两个方面的问题。

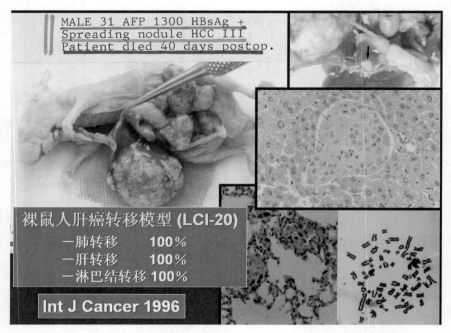

1996年《国际癌症杂志》报道了笔者团队成功建立高转移人肝癌裸鼠模型

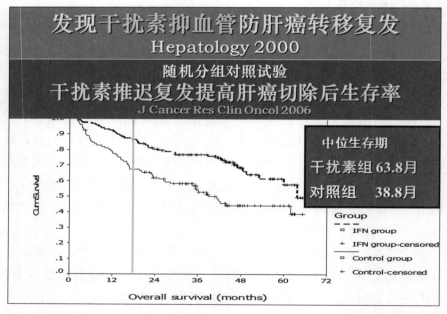

笔者团队用转移模型发现干扰素有助减少肝癌复发所发表的两篇文章

（1）建立适合中医药研究的实验模型：笔者是搞癌症临床研究的，前面说过，过去大半个世纪，从中药中成功筛选出的抗癌药寥寥无几，而中医在癌症治疗中也确有一定疗效。笔者以为，其原因在于所应用的实验模型不适合可能是重要原因。从临床上看，例如本书第一章的"四位乳腺癌病人"（本书第28～34页），其中使用中医治疗有效者，大多经过较长时间的服药，其疗效也是较长时间才出现。进一步分析其原因，可能与中医治疗的机制不同于西医有关。西医以"消灭"肿瘤为主要目标；而中医则强调"扶正祛邪"，通过提高机体抗病能力来控制肿瘤，即以"改造（残癌/微环境/机体）"为主要目标。如前面所说，"消灭"的结果立等可取（如同枪毙罪犯），而"改造"的结果则需待时日（如同"徒刑"之改造罪犯）。

即使笔者研究所建立的上述两类模型，经过笔者多年进行中药相关的实验研究，也感到不完全适合。因为这些模型的裸鼠，实验周期通常也只有1～2个月。这就好比前面说过的第一章第三节第9条中关于结肠癌的10年随访（见本书第36～37页）和本章第二节第5条乳腺癌的10年随访（见本书第225～226页），其结果和5年随访结果有巨大差别。换言之，实验周期太短，可能出现假阴性结果。

为此，笔者用自己建立的两类模型进行中药相关研究时，经常提醒从事研究的博士生，要尽量使模型有较长的研究周期，从而使动物能够有较长的服中药时间和较长的观察随访时间。然而模型本身特性很难改变，从而需要建立能够有较长实验周期的模型。

（2）建立适合中医药研究的观察指标和评价标准：要建立中西医结合研究平台，除上述建立合适的模型外，还需要选用合适的观察指标以及制定合适的评价标准。然而，这些要得到西方的认可是"难之又难"的。

这里打算费一点篇幅，举个例子说一下所谓"难之又难"。

一次，我们曾向国际SCI杂志投了一篇"松友饮"研究相关的论文。审稿人说你们用了"海龟"，这是违禁的，我们说这是鳖甲，不是海龟，中国药典中有的。后来又说，你们要说清楚"松友饮"五味药中，为什么要用鳖甲，鳖甲起了什么作用。诚然我们之所以用鳖甲，是根据中医理论，鳖甲有滋阴、软坚的作用。但要从西医的角度讲清楚到底是什么作用，我们不得不单独研究一下鳖甲的作用。然而鳖甲本身又有诸多成分，不然还是说不清。于是又和药学院商量，提取其中"主要成分"，然后请一位博士研究生做动物实验。

结果发现，对移植人肝癌的裸鼠没有抑制肿瘤的作用。难道中医千百年观察得出的结论都是不可信的吗？

笔者思考再三，感到至少有两个问题。① 中药历来主要是复方，所起的作用是综合作用的结果。即使一味中药，也有诸多成分。在 20 世纪 60 年代，笔者等曾与上海第三制药厂合作研究蟾酥的抗肿瘤作用。当年经过初步提纯的制剂代号称"6671"，我们观察了粗制品和精制品，结果发现越"提纯"，效果越差。那么到底应该研究粗制品，还是研究经过提纯的、能够说清楚的、但疗效差的"精制品"呢？② 多少年来，用西医的实验研究方法从中药中筛选抗癌药，结果所得无几，榄香烯（来自莪术）就是佼佼者。因为西医"有效"的标准是看肿瘤有没有缩小，强调"无瘤生存"。而中医临床则主要看病人是否活着，活得好不好，这就包括"带瘤生存"。好比对待罪犯，有死刑和徒刑。死刑的标准是看犯人是否死亡，徒刑则看犯人是否改造好。用前面的标准去衡量后者，认为犯人没有死就是无效，显然是不妥当的。那么如果肿瘤不缩小，怎样知道肿瘤已"改邪归正"呢？这就需要设立另外的评价指标。从传统中医的描述来看，鳖甲的一个作用是"软坚"，如果顾名思义去解析，就是可能使肿瘤变软，而不是"消灭"，肿瘤还是那么大，只是变软而已。为此，用"消灭"的指标去衡量，就可能得出阴性结果。我们也不能怪实验者，因为他们也没有学过中医。

在前面第二章第二节第 5 条"中药小复方'松友饮'延长人肝癌模型生存期及其机制"（本书第 61～76 页）中，我们有幸发现了一些可供参用的观察指标。例如：

● "松友饮"下调肝癌干细胞相关标志，降低残癌的恶性程度，实现带瘤生存；

● "松友饮"的一个组分"丹参酮 II A"，可促进"血管内皮正常化"，改善缺氧，减轻杀癌疗法的促转移作用；

● "松友饮"还可抑制肝星状细胞（炎症细胞）分泌的细胞因子，通过"抗炎"而抑制肿瘤；

● "松友饮"可提高免疫功能，抑制残癌转移；

● "松友饮"的一个组分"黄芪甲苷"可抑制"上皮-间质转化"（改邪归正），降低肝癌的侵袭性。

为此，干细胞相关标志（改邪归正）、血管内皮正常化的指标（改善缺氧）、微环境炎症细胞所分泌的细胞因子（改善炎症）、免疫相关指标（机体抗病能力）以及上皮间质转化（EMT）的相关指标（改邪归正），等等，都可作为中医中药研究的观察指标。这些指标基本属于"改造"性质，而不同于"消灭"性质的指标。此外，上述研究中，也观察到动物总生存期（overall survival，OS）的延长，然而这种生存期的延长是属于"带瘤生存"性质，不同于西方强调的"无瘤生存"（disease free survival, DFS）。显然，"建立适合中医药研究的观察指标和评价标准"如何具体化、如何细化，其重担将落到有志发展"中国新医学"的后来者身上，我们期待着！

7　目前实现"中西医结合"的关键是西医学习中医

落实西医学习中医，笔者以为有几个关键。

（1）要摒弃"民族虚无主义"：这就是 1954 年毛泽东告诫的："西医要向中医学习。第一，思想作风要转变。要尊重我国有悠久历史的文化遗产，看得起中医，也才能学得进去。第二，要建立研究机构。不尊重，不学习，就谈不上研究。不研究，就不能提高。"［《毛泽东年谱（1949—1976）》第 2 卷，中央文献出版社，2013 年，245 页］为此，首要的是要坚定文化自信，要形成崇尚学习中医的风气。

（2）要落实"西医离职学习中医"组织措施：在笔者印象中，20 世纪50—60 年代的"西学中"，确实出了一些有造诣的学者，尤其是已有深厚西医功底的西医学习中医后，在学术上已出现可贵的苗子。例如《百年中医史》中所概括的："中西医结合治疗急腹症、骨折、烧伤，进行阴阳、证实质探索，血瘀证与活血化瘀研究，西医辨病与中医辨证相结合。针刺麻醉及其原理阐发，研究发现了青蒿素。"（上海科学技术出版社，2016 年）可惜那个年代的"西学中"者，不是已耄耋之年，便是已经离世，而现在变成主要是"中学西"。

（3）要调整"西学中"学者的职称晋升等政策：笔者老伴是"西学中"，但笔者深有体会，"西学中"后，西医似乎不承认你，中医也不承认你；而多数医院又没有"中西医结合学科"；职称晋升时便成了问题。笔者以为，对职称晋升而言，疗效是第一位的，论文是第二位的，对"西学中"者，应给予更多政策的鼓励。

（4）要落实研究机构以及点面结合的问题：笔者以为，创中国新医学，需要几代人的努力，不是短时即能见效的。为此需要有合适的机构，而当前很多所谓中西医结合研究机构的从业人员，又大多不是"西学中"者，从而难以达到"创中国新医学"的最终目的。诚然，要达到"创中国新医学"这个最终目标，不能单靠中西医结合研究机构，还要鼓励点面结合，两条腿走路，鼓励西医医院和中医医院的广大临床工作者共同投入研究。

笔者不得不最后说明，提倡西医学习中医，并没有否定中医学习西医所做的工作，是因为当前我国医疗环境仍然是西医占主流。为此，"西学中"越多，"中国新医学"的形成将越快。笔者相信，中西医团结，通过几代人的共同努力，一定能够达到"创中国新医学以贡献于世界"的目标。

8 大科学时代医学的展望

1954年毛泽东说："对中医问题，不只是给几个人看好病的问题，而是文化遗产问题。要把中医提高到对全世界有贡献的问题。"[《毛泽东年谱（1949—1976）》第2卷，中央文献出版社，2013年，245页]当前中国正处于快速崛起"共奔中国梦"的重要历史机遇，中华民族既然有能力在政治上、经济上自立于世界民族之林，就一定能在科学文化上对世界有新的贡献。为此，"创中国新医学"就是医学界同仁的历史重任。

习近平同志说过："我们要坚定理论自信、道路自信、制度自信，最根本的还要加一个文化自信。"习总书记在致中国中医科学院成立60周年的贺信中这样提道："中医药学是中国古代科学的瑰宝，也是打开中华文明宝库的钥匙。"我国还有深厚的哲学思维：如老子"道法自然"的顺应自然；"有无相生"的辩证思维；"持而盈之，不如其已"的知足知止，过犹不及；"兵者，不祥之器"的慎战思想；"柔弱胜刚强"以柔克刚的战略；"善胜敌者不与"的不硬拼策略，等等。又如孔子的"和为贵"的思想，已成为我国的传统思想价值观。孙子的"不战而屈人之兵"等思想，也早已用于医学，不再赘述。最近，连西方的学者也呼吁要学习中国的哲学（见下页图）。我国还有丰富的医疗资源，加上全民的努力，相信这些都将为实现"创中国特色医学以贡献于世界"铺平道路。

当前人类正处于发展迅猛的大科学时代。互联网、人工智能、大数据、

·14· 海外视角　参考消息　2017年8月23日

西方学者呼吁学习中国哲学

【本报讯】近期，西方知名智库学者接连在境外主流媒体上发表署名文章，呼吁西方官员、学者、商人以及普通民众深入学习了解中国历史、哲学，抓住"一带一路"机遇赚取丰厚文化回报和物质回报，甚至建议将中国哲学纳入西方大学教程。

西方学者认为，在中国日益走进世界舞台中央的当下，深入学习中国的历史、文化和哲学，了解中国人的思维方式和精神世界对西方而言显得尤为重要。耶鲁-新加坡国立大学教授布赖恩·W·范诺登在《美国新闻与世界报道》周刊网站发表题为《为什么美国需要了解中国哲学》的文章称，美国需要了解中国，这是显而易见的。中国是一个日益重要的世界大国，在经济和地缘政治上都是如此。传统哲学在中国有着历久不衰的重要地位，中国领导人曾多次称赞过生活在公元前500年前后的中国大哲学家孔子。美国的学者、官员与民众应学习和了解中国的传统哲学，如儒家或道家哲学，并思考下列问题：下一代中国外交官、党政官员，乃至领导人该如何认识孔子及其在中国政治思想领域的地位，这对了解中国的现在与未来非常重要的。

哈佛大学肯尼迪政府学院首任院长、教授格雷厄姆·艾利森在美国《外交》双月刊9/10月号上发表题为《中美如何管控下一个文明冲突》的文章称，华盛顿对世界事务的影响，促使别国的精英极力了解美国文化和战略。而美国人往往觉得没有必要太关注其他地方

的世界观。但近年来，中国的崛起让美国的决策者意识到，必须对中国——尤其是中国的战略思想加以了解。艾利森认为，制定对华政策时，特朗普政府最好读读中国的《孙子兵法》：知彼知己，百战不殆；不知彼而知己，一胜一负；不知彼，不知己，每战必殆。

瑞士国际管理发展研究院教授让·皮埃尔·莱曼在《南华早报》上发表题为《为什么外国人必须学习中国历史》的文章称，21世纪的中国正在并且必将扮演根本性的角色。人类正在迈进一个中国引领的蓬勃发展时代，中国在世界中的重要性越来越高，西方必须要了解中国历史，并了解中国人如何看待历史。

西方学者认为，中国传统哲学中蕴含的"中国智慧"很值得西方学习。另外，通过深入了解中国，西方还可在"一带一路"项目上赚取丰厚的文化及物质回报。范诺登在文章中称，中国哲学仅仅作为哲学就有很多值得学习之处，它包含着大量有说服力的论证和谨慎分析。例如美国乔治敦大学教授埃琳·克莱因证明，儒学能够帮助人们更加深刻地理解与家庭有关的伦理问题，甚至能够提供执政建议。另外，儒家哲学思想还提供了一种优于西方自由民主的精英管理选项。范诺登和莱曼都认为，深入了解中国有助于西方搭乘中国快车赚取丰厚回报。范诺登表示，中国正在启动整个人类

历史上最雄心勃勃的建设计划之———"一带一路"，作为古代丝绸之路的现代版本，它将扩大和巩固中国在整个欧亚的经济和政治影响力。莱曼则引述布鲁金斯学会的一项研究数据指出，未来产生的10亿中产人口，有88%都可能出现在亚太地区，因此，学习中国的哲学、历史、音乐、绘画、书法和文学将能够带来非常丰厚的文化回报。

西方学者认为，目前西方对中国缺乏了解的现状值得警惕，应该将中国哲学纳入西方大学课程。莱曼在文章中称，西方对中国十分无知，这令人感到沮丧，并值得警惕。他举例称，在往返于欧洲和中国的飞机上，很少见到商务舱里的白人中年男性高管在读中国哲学、中国历史或中国文化的书。最近，有两位前往中国的美国高管承认，他们从来没有听说过、或仅仅隐约听说过鸦片战争。文章称，在过去的两个世纪中，西方的历史观一直占据主导地位，西方的历史观是带有偏见和选择性的。范诺登也为，在中国的大学里，西方哲学和中国传统哲学都是常设课程，但是美国却很少有大学讲授中国的传统哲学。他举例称，在授予博士学位的美国排名前50的哲学系中，只有6个系的正式教师中有人讲授中国哲学，分别是纽约市立大学研究生院、杜克大学、加利福尼亚大学伯克利分校、加利福尼亚大学里弗赛德分校、康涅狄格大学和密歇根大学的哲学系，因此有必要将中国哲学纳入美国的大学课程。

《参考消息》2017年8月23日刊登的文章

干细胞、量子科学等，必将深度影响人类的各个方面，从不同角度对医学发展的看法自然也会出现五花八门的局面。至少西方医学也已逐步认识到建立在实验模式基础上"生物医学模式"的不足，并已提出"生物-心理-社会模式"。值得高兴的是，国内有识之士也已纷纷提出各自的观点，例如樊代明院士强调的有丰富内涵的"整合医学"等。

　　笔者坚信，通过百花齐放、百家争鸣，必将梳理出符合国情、有中国思维的"中国新医学"，以贡献于世界。

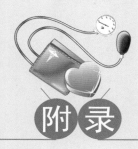

附 录

李其松教授简介

一、一般情况

李其松，女，1929 生，汉族，安徽芜湖人。中西医结合内科学教授。

1954 年毕业于上海第一医学院（今复旦大学上海医学院）医本科，内科专业。毕业后响应祖国号召，自愿至包头支援军工建设。

1955—1956 年被派至北京苏联红十字医院进修内科一年，并在卫生部中医研究院（今中国中医科学院）针灸研究所临床学习、工作半年。回包头建立了军工厂医院，被选为包头市中华医学会分会主任委员，每周为当地医生上课一次、到市医院查病房一次。

1957 年被评为先进医务工作者。

1958 年与汤钊猷结婚后调至上海第一医学院附属中山医院（今复旦大学附属中山医院）内科工作。

1958—1961 年响应西医学习中医的号召，脱产在上海中医学院（今上海中医药大学）西医学习中医第 2 届研究班基础和临床学习毕业，毕业论文获卫生部一等奖。成为具有西医和中医两套本领的中西医结合医务工作者，并在上海医科大学（今复旦大学上海医学院）附属中山医院（今复旦大学附属中山医院）从事内科中西医结合临床工作。在内科各病房担任主治医师时，治疗各种疑难病症（当时单独中医或西医看不好的病，如再生障碍性贫血、尿毒症、二尖瓣并主动脉瓣双病变伴严重肺水肿、肝癌和肝炎黄疸伴腹水等）。

1968 年响应党的号召带医疗队到最艰苦的贵州、云南和四川交界的威宁山区为人民服务一年。

1974 年调任上海医科大学针刺麻醉研究室副主任。

1975—1977 年间任上海医科大学试点班班主任并教学"中西医结合基础和临床"，以及内科门诊病房教学工作。

1977—1986 年在上海医科大学附属华山医院开展神经专科中西医结合科研门诊。

1986 年受聘为上海医科大学神经生物学副教授。

1990 年晋升为上海医科大学神经生物学教授，任中山医院镇痛门诊主任。

1995 年 12 月退休。曾任上海市中医药学会理事，1988 年起为世界疼痛协会会员（Regular member of IASP）。

二、医疗工作

李其松教授毕生用中西医结合的特长为病人服务，退休后仍长期看中西医结合门诊，并利用业余时间无偿为一些病人服务。通过长期实践，形成了一些自己的医疗特色。如中西医结合治疗肝硬化腹水取得明显疗效，并因此曾被选为以我国著名内科专家张孝骞教授为首的三人专家组成员之一，为某高级干部进行为时数月的诊疗工作。她根据中医理论"肺与大肠相表里"，用中药将水分由大便排出，使一些心力衰竭肺水肿病人获得缓解。她的 80 多岁高龄母亲患肺炎住院病危，她敢于自动出院，通过中药将"肺"中多余的水分通过大便排出，病人 3 天即能下床，7 天治愈。

在她的一生中曾治好无数疑难杂症。有一位法国病人，患神经系统疾病，生活难以自理，在法国经专家诊治，只能用激素和抗癌化疗药物。由于苦苦相求，她用中西医结合方法，在一年内使病人完全康复并怀孕生女。她自己曾患急性坏死性胰腺炎，满腹包块，因笔者出国而未手术，她自行通过中西医结合办法，一个半月后即出院，并出国开会，加上后来参加冬泳，最终使腹部包块完全消失，甚至连胰腺轮廓也完全恢复正常。

三、教学科研

李其松教授对教学十分认真，1957 年负责中山医院本科内科专业基础课教学。1970 年进行中西医结合内科教学。1979 年起曾带硕士研究生共 4 名。1986 年教授研究生班及药理班"神经递质与疾病"课程。

鉴于中西医结合临床取得疗效，她十分重视经验总结。共发表论著 61 篇，其中第一作者 52 篇。如 20 世纪 60 年代在慢性肾炎、尿毒症、心脏瓣膜病引起肺水肿等采用中西医结合治疗取得优良效果，其中慢性肾炎论文获卫生部甲级奖。其后顽固性肝硬化腹水的中西医结合治疗也取得显著疗效。

20 世纪 80 年代因中西医结合防治缺血性心脏血管病获上海市科技进步二等奖。她参加的"针刺镇痛规律及原理研究"，获卫生部甲级科技成果集体奖。1984 年她发现疼痛病人针刺后血清内源性阿片样肽明显增高，提示针刺的科学基础。1985 年"耳针戒烟的临床及机制研究"获上海医科大学妇女创新及科技进步奖。1987 年她开展了中西医结合治疗癌痛的临床与实验研究。1988 年因"耳针戒烟的临床和机制研究"获上海医科大学科技进步奖（第一完成人）。最具代表性的科研工作是 1990 年的"阳虚、阴虚对针刺镇痛的影响及其本质探讨"，此项成果获卫生部科技进步三等奖（第一完成人）。

晚年她还开展中药抗吗啡耐受的研究。

四、国际学术活动与交流

1. 李其松教授曾出席一系列国际会议，主要涉及疼痛、中医、针灸与癌症四个方面。

1979 年出席首届国际针灸针麻研讨会（北京）；

1987 年出席第 5 届世界疼痛大会（汉堡）；

1988 年第 2 届国际针灸会议（北京）；

1989 年东西方临床疼痛会议并任分组会主席（北京）；

1990 年出席第 6 届世界疼痛大会及癌痛卫星会（澳大利亚）并在大会上报告论文；

1991 年第 10 届亚太肿瘤会议（北京），第 2 届上海国际肝癌肝炎会议（上海），首届上海脑血管疾病国际会议（上海），第 1 届亚洲临床肿瘤学会会议（日本大阪）；

1992 年出席第 3 届国际疼痛治疗研讨会上展示墙报（美国西雅图），出席第 2 届印尼国家癌症会议（印尼泗水），出席国际抗癌联盟京都国际消化道肿瘤会议（日本京都），出席第 8 届世界疼痛大会（巴黎）；

1993 年出席第 7 届世界疼痛大会（法国巴黎）；

1994 年出席第 16 届国际癌症大会（印度新德里）；

1995 年赴香港中文大学访问，在印尼雅加达肝癌治疗新进展研讨会报告癌痛治疗，出席国际胃肠病会议（新加坡），出席第 10 届国际肝病会议（瑞士巴塞尔）等。

2. 李其松教授由于有中医的基本训练，曾多次应邀到美国讲学。如 1987 年应美国斯隆·凯特琳（Sloan-Kettering）癌症中心凯特琳·弗利（Kathleen Foley）教授之邀作为访问学者 3 个月，应美国宾夕法尼亚州天普（Temple）大学神经内科主任奥德（Order）教授邀请对有关疾病做访问报告交流。1987、1993 和 1994 年（4 月和 12 月）共 4 次，分别应美国针灸医师协会、牙科医师研讨会之邀赴美讲学："中医针灸的临床与实验研究"，"中医传统医学辨证论治的基础临床与西医的基础临床的不同理念，以及中西医结合的优越性"和"针刺戒烟"等。1994 年应香港中医学会之邀做"癌痛处理与针刺镇痛原理"的演讲。

五、参与编写的医学专著

1. 李其松，秦芝九，施德，马鸿建，余竹元，汤耀法. 缺血性脑血管病的红细胞膜脂区流动性的研究［M］// 姜春华主编. 活血化瘀研究新编. 第 1 版. 上海：上海医科大学出版社出版，1990：109-113.

2. 李其松. 肛管、直肠及结肠癌疼痛的诊断和治疗［M］// 喻德洪主编. 现代肛肠外科. 第 1 版. 北京：人民军医出版社，1992：440-453.

3. 李其松. 癌痛的治疗［M］// 汤钊猷，朱世能，曹世龙，赵森，沈镇宙，于尔辛主编. 现代肿瘤学. 第 1 版. 上海：上海医科大学出版社，1993：429-437.

4. 李其松. 肿瘤疼痛的诊断和治疗［M］// 蔡成机主编. 胃肠道外科. 第 1 版. 长沙：湖南科学技术出版社，1998：310-329.

5. 李其松. 肝癌痛的诊断与治疗［M］// 汤钊猷，余业勤，杨秉辉，周信达，叶胜龙主编. 原发性肝癌. 第 2 版. 上海：上海科学技术出版社，1999：412-426.

6. 李其松. 癌性疼痛的治疗［M］// 江澄川，赵志奇，蒋豪主编. 疼痛的基础与临床. 上海：复旦大学出版社，上海医科大学出版社，2001：493-545.